5th edition

최신

방사선기기학

Radiation equipment

방사선기기학연구회

청구문화사

머리말 INTRODUCTION

보건의료분야에서 의료용X선발생장치는 전자기공학, 반도체기술의 응용으로 급격한 장치발전이 이루어지고 있다. 바로 디지털의료용X선장치이다. 이러한 응용기술로 모든 의료영상 분야는 매우 급속하게 변화되고 있다.

임상에서는 이러한 장치들을 컨트롤(control)하는 사용자인 의료기술인력의 세분화, 전문화가 요구되고 있는 실정이다. 따라서 대학교육에서 최신임상기술 즉 디지털장치에 관한 폭넓은 이론과 실습 교육이 더욱더 필요한 실정이다.

이에 발맞춰 본 교재는 2008년의 초판으로부터 다져온 내공을 발판으로 의료영상 및 디지털의료장치 분야를 보강하여 제5판을 출간하게 되었다.

제5판에서는 디지털의료영상분야에 관한 기초개념에서 좀 더 진일보하였다. 최근 의료영상분야의 중요성을 고려하여 제5장의 의료용X선영상장치의 내용을 보완 및 체계화 하였다. 그리고 제7장에 임상에서 사용 중인 대표적 디지털의료용X선장치를 소개함으로써 학생 및 방사선관련자가 쉽고 유익하게 의료영상장치에 접근할 수 있도록 하였다.

집필을 마치며 부족한 점이 있음에도 방사선학의 발전을 위하여 한발 한발 더 나아가는 과정으로 이해를 바라며 독자들의 애정과 성원을 기대한다.

또한 앞으로도 여러 교수님과 관계자님들의 조언과 지도 편달을 받아 더욱더 알찬 교재로 발전될 수 있도록 최선을 다할 것을 다짐한다.

끝으로 본 교재가 출간되기까지 많은 관심과 고견을 주신 여러 교수님들께 감사드리며 항상 우리 방사선교육 분야의 발전과 좋은 책 만들기에 지원을 아끼지 않으시는 청구문화사의 이상태 사장님과 임직원 여러분께 고마움의 마음을 전한다.

2022년 8월

저자 일동

목 차
CONTENTS

제1부 의료용 X선장치

제2부 디지털 X선장치

제3부 의료용 X선장치 성능관리

제1부

의료용 X선장치

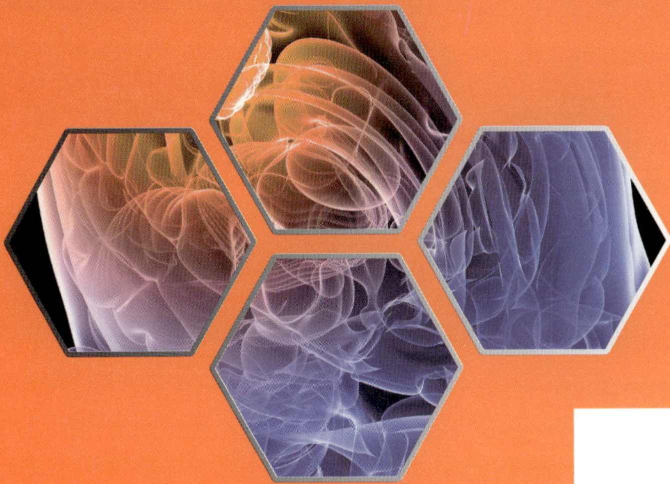

제1장
X선 발생
Production of X-ray

1. X선 발생원리
2. 의료용 X선장치 소개

CHAPTER 01

X선 발생

1. X선 발생원리

1) 음극선(cathode-ray)의 이해

음극선은 빠른 속도로 공간을 비행하는 전자(electron)이다. X선 발생을 이해하려면 음극선에 대하여 알아야 한다. 왜냐하면 X선이 발생하기 위해서 음극선이 어떤 물질에 충돌해야 하기 때문이다. 이러한 이유로 독일의 물리학자 뢴트겐(W.C.Röntgen)이 음극선을 발생시키는 크룩스관(Crookes' tube)으로 실험하던 중에 X선을 발견하게 되었다(그림 1-1).

또 다르게 표현하면, 음극선은 전자 또는 음전하를 갖는 입자들이 음극에서 양극으로 이동하는 빔(beam)을 의미한다. 음극선이라고 불리는 이유는 입자선이 음극에서 방출되기 때문이다.

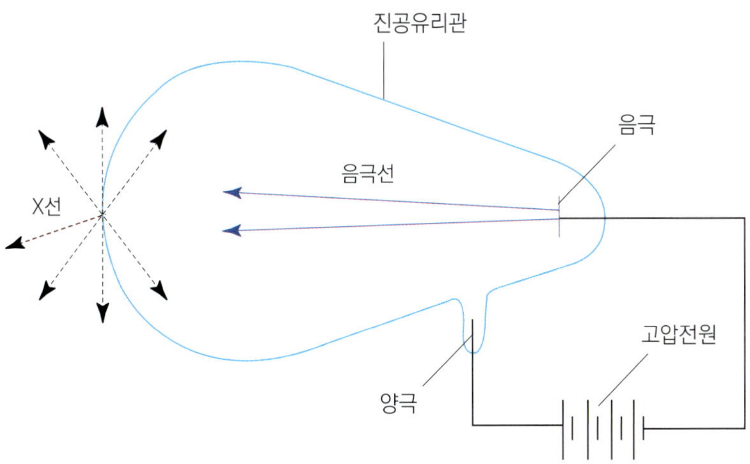

그림 1-1. X선 발견 시 사용한 Crookes관의 구조

음극선은 다음과 같은 중요한 특징이 있다.

① 전리작용을 일으켜서 음, 양전하를 발생한다.

② 감광작용으로 사진건판의 감광제 분자에 화학적 또는 물리적 변화를 일으켜 잠상을 만든다.

③ 형광 및 인광작용으로 음극선 진행 방향에 형광체 및 인광물질을 놓으면 빛이 발생한다.

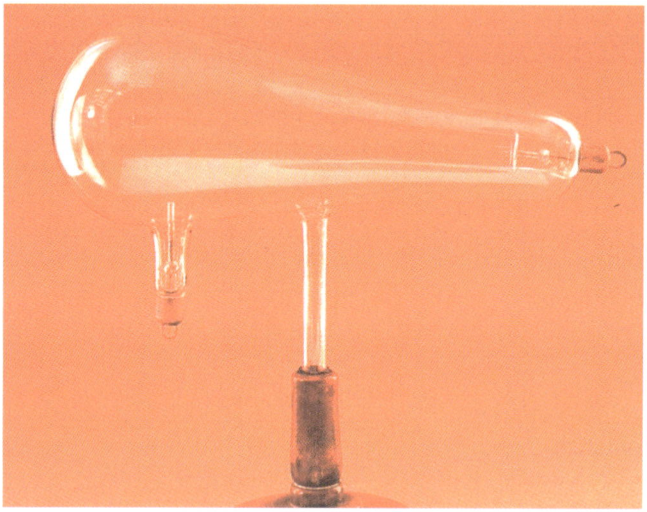

그림 1-2. 뢴트겐 박사의 최초 X선 발견 시 사용된 X선관

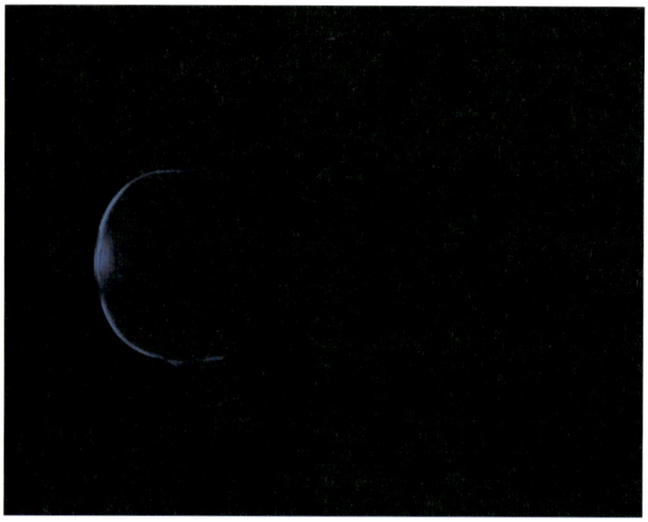

그림 1-3. X선 발생의 실제모습

④ 가열작용으로 음극선은 어떤 물체와 충돌 시 그 운동에너지가 복사에너지 또는 열에너지로 변환된다. 이 과정에서 음극선의 속도는 급격히 감소한다.
⑤ 역학적 작용으로 음극선 진행방향에 바람개비를 놓으면 회전한다.
⑥ 직진성이 있다.
⑦ 음극선은 음극에서 양극으로 이동하고 전류는 이와 반대로 양극에서 음극으로 이동한다. 만일 음극선이 이동하는 경로의 좌우편에 전극을 설치하여 전기장을 걸어주면 음극선의 진로는 양극측으로 변경된다.
⑧ 회절현상으로 음극선이 물질과 상호작용하여 회절무늬를 만들 수 있다.

2) X선 발생과 열전자(thermoelectron)

진단용 X선장치에서 X선을 발생시키려면 다음과 같은 필요조건이 만족되어야 한다.

(1) 열전자의 공급

X선을 발생시키려면 우선 열전자가 공급되어야 한다. 이를 위해 X선관 필라멘트 가열변압기로 필라멘트를 가열하여 열전자를 공급한다. 이때 가열전압은 5[V]~15[V], 가열전류는 3[A]~5[A] 정도이다. 가열전류가 높으면 필라멘트의 온도가 증가되어 열전자의 방출량은 많아진다.

(2) 고속의 운동에너지

X선을 발생시키려면 공급된 열전자는 속도가 아주 높아야 한다. 운동에너지는 속도의 제곱에 비례하므로 속도가 높은 전자선은 높은 운동에너지를 갖는다. 열전자에 고속도의 운동에너지를 부여하기 위해 X선관 양단(음극, 양극)에 고압변압기에서 발생된 고전압을 걸어준다. 이때 열전자는 X선관 음극에서 양극을 향해 고속으로 이동된다. 진단용 X선장치는 정전계(정전기장; Electrostatic Field)의 원리를 이용하여 열전자를 가속한다.

(3) 고진공도의 유지

X선을 발생시키려면 고속의 열전자가 원활하게 이동하기 위해 고진공도가 유지된 환경을 조성하여야 한다. X선관에서 열전자가 양극으로 원활히 이동하기 위해서 X선관의 진공도는 10^{-7} mmHg 정도로 높게 유지한다. 참고로 10^{-7} mmHg는 약 1.3×10^{-10} 기압에 해당된다. 이와 같이 X선관 내를 고진공도로 하면 열전자의 에너지 손실을 방지하여 열전자의 방향과 속도를 일정하게 유지할 수 있다.

(4) 저지물체

X선을 발생시키려면 고속의 열전자가 충돌하는 저지물체가 있어야 한다. 저지물체는 고속의 열전자가 충돌되어 실제로 X선이 발생되는 곳이다. 저지물체는 양극 타깃(target)이라고도 불린다.

그림 1-4는 X선 발생의 기본회로를 나타낸 것이다. X선 발생을 위해 다음과 같은 과정을 거친다. 우선 X선관 내를 고진공도로 유지하도록 한다. 열전자를 발생시키기 위해 필라멘트를 가열하고, 고속의 운동에너지를 열전자에 부여하기 위해 음극과 양극 사이에 고전압을 인가한다. 발생된 고속의 열전자는 저지물체인 양극타깃에 충돌시켜 X선을 발생한다. 이때 X선관에 인가되는 관전압, 관전류에 대한 설명은 다음과 같다.

① 관전압

관전압은 X선이 발생될 때 X선관의 양극 타깃과 음극 필라멘트 사이에 걸리는 전압이다. X선관의 양극(anode)은 (+), 음극은 항상 (-)전위를 갖는다. 관전압은 전압이 높으므로 [kV]의 단위를 사용하며 그 값은 교류의 최고치(peak value)를 나타낸다. 관전압이 높으면 열전자의 이동속도가 증가되어 발생되는 X선의 투과력은 커진다. 진단에 사용되는 관전압의 범위는 20[kV]~150[kV] 정도이며 방출되는 X선의 선질을 좌우한다.

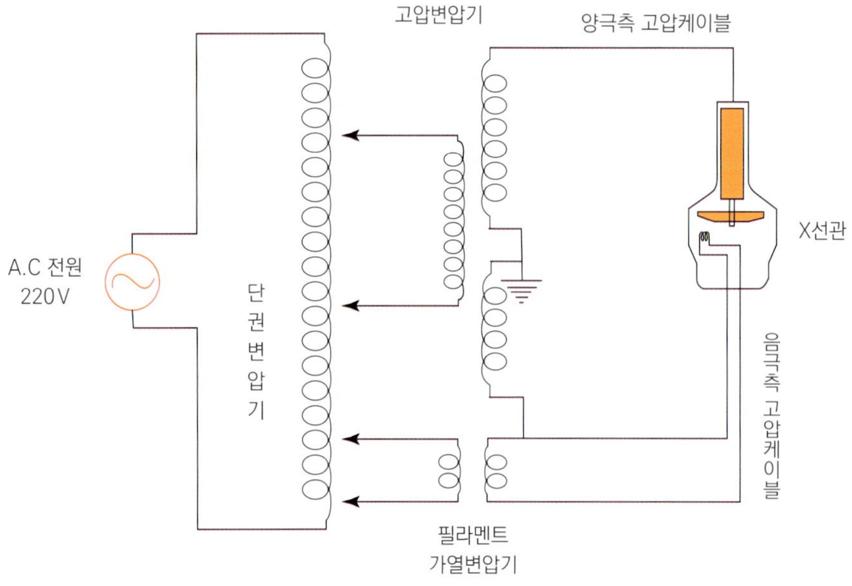

그림 1-4. X선 발생 기본회로

② 관전류

관전류는 X선이 발생될 때 X선관의 양극 타깃과 음극 필라멘트 사이에 흐르는 전류이다. 관전류는 언제나 X선관의 양극에서 음극으로만 흐른다. 관전류는 그 값이 작기 때문에 [mA]의 단위를 사용하며, 변압기식 X선장치에서는 평균치(average value), 콘덴서식 X선장치일 때는 최고치(peak value)를 나타낸다. 관전류가 높으면 음극에서 양극으로 이동되는 열전자의 양은 증가한다. 진단에 사용되는 관전류의 범위는 투시 시 1[mA]~4[mA], 촬영 시 50[mA]~1,000[mA] 정도이다.

X선을 발생시키기 위해서는 전자가 필요하다. 따라서 전자의 발생법에 대하여 알아보자. 전자가 발생되는 방법은 크게 열음극 방출과 냉음극 방출이 있으며 다음과 같다.

① 물질을 고온으로 가열하여 전자를 방출시키는 열전자 방출이 있다.
② 고속의 양이온과 물질을 충돌시켜 발생하는 전리작용에 의한 전자 방출이 있다.
③ 물질에 빛을 소사하여 일어나는 광전효과에 의한 광전자 방출이 있다.
④ 금속의 표면에 전계를 가해서 전자를 방출하는 전계방출이 있다.
⑤ 방사성물질에서 원자붕괴에 의한 β선 방출이 있다.

현재의 의료용 X선관은 ①의 방법으로 백금(Pt)이나 텅스텐(W)으로 된 필라멘트를 가열하여 열전자를 발생시키고 있다. 백금이나 텅스텐과 같이 전기저항이 큰 금속 필라멘트에 전류를 통하면 이들의 금속원자 내의 자유전자는 열에너지를 얻어서 그 운동 에너지는 증가되어 원자 밖으로 이탈하게 된다. 이것을 열전자 방출이라 한다.

금속 내의 자유전자는 보통의 상태에서는 튀어나오지 않는다. 이때 금속 내의 자유전자 에너지는 외부보다 낮은 위치 에너지가 되므로, $-W_0$의 에너지 상태에 있다고 생각된다. 자유전자의 방출은 금속온도의 상승에 의해 운동에너지가 주어졌을 때만 방출되는 것이다. 따라서 금속 내의 자유전자가 외부로 나오기 위한 운동 에너지는

$$\frac{1}{2} mV^2 = W_0 \tag{1-1}$$

이어야 한다. 이와같이 전자는 외부로 나오기 위하여 어떤 일을 할 필요가 있다. 일반적으로 전자가 외부로 나오기 위하여 넘어야 하는 장벽의 높이를 전자볼트(eV) ϕ로 표시하며, 이것을 그 물질의 일함수(work function)라고 한다. 일함수가 낮을수록 전자를 방출시키기 쉽다.

X선관은 기본적으로 열전자를 방출하는 음극과 전자를 받아서 X선을 발생시키는 양극으로 구성된 2극진공관이다(그림 1-5, 1-6). 2극진공관에서는 음극 필라멘트를 가열하고 양극에 (+)전위를 가하면 전자가 양극으로 이동하게 된다. 이때 양극간에는

그림 1-7과 같이 전류가 흐르게 된다. 양극간의 전위차를 증가시키면 흐르는 전자수는 증가하지만 가열된 전자가 모두 양극에 도달하면 양극간의 전압을 더욱 올려도 전자류는 증가하지 않는다. 이것을 포화전자류라고 한다.

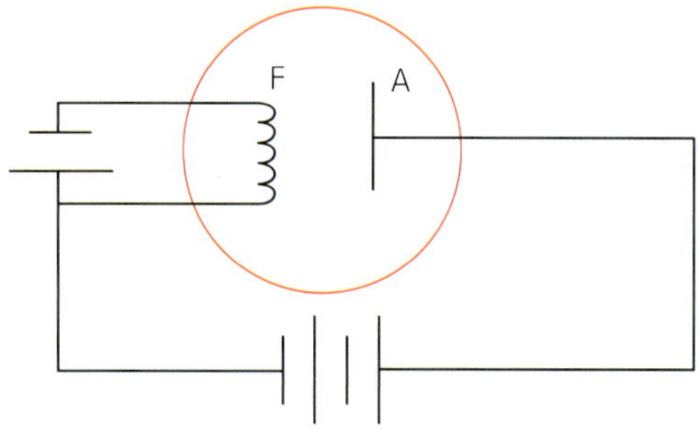

그림 1-5. 2극 진공관

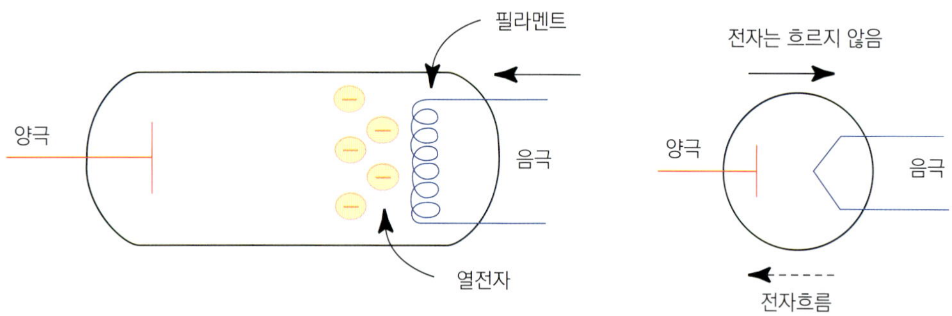

그림 1-6. 2극 진공관과 열전자 발생

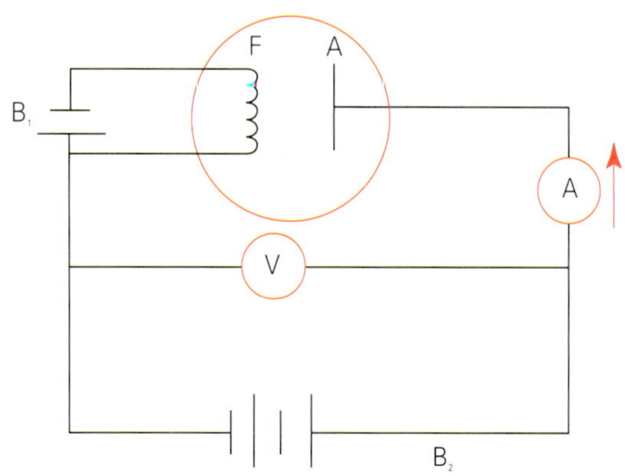

그림 1-7. 2극 진공관과 전류의 흐름

3) 2극관의 동작특성

진단용 X선관은 열전자를 방출하는 음극(cathode)과 전자를 받아서 X선을 발생시키는 양극(anode)으로 구성된 2극진공관이다. 이것은 음극 필라멘트를 가열하여 열전자를 방출시키고 X선관에 고전압을 부하하면 이 열전자는 양극을 향하여 이동한다. 이때 X선관 양단(음극, 양극)의 전위차, 즉 관전압을 증가시키면 흐르는 전자수는 양극간 전압의 3/2승에 비례하여 증가하지만, 가열된 전자가 모두 양극에 도달하면 관전압을 크게 올려도 전자류는 더 이상 증가하지 않는다. 이것을 포화전류라고 한다. 이와 같이 2극진공관의 동작 특성(양극전압과 양극전류와의 관계)은 포화영역과 공간전하영역의 두 가지 형태로 구분된다.

(1) 포화영역

포화영역은 관전압(양극전압)이 증가해도 관전류(양극전류)가 일정하게 흐르는 영역을 말한다. O.W. Richardson은 이때 흐르는 포화전류를 다음과 같은 식으로 나타내었다. 금속의 단위 표면적에서 방출하는 포화전류 I는

$$I = AT^2 e^{-\phi/kT} \qquad (1\text{-}2)$$

여기서 A : 금속에 따른 상수
T : 금속의 절대온도(K)
k : Boltzmann 상수(1.38×10^{-23} [J/K])
ϕ : 금속의 일함수

(1-2)식에서 순금속을 열음극 재료로 사용하는 경우, 많은 양의 전자방출을 얻기 위하여 음극의 온도를 최대한 높이든지, 혹은 일함수가 충분히 작은 물질을 사용하여야 한다. 이때 금속의 용융점은 높아야 하고 사용온도에 따른 증기압은 낮아야 한다.

표 1-1은 주요 금속의 일함수와 용융점과의 관계를 나타낸 것이다. 이 중에서 용융점이 높은 금속은 일함수가 크고, 일함수가 작은 것은 반면에 용융점이 낮다. 예를 들면 Lilienfeld가 음극 필라멘트에 사용한 백금(Pt)은 용융점이 텅스텐(W)의 1/2인데도 일함수는 텅스텐보다 크기 때문에 열전자 방출효율이 낮아서 필라멘트의 재료로서는 부적당하다는 것을 알 수 있다. 현재 순금속으로 X선관의 음극 필라멘트에 사용되고 있는 것은 텅스텐 물질이다.

2극진공관에서 관전압 V_P를 올리면 그림 1-8과 같이 관전류 i_P는 증가하지만 어느 일정한 값(B_1)에 도달하면 그 이상의 관전압을 올려도 관전류는 증가하지 않는다.

표 1-1. 금속의 일함수와 용융점

금 속	원자번호	일함수(eV)	용융점(℃)	금 속	원자번호	일함수(eV)	용융점(℃)
W	74	4.52	3,400	Cs	55	1.89	28
Pt	78	5.29	1,773	Ba	56	2.29	710
Mo	42	4.27	2,622	Rb	37	2.13	39
Os	76	4.55	2,500	K	19	2.15	64
Ir	77	4.57	2,454	Na	11	2.27	98
Rh	45	4.65	1,966	Th	90	2.41	1,842
Nb	41	3.96	1,950	Ca	20	2.76	845
Cr	24	4.51	1,777	Li	3	2.39	179
Ta	73	4.10	3,027	Mg	12	3.46	651

이때의 전류를 포화전류라고 하며 파형은 방형파(구형파)이다. 이것은 음극에서 방출할 수 있는 전자의 양으로 결정되며 음극의 온도를 올려서 방출 전자량을 증가시키면 포화전류는 많아진다(B_2). 일반적으로 X선관의 관전류는 관전압의 변화에 따라 관전류의 영향이 적은 포화영역을 많이 이용한다. 또한 포화영역을 온도제한범위라고도 말하는데 이것은 일정한 관전압이라도 음극 온도의 증가에 따라 관전류의 포화영역이 높아지기 때문이다.

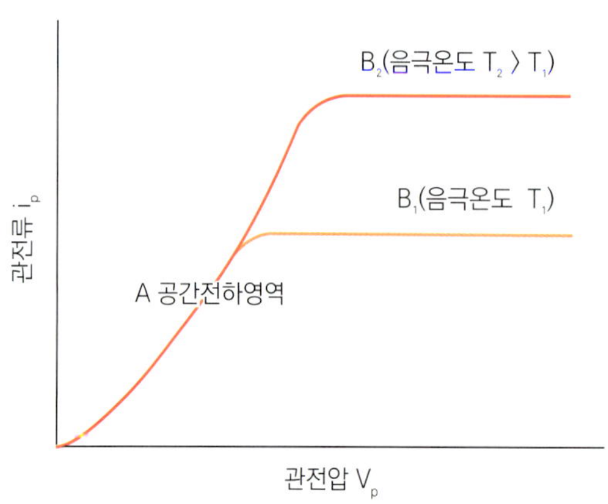

그림 1-8. 음극온도를 parameter로 한 2극관 특성

(2) 공간전하영역

공간전하영역은 관전압이 증가함에 따라 관전류가 관전압의 3/2승에 비례하여 증가하는 영역을 말하며, 이때의 전류를 공간전하전류라고 하고 다음과 같은 식으로 나타낸다.

$$i = 4/9\ \varepsilon_0 \sqrt{(2e/m)}\ \times k \frac{V^{3/2}}{d^2} \tag{1-3}$$

여기에서 ε_0 : 진공유전율
e : 전자수
m : 전자질량
i : 관전류(양극전류)
V : 관전압(양극전압)
d : 전극간 거리
k : 상수

이 식에서 관전류 i는 관전압 V의 3/2에 비례하고, 전극간 거리의 제곱에 반비례하는 것을 알 수가 있다. 실제 X선관에서는 고전압, 소전류, 대초점에서는 포화영역에서 저전압, 대전류, 소초점에서는 공간전하영역에서 동작하는 경향이 있다.

공간전하영역에서는 공간전하효과가 발생하는데 이것은 음극 필라멘트에서 발생된 열전자의 대부분은 X선의 발생시 양극으로 이동을 하지만 일부는 음극주위에 모여 공간전하가 형성된다. 이러한 현상은 양극으로 이동하는 열전자수보다 음극에서 발생된 열전자수가 많을 때 발생한다. 이 전자들은 관전압이 높아질수록 양극측으로 이동이 많아져 관전류의 양이 증가하는 원인이 된다. 이때의 전류를 공간전하전류라 하고 파형은 정현파이다.

그림 1-9는 음극온도 T와 관전류 i_p의 관계를 나타낸 것이며, 관전압 V_1에서는 음극온도를 높여도 관전류는 증가하지 않고 관전압을 V_2, V_3로 올리면 그림과 같이 관전류가 증가한다. 이와 같은 범위에서는 공간에 있는 전자의 양과 전계의 강도로서 관전류가 결정되며 이것을 공간전하제한 범위라고도 한다.

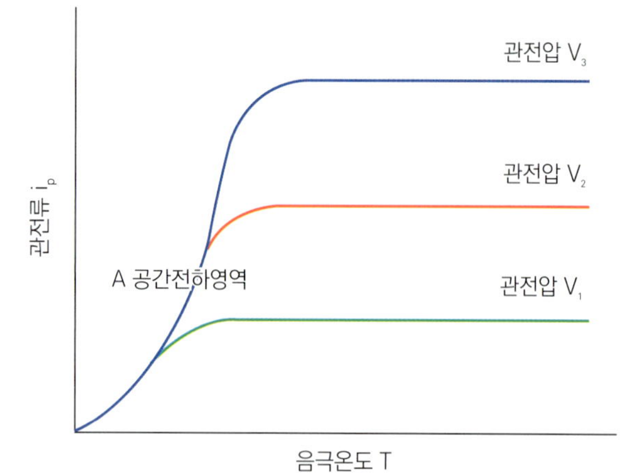

그림 1-9. 관전압을 parameter로 한 2극관 특성

4) X선 발생과 이중성

고정양극 X선관(그림 1-10)은 음극의 필라멘트에서 발생한 열전자를 양극(anode)과 음극(cathode)사이에 가해진 고전압에 의하여 가속되며 가속된 열전자는 양극의 타깃(target)에 충돌하면서 전자의 운동에너지 일부가 저에너지의 전자파 방사선이 발생(연 X선)되며, 빠르게 열로 변환된다[A]. 그리고 이용 가능한 X선 전자파(electromagnetic wave)로 방출되고[B], 물질내 깊이에서 X선으로 변환되지만 역시 대부분은 열로 변환된다[C](그림 1-11).

이 전자파 중에서 파장이 1 cm의 1억분의 1, 즉 약 1 Å 이하(진동수 약 $10^{18}s^{-1}$ 이상)인 것을 X선이라 한다. 따라서 X선은 전자파이며 파동(wave)과 입자(particle)의 이중성(duality)을 가지게 된다.

X선 발생과 흡수 및 산란 등의 현상은 X선을 입자로 다루어야만 설명할 수 있다. 이러한 입자를 광량자(photon)라고 하며, 따라서 X선은 광량자 또는 광자라고 부른다. 그 에너지 E(J)는 X선의 진동수 $\nu(s^{-1})$와 밀접한 관계를 갖는다.

$$E = h\nu \tag{1-4}$$

h : Planck의 정수(6.625×10^{-34} J · s)

ν : 진동수(frequency)

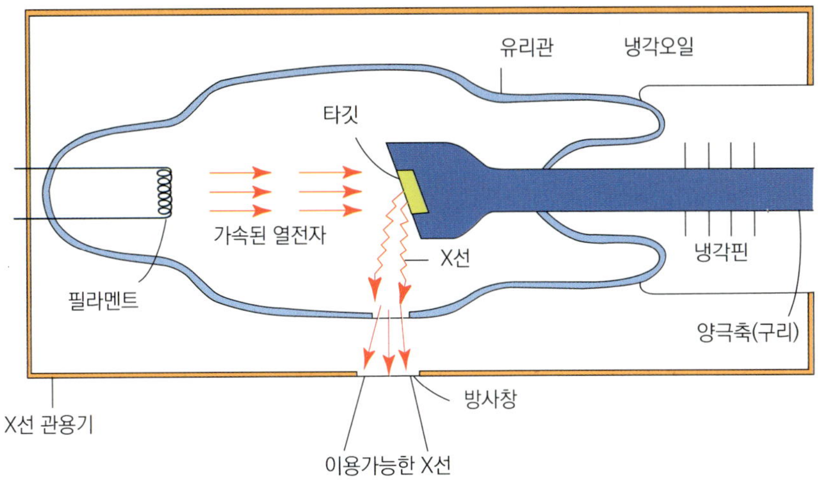

그림 1-10. 고정양극 X선관 구조

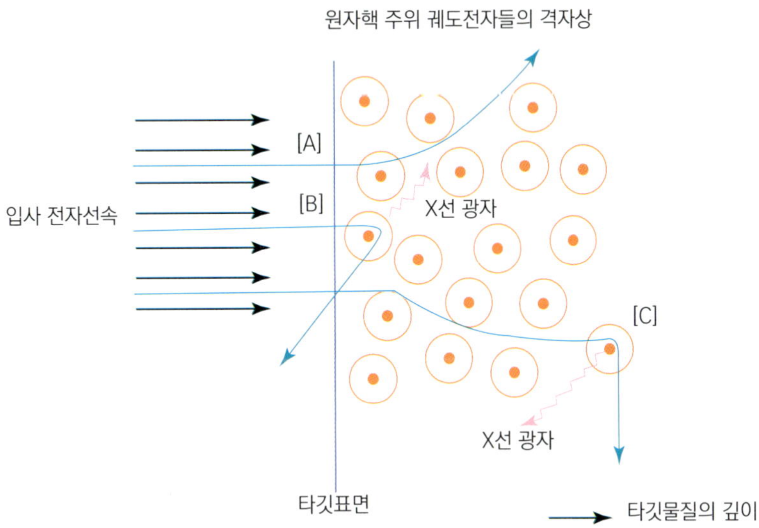

그림 1-11. 물질과 전자와의 상호작용 모식도

[A] 저에너지 전자파 방사선 발생(연 X선), 빠르게 열로 변환
[B] 이용 가능한 X선 발생
[C] X선을 발생하지만 대부분 열로 변환

일반적으로 전자파의 에너지를 나타낼 때에 J(Joule)이라는 단위는 너무 커서 다루기 불편하므로 전자볼트(electron volt, eV)라는 단위를 사용한다.

1전자볼트(eV)란 전자가 1볼트(volt, V)의 전위차에서 가속되었을 때 얻는 운동에너지를 말하며 그 크기는 다음과 같다.

$$1\,\mathrm{eV} = 1.602\times10^{-19}\,\mathrm{J} = 1.602\times10^{-12}\,\mathrm{erg} \quad (1\text{-}5)$$

X선은 특성(고유)X선(characteristic X-ray)과 연속(제동, 저지, 다색, 백색)X선(continuous X-ray)이 있다. 특성X선이란 양극 타깃물질의 고유X선 spectrum을 말하며 연속X선은 X선 관전압의 최대전압[V]에 상당하는 광자에너지[keV]의 연속적으로 나타나는 spectrum을 말한다. 이러한 2종류의 X선은 양극의 텅스텐 물질과 전자와의 상호작용에 의하여 발생된다. 관전압과 저지극(W)에 따라서 발생되는 특성X선과 연속X선의 형태와 또한 발생 X선의 강도를 나타내었다(그림 1-12).

그림 1-13은 발생된 X선이 환자에 입사 시 입사선량에 대한 spectrum이다. 즉 연속X선의 경우에 관전압 100[kV]일 때 광자에너지 약 40[kV]에서 최고 강도를 보이고 있으며 상대강도는 약 40% 수준의 강도 분포를 보이고 있다.

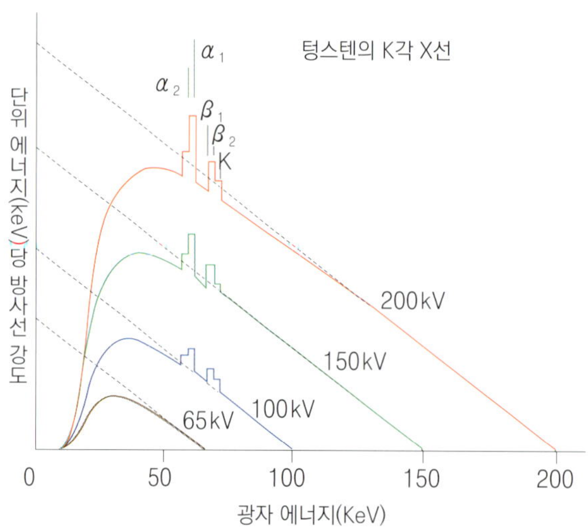

그림 1-12. 관전압(kV)에 따른 저지극(W)에서 발생한 X선 spectrum

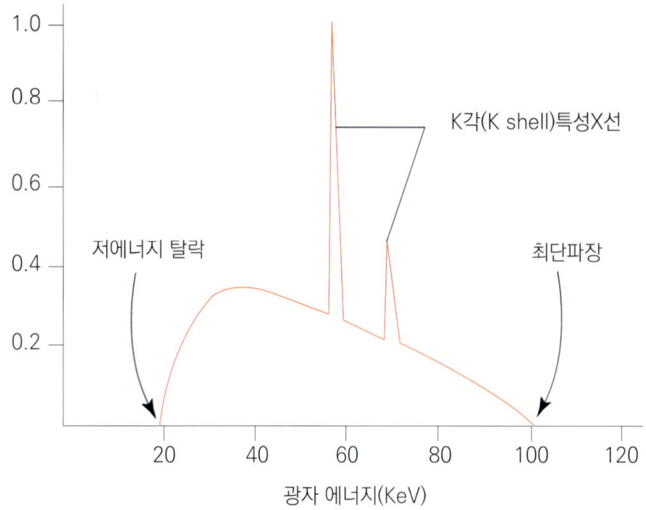

그림 1-13. 환자의 입사선량 spectrum(100kV, 2.5mmAl)

(1) X선 발생효율

양극에서 발생된 X선의 총 에너지를 TE[J]라 하면 X선 관전압 V[kV], 관전류 i[mA], 타깃물질의 원자번호 Z와는 다음과 같은 관계가 성립한다.

$$TE = kV^2 iZ \tag{1-6}$$

k : 비례상수 (1.1×10^{-9})
V: 관전압
i : 관전류
Z : 타깃 원자번호

열전자를 발생시키는데 필요한 전기에너지는 V·i [W]이므로, X선의 발생효율 η는

$$\eta = \frac{kV^2 iZ}{Vi} = kVZ \tag{1-7}$$

된다. 발생효율은 관전류와 무관하고 관전압과 원자번호에 비례함을 알 수 있다.

X선관전압 60[kV], 텅스텐 타깃(Z=74)에서 X선의 발생효율은 약 0.5%가 된다.

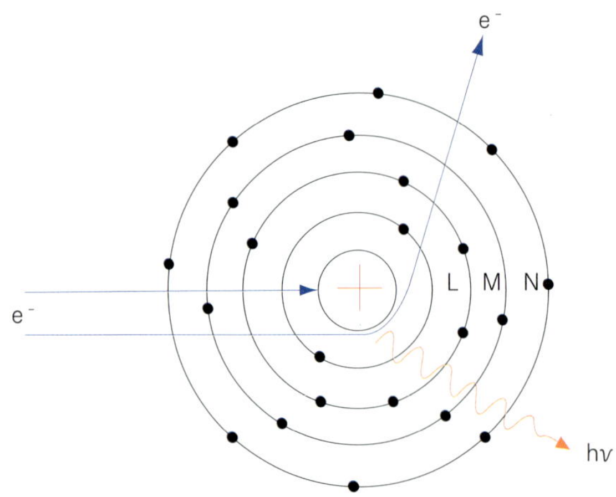

그림 1-14. 연속X선의 발생과정

표 1-2. 관전압 변화에 따른 X선 발생효율

관전압(kV)	열(%)	X선(%)
60	99.5	0.5
200	99	1.0
4000	60	40

(2) 연속X선(continuous X-ray)

고속의 하전입자(열전자)가 타깃물질의 원자핵에 전자기장(쿨롱힘)에 의해 저지되면서 손실된 운동에너지가 전자파로서 방출되는 현상을 제동방사(bremsstrahlung)라 하고, 이 전자파를 연속X선(또는 저지X선, 백색 X선, 제동X선)이라 한다(그림 1-14).

X선 관전압을 V[kV], 전자의 전하를 e(1.6×10^{-19}C), 질량을 m(9.1×10^{-31}kg), 전자가 양극에 도달할 때의 속도를 V(m/s)로 하면 전자의 운동에너지(kinetic energy) E_k(J)는 다음과 같은 식으로 나타낼 수 있다.

$$E_k(J) = eV = \frac{1}{2} mV^2 \tag{1-8}$$

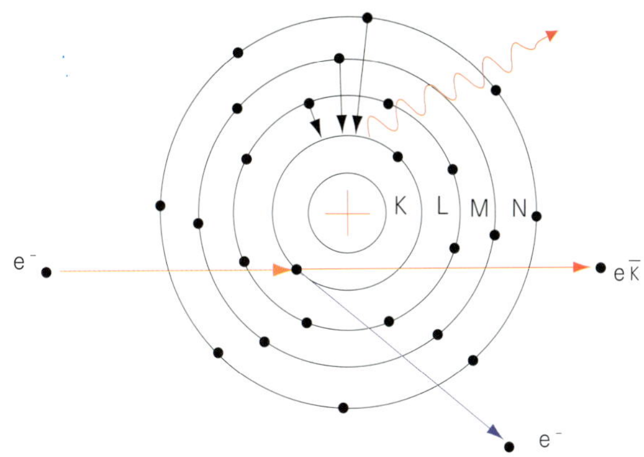

그림 1-15. 특성X선의 발생과정

전자의 운동에너지 = $1/2 mV^2$가 전부 연속X선의 에너지로 바꾸어졌을 때 연속X선의 에너지는 최대($h\nu_{max}$)가 되고, 파장은 최소가 된다. 이때 최소의 파장을 최단파장(λ_{min})이라 하면

$$eV(= 1/2\ mV^2 = h\nu_{max}) = hc/\lambda_{min} \quad (1\text{-}9)$$
$$\lambda_{min} = hc/eV$$

이다. 이 식에 각각의 수치를 대입하여 계산하면

$$\lambda_{min} = 12.4\ /\ V \times 10^{-10}(m) = 12.4\ /\ V(kV)\ (Å) \quad (1\text{-}10)$$

이 된다. 이 관계식을 Duane-Hunt의 법칙이라 한다.

(3) 특성X선(characteristic X-ray)

고속의 전자가 타깃물질의 원자 내 내각궤도전자와 충돌하여 이를 원자 밖으로 축출시킬 때, 외각궤도의 전자가 에너지준위가 낮은 내각궤도로 천이(transition)하면서 에너지준위의 차에 해당되는 에너지가 전자파로서 방출된다(그림 1-15). 이때의 전자파를 특성X선이라 하며, 외각궤도전자의 에너지준위를 E_{out}, 내각궤도전자의 에너지준위를 E_{in}라 하면

그 에너지 hν는

$$h\nu = E_{out} - E_{in} \tag{1-11}$$

이다. 또한 L각의 전자가 K각의 궤도로, M각의 전자가 K각의 궤도로 천이하면서 발생하는 특성X선을 각각 K_α선, K_β선이라 하고, M각의 전자가 L각의 궤도로 이동하면서 발생하는 특성X선을 L_α선이라 한다.

1913년 Moseley에 의하여 동일계열(K_α선 계열, K_β선 계열, …) 특성X선의 진동수(ν)의 평방근과 타깃물질의 원자번호(Z) 사이에서 얻어진 Moseley의 법칙에서는 원자번호가 큰 타깃물질일수록 진동수가 큰 특성X선인 K_α선, K_β선 등을 방출한다는 것을 의미한다.

2. 의료용 X선장치(medical X-ray equipment) 소개

1997년 12월 9일 개정된 내용으로 의료용 X선장치를 정의하면 진단 또는 치료에 사용하는 X선 발생장치, X선 기계장치, X선 영상장치, X선 화상처리장치 및 관련기기를 구성하는 단위 기기와 이들 부속품의 조합이다. 의료용 X선장치의 구성은 KSA 4021에 규정된 내용으로 정리하였다. 이것은 관전압 10kV~400kV까지의 의료용 X선장치에 대하여 규정한다.

이 규격에 의하면 X선 시스템의 구성은 X선장치와 관련기기로 구분되며 다시 X선장치는 X선 발생장치, X선기계장치 및 X선영상장치로 구성된다.

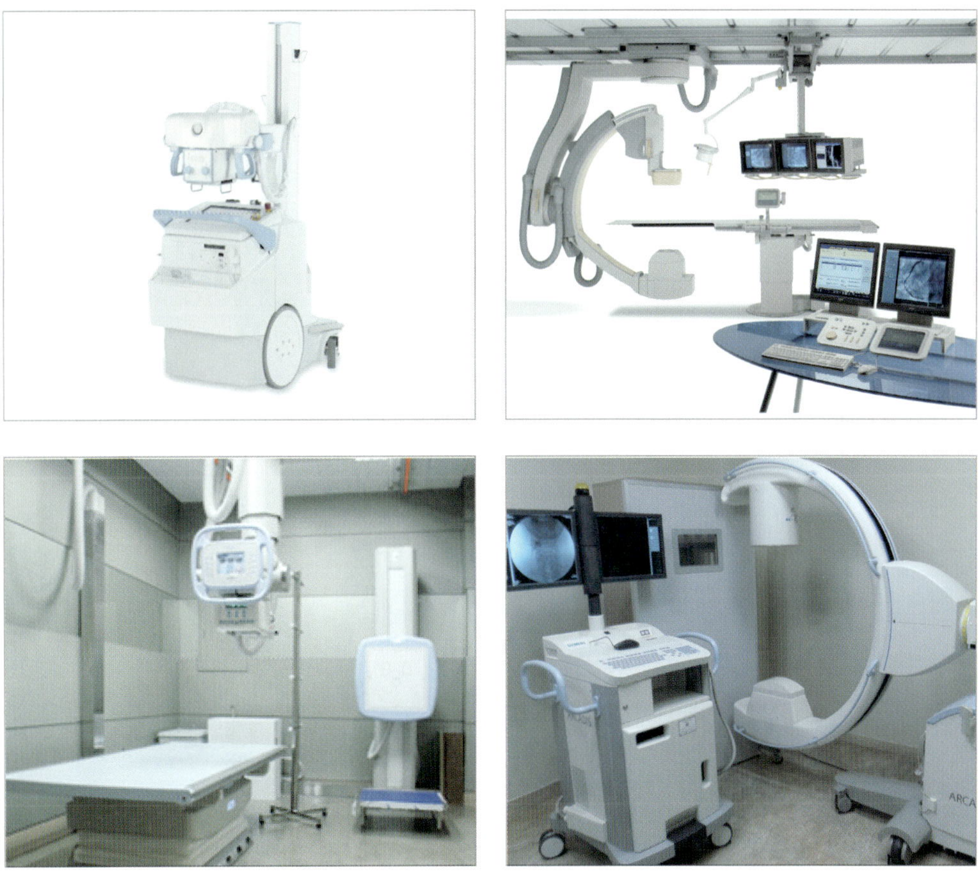

그림 1-16. 의료용 X선장치

1) 용 어

(1) X선 시스템

진단 또는 치료를 위하여 X선장치와 관련하는 기기와의 조합

(2) 의료용 X선장치

X선 발생장치, X선 기계장치 및 X선 영상장치의 조합

(3) X선 발생장치

X선원 장치, X선 고전압장치와 이들 부속품의 조합(이하 적어도 조사장 한정기를 갖춘 일체형 X선 발생장치를 포함하여 X선 발생장치라고 한다)

(4) X선 고전압장치

고전압 발생장치와 X선 제어장치의 조합

(5) X선 발생기

X선관과 고전압 발생장치를 하나의 구조로 한 것과 X선 제어장치의 조합 또는 X선관과 고전압 발생장치 및 X선 제어장치를 하나의 구조로 한 것

(6) X선관 장치

KSA 4701에 규정한 X선관장치

(7) X선관장치 부속기구

진단용 X선 가동조리개, 투광조준기, 십자투광기, 암류X선 차폐용 셔터 및 냉각용 송풍기 등 X선관장치와 조합하여 사용하는 기구의 총칭

(8) 고전압발생장치

X선 제어장치로부터 공급되는 전압을 X선관에 가하기 위하여 필요한 전압으로 변환하여, 이것을 X선관에 공급하기 위한 전기기구를 조합한 것

(9) X선 제어장치

X선을 제어하기 위하여 필요한 모든 보조적 기능으로 통합하는 전기기구를 조립한 것. 다만, X선관 회로 부품은 고전압 발생장치를 포함한다.

(10) X선 기계장치

X선을 사용해서 진단 또는 치료하기 위하여 사용하는 X선투시촬영대, X선촬영대, 지지하는 장치, X선치료대 등의 총칭

(11) X선투시촬영대

X선 진단을 하기 위하여 인체의 위치를 고정시킬 수 있고, X선 영상장치를 장비 또는 장착하여 X선투시 및 X선촬영을 하는 장치

(12) X선촬영대

X선 진단을 위하여 인체의 위치를 고정시킬 수 있고, 촬영을 하는 장치

(13) 지지장치

인체의 위치를 고정시키는 수단이 없이 관장치, X선 영상장치 등을 지지하는 장치

(14) X선 영상장치

X선 진단을 위하여 인체 부분의 X선상을 관찰 또는 기록하는 장치 및 기구의 총칭. 다만, X선 필름카세트, 여기에 상당하는 투시 촬영대의 부분 등은 포함하지만 X선용 필름, 산란 X선제거용 그리드 등은 제외한다.

(15) 관련기기

X선 장치와 관련하여 직접 또는 간접적으로 진단 또는 치료에 쓰이는 모든 기기와 그 부속품

2) X선 발생장치

X선 발생장치는 X선관장치, X선관장치 부속기구, 고전압발생장치와 X선 제어장치의 조합인 X선 고전압장치와 X선 발생기로 구성되어 있다. X선관장치는 X선관과 관용기로 구성되며 X선관장치 부속기구는 가동조리개, 조사통, 조준기 및 냉각기 등으로 되어 있다.

X선 고전압발생장치는 고압변압기, X선관 필라멘트가열변압기, 고압정류기, 고전압케이블, 고전압절환기 등으로 구성되어 있다.

X선제어장치는 조사조건을 조절하기 위하여 필요한 모든 기능을 통괄하는 전기 기구를 조합한 것으로서 전원전압조절기, 전원전압계, 관전압조절기, 관전압계, 관전류선택기, 관전류계, 한시장치(타이머), 투시용 관전류조절기, 과부하자동차단기, X선개폐기 및 전원개폐기 등으로 구성되어 있다.

X선 발생기는 X선관, 고전압발생장치, X선 제어장치가 하나의 구조로 되어있는 장비로서 휴대형과 이동형으로 구분되어 있다.

(1) 인버터식 X선 고전압장치

X선 조사 중에 직류 전력을 교류 전력으로 변환하여 필요한 고전압을 얻는 X선 고전압장치

(2) 변압기형 인버터식 X선 고전압장치

촬영시 X선 조사 에너지를 전원설비에서 공급하도록 한 인버터식 X선 고전압장치

(3) 에너지 축적형 인버터식 X선 고전압장치

촬영시 X선 조사 에너지를 전지 또는 콘덴서에서 공급하는 인버터식 X선 고전압장치

(4) 변압기식 X선 고전압장치

전원의 매주기에 많은 피크의 정류출력 전압을 공급하는 단상 및 삼상전원 작동의 X선 고전압장치

(5) 2피크형 X선 고전압장치

전원의 매주기마다 2개의 피크값을 갖는 정류출력 전압이 얻어지도록 한 단상전원으로 작동하는 변압기식 X선 고전압장치

(6) 6피크형 X선 고전압장치

전원의 매주기마다 6개의 피크값을 갖는 정류출력 전압이 얻어지도록 한 삼상전원으로 작동하는 변압기식 X선 고전압장치

(7) 12피크형 X선 고전압장치

전원의 매주기마다 12개의 피크값을 갖는 정류출력 전압이 얻어지도록 한 삼상전원으로 작동하는 변압기식 X선 고전압장치

(8) 정전압형 X선 고전압장치

출력 관전압의 리플백분율이 4%를 초과하지 않은 전압파형을 출력하도록 한 X선 고전압장치

(9) 콘덴서식 X선 고전압장치

전기 에너지를 고전압 콘덴서에 충전하고 그 방전에 따라 X선관에 1회의 부하를 공급하도록 한 촬영용 콘덴서의 용량 2㎌ 이하에서 X선 고전압장치는 제외한다.

(10) 관전압

X선 관의 양극과 음극 사이에 인가되는 전위차. 일반적으로 관전압은 피크값을 킬로볼트(kV)로 표시한다.

(11) 공칭 최고관전압

특정의 조작 조건에 적용되는 최고 허용관전압

(12) 관전류

X선 조사 중에 X선 관의 양극에 충돌하는 전자빔에 의해 흐르는 양극 전류를 말한다. 관전류는 평균치(mA)로 표시한다. 다만, 콘덴서식 X선 고전압장치를 사용하는 X선 촬영의 경우에는 파고치(mAp)로 표시한다.

비고 관전류는 일반적으로 양극측에서 측정하나 금속제 기밀용기(envelope)의 X선관을 사용한 경우는 음극측 회로에 흐르는 관전류를 측정한다.

(13) 공칭 최대관전류

X선 고전압장치를 사용할 수 있는 최대관전류의 공칭치(nominal value)

(14) 장시간정격

투시를 할 경우의 정격. 5분 이상 연속하여 X선관에 부하할 수 있는 최고관전압의 값 및 그 관전압에서의 최대관전류의 값으로 표시한다.

비 고 "정격(rating)"이란 허용차를 포함하지 않는 값을 말하며 허용차를 포함할 때는 "공칭(nominal)"이라 한다.

(15) 단시간정격

촬영을 하는 경우의 정격. 원칙적으로 1초 이상 X선관에 부하할 수 있는 최고관전압의 값 및 그 관전압에서의 최대관전류값의 조합으로 표시한다. 다만 에너지 축적형 인버터식 X선 고전압장치 또는 콘덴서식 X선 고전압장치의 경우는 X선관에 부하할 수 있는 최고관전압의 값(kV)과 관전류 시간곱(mAs) 또는 촬영용 콘덴서의 용량(㎌)으로 표시한다.

(16) 공칭 최대전력

X선 고전압장치에 대해서는 지정(1)의 부하 시간에 X선관 부하를 공급할 수 있는 최대전력. 인버터식 X선 고전압장치 및 변압기식 X선 고전압장치에 대해서는 관전압 100kV(100kV로 설정할 수 없는 장치에 대해서는 가장 100kV에 가까운 값), 부하 시간 0.1초에서 사용되는 최대관전류와 관전압의 곱. 공칭 최대전력은 kW로 표시한다.

콘덴서식 X선 고전압장치에 대하여는 관전압이 0.1초의 부하 시간에 방전 개시 전압의 50% 미만으로 내려가지 않는 어느 방전 개시 관전압으로 방전을 개시하는 부하 중 0.1초에 최대 에너지를 X선관에 주는 에너지로서 결정한다. 다만 0.1초에 방전된 관전압이 방전 개시 관전압의 50%를 초과하는 것은 50%를 초과하지 않는 가장 큰 부하시간으로 구한다.

3) X선 기계장치

X선 기계장치는 X선 투시를 하기 위하여 사용되는 투시촬영대와 진단을 하기 위하여 사용되는 X선촬영대, 그리고 X선관장치를 지지하는 지지대와 X선치료대 등으로 구분된다.

X선 투시 촬영대는 X선 영상장비를 장착하여 X선투시 또는 X선촬영을 하는 장치로서 형광판식, X선 TV식 및 특수 투시촬영대로 구분된다.

X선촬영대는 X선 진단을 하기 위하여 사용되며 직접, 간접, 단층, 특수촬영대로 구분된다. 지지장치는 X선관장치나 X선 영상장치 등을 지지하는 장치로서 천장식, 바닥식, 벽걸이식 등으로 구분된다.

4) X선 영상장치

X선 영상장치는 X선진단을 위하여 인체의 X선상을 관찰 또는 기록하는 장치로서 X선 TV, 영상증배관, 간접카메라, 형광판, X선필름, 카세트, X선 영상촬영기, VTR 등으로 구분되어 있다.

표 1-3. 의료용 X선장치의 구성

- X선장치
  - X선 발생장치 (조사야 조절기를 장착한 일체형 X선 발생장치를 포함한다)
    - X선원 장치 플러그부착
      - X선관 장치
      - beam applicator (조사야 조절기구)
    - X선 고전압케이블
    - X선 고전압장치
      - 고전압 발생장치
      - X선 제어장치
  - X선 기계장치
    - 투시촬영대
    - 촬영대
    - 지지장치
    - 치료대
  - X선 영상장치
  - 관련기기

다만 X선 필름카세트, 여기에 상당하는 투시 촬영대의 부분 등은 포함하지만 X선용 필름, 증감지, 산란X선 제거용 그리드 등은 제외한다(이하 부속품을 포함하여 영상장치라고 한다).

5) 관련기기

관련기기는 X선장치와 관련하여 직접이나 간접적으로 이용되는 모든 기기로서 암실용구, 방어용품, 고정기구, 조영제 주입장치 및 카세트 체인져 박스 등을 말한다.

6) X선 발생장치의 고전압에 따른 분류 및 형명

X선 발생장치는 X선원 장치와 X선 고전압장치로 대별된다. X선 고전압장치는 X선 발생장치에 X선관에 공급하는 전기에너지의 발생과 제어의 모든 구성요소를 조합한 것으로 고전압 발생장치와 X선 제어장치로 구성된다. 고전압 발생장치로는 인버터식, 변압기식 및 콘덴서식의 3종류로 한다. 또한 정전압형 X선 고전압장치는 이들의 어느 것에 속하는 것으로 한다.

(1) 변압기식 X선 고전압장치

변압기식 X선 고전압장치는 용도, 전원의 종류, 공칭 최고관전압 및 공칭 최대전류에 따라 구분하는 것으로서 그 표준이 되는 형명의 구분을 표 1-4에 표시한다.

표 1-4. 변압기식 X선 고전압장치의 표준이 되는 형명의 구분

<table>
<tr><th>표준이 되는 형명[1)]</th><th>공칭 최고관전압(kV)</th><th>공칭 최대관전류(mA)</th><th>용 도</th></tr>
<tr><td>RDP-20-100</td><td rowspan="2">100</td><td>20</td><td rowspan="2">주로 치과 촬영용</td></tr>
<tr><td>RDP-100-100</td><td>100</td></tr>
<tr><td>RF-320-100</td><td rowspan="2">100</td><td>320</td><td rowspan="4">단상촬영, 투시용</td></tr>
<tr><td>RF-500-100</td><td rowspan="3">500</td></tr>
<tr><td>RF-500-125</td><td>125</td></tr>
<tr><td>RF-500-150</td><td rowspan="5">150</td></tr>
<tr><td>TRF-800-150</td><td>800</td><td rowspan="4">3상 촬영, 투시용</td></tr>
<tr><td>TRF-1000-150</td><td>1,000</td></tr>
<tr><td>TRF-1250-150</td><td>1,250</td></tr>
<tr><td>TRF-2000-150</td><td>2,000</td></tr>
</table>

주 1) : 형명은 그 그룹 내의 표준이 되는 것을 표시하고 모든 X선 고전압장치는 표준이 되는 것에 포함되며 그 성능은 각 형명에 대한 규정을 적용한다. 또한, 형명은 표 1 및 표 2에 준하여 표시하고 또한, 그 장치가 여기에서 표시하는 표준이 되는 형명의 어디에 해당되는지를 취급설명서에 명기할 것.

보기 : 3상 교류전원을 사용하고 공칭 최고관전압 150 kV, 공칭 최대관전류 1,300 mA, 촬영, 투시용 X선 고전압장치인 경우 형명 TRF-1300-150. 또한, 이 경우 전원설비 및 공칭 최대전력에서 본 표준이 되는 형명은 TRF-1250-150으로 된다.

비고 : TRF - 20 - 100

| | |

1항 2항 3항

1항 RDP : 단상교류 전원을 전원으로 하고 주로 치과촬영(파노라마 단층촬영 등)에 사용한다.

RF : 단상교류 전원을 전원으로 하고 촬영 및 투시에 사용한다.

TRF : 3상 교류 전원을 전원으로 하고 촬영 및 투시에 사용한다.

2항 20, 100, 320, 500, 800, 1000, 1250, 2000 : 공칭 최대관전류의 값

3항 100, 125, 150 : 공칭 최고관전압의 값

(2) 콘덴서식 X선 고전압장치

전기에너지를 고전압 콘덴서에 충전하고 그 방전에 따라서 X선관에 1회의 부하를 공급하도록 한 촬영용 콘덴서의 용량 2μF 이하에서 X선조사의 개폐를 고전압측에서 하는 장치로서 용도, 공칭 최고관전압 및 공칭 촬영용 콘덴서 용량으로 구분하는 것으로서 그 표준이 되는 형명의 구분을 표 1-5에 표시한다.

표 1-5. 콘덴서식 X선 고전압장치의 표준이 되는 형명의 구분

표준이 되는 형명	공칭 최고관전압(kV)	공칭 촬영용 콘덴서 용량(μF)	용도
CR-0.5-100	100	0.5	촬영용
CR- 1-100		1	
CR- 1-125	125	1	
CR- 1-150	150	1	
CR-1.5-150		1.5	
CRF-0.5-100	100	0.5	촬영, 투시용
CRF -1 -125	125	1	
CRF- 1.5-125		1.5	
CRF -1 -150	150	1	
CRF-1.5-150		1.5	

주 1) : 형명에 사용한 문자 및 숫자는 다음과 같다.

보기 : CR - 0.5 - 100

1항 2항 3항

1항 CR : 촬영에만 사용한다.

CRF : 촬영 및 투시에 사용한다.

2항 0.5, 1, 1.5 : 공칭 촬영용 콘덴서 용량의 값

3항 100, 125, 150 : 공칭 최고관전압의 값

(3) 인버터식 X선 고전압장치

X선 조사 중에 직류전력을 교류전력으로 변환하여 필요한 고전압을 얻는 X선 고전압장치를 인버터식 X선 고전압장치라고 하며 종류는 변압기형 및 에너지 축적형의 2 종류가 있다.

① 변압기형 인버터식 X선 고전압장치는 촬영시 X선 조사에너지를 전원설비에서 공급하도록 한 인버터장치로서 용도, 공칭 최고관전압 및 공칭 최대관전류에 따라 구분하는 것으로서 그 표준이 되는 형명의 구분을 표 1-6에 표시한다.

표 1-6. 변압기형 인버터식 X선 고전압장치의 표준이 되는 형명의 구분

<table>
<tr><th>표준이 되는 형명[1)]</th><th>공칭 최고관전압[2)](kV)</th><th>공칭 최대관전류[3)](mA)</th></tr>
<tr><td>IRF-200-125</td><td>125</td><td>200</td></tr>
<tr><td>IR-400-150</td><td rowspan="6">150</td><td rowspan="2">400</td></tr>
<tr><td>IRF-400-150</td></tr>
<tr><td>IRF-630-150</td><td>630</td></tr>
<tr><td>IRF-800-150</td><td>800</td></tr>
<tr><td>IRF-1000-150-B</td><td rowspan="2">1,000</td></tr>
<tr><td>IRF-1000-150-A</td></tr>
</table>

주 1) : 형명은 그 그룹 내의 표준이 되는 것을 표시하고 모든 X선 고전압장치는 표준이 되는 형명인 것에 포함되며 그 성능은 각각의 형명에 관한 규정을 적용한다.
주 2) : 특정의 조작 조건에 적용되는 최고 허용관전압
주 3) : X선 고전압장치를 사용할 수 있는 최대관전류의 공칭치
비고 : 형명에 사용한 문자 및 숫자의 뜻은 다음에 따른다.
보기 : IRF — 1000 — 150 — A

| | | |

1항 2항 3항 4항

1항 IRF : 인버터식의 촬영 및 투시에 사용한다.
IR : 인버터식의 촬영에 사용한다.
2항 200, 400, 630, 800, 1000 : 공칭 최대관전류의 값
3항 125, 150 : 공칭 최고관전압의 값
4항 A, B :100 kV에서의 관전류의 값
A는 1,000 mA, B는 800 mA로 한다.

② 에너지 축적형 인버터식 X선 고전압장치는 촬영시 X선 조사에너지를 전지 또는 콘덴서에 공급하는 인버터장치로서 용도, 공칭 최고관전압, 공칭 최대관전류 또는 공칭 최대관전류시간곱(mAs)에 따라 구분하는 것으로서 그 표준이 되는 형명의 구분은 표 1-7과 같다.

표 1-7. 에너지 축적형 인버터식 X선 고전압장치의 표준이 되는 형명의 구분

표준이 되는 형명	공칭 최고관전압(kV)	공칭 최대관전류(mA)	공칭 최대관전류 시간곱(mAs)
CIRF-5-120	120	-	5
CIR-32-150	150	-	32
BIRF-160-125	125	160	-
BIR-160-125			
BIR-200-125		200	

비고 : 형명에 사용한 문자 및 숫자의 뜻은 다음과 같다.

보기 : CIRF —— 5 —— 125 BIRF —— 160 —— 125

1항 2항 3항 1항 2항 3항

1항 CIRF : 에너지 축적형의 촬영 및 투시에 사용한다.

CIR : 에너지 축적형의 촬영에 사용한다.

BIRF : 에너지 축적형의 촬영 및 투시에 사용한다.

BIR : 에너지 축적형의 촬영에 사용한다.

2항 5, 32 : 공칭 최대관전류 시간곱(에너지 축적형)의 값

160, 200 : 공칭 최대관전류(에너지 축적형)의 값

3항 120, 125, 150 : 공칭 최고관전압의 값

(4) 정격(rating)

장치의 정격이란 어떤 장치에서 지정된 여러가지의 조건 하에서 장치가 사용할 수 있는 조건조합의 한계이며, 사용한도는 출력으로 나타낸다. 단시간정격은 촬영을 하는 경우의 정격으로 1초 이상 관전압 및 그 관전압값에서의 최대관전류의 조합으로 나타낸다. 장시간정격은 투시를 할 경우의 정격으로 5분 이상 연속하여 X선관에 인가할 수 있는 최고관전압의 값 및 그 관전압에서의 최대관전류의 값으로 표시한다.

① 인버터식

표준이 되는 형명	전 원[1]			장시간 정격[2]		단시간 정격[3]		
	상수	주파수 (Hz)	정격 표준 전압(V)	관전압 (kV)	관전류 (mA)	관전압 (kV)	관전류 (mA)	관전류 시간곱 (mAs)
IRF-200-125			100 또는 200	120	4 이하	75 100 125	200 160 100	
IR-400-150	1			-	-		400	
IRF-400-150			200			80 100 150	320 200	
IRF-630-150							630 500 320	
IRF-630-150								
IRF-800-150						75 100 150	800 630 320	
IRF-1000-150-B	3		200 또는 415	120	4 이하	80 100 150	1,000 800 320	
IRF-1000-150-A		60					1,000 1,000 320	
CIRF-5-120						70 100 120	-	5
CIR-32-150				-	-	80 100 150	-	32
BIRF-160-125	1		100 또는 200	120	4 이하	80 100 125	160 100 100	
BIR-160-125								-
BIR-200-125				-	-	75 100 125	200 160 100	

주 1) : 전원의 상수, 주파수, 정격 표준 전압 및 그 허용 전압 범위

주 2) : 투시를 할 경우의 정격. 5분 이상 연속하여 X선관에 부하할 수 있는 최고관전압의 값 및 그 관전압에서의 최대관전류의 값으로 표시한다.

주 3) : 촬영을 하는 경우의 정격. 원칙적으로 1초 이상 X선관에 부하할 수 있는 최고관전압의 값 및 그 관전압에서의 최대관전류값의 조합으로 표시한다. 다만 에너지 축적형 인버터식 X선 고전압장치 또는 콘덴서식 X선 고전압장치의 경우는 X선관에 부하할 수 있는 최고관전압의 값(kV)과 관전류시간곱(mAs) 또는 촬영용 콘덴서의 용량(㎌)으로 표시한다.

② 변압기식 및 콘덴서식

표준이 되는 형명	전 원			장시간 정격		단시간 정격		촬영용 콘덴서 용량(μF)
	상수	주파수 (Hz)	정격표준 전압(V)	관전압 (kV)	관전류 (mA)	관전압 (kV)	관전류 (mA)	
RDP-20-100			100 또는 200	–	–		20 10	
RDP-100-100				–	–	80 100	100 63	
RF-320-100	1		200	100			320 200	
RF-500-100								
RF-500-125						100 125	500 320	
RF-500-150						125 150		
TRF-800-150					4 이하		800 500 250	–
TRF-1000-150	3	60	200 또는 415	120		100 125 150	100 630 320	
TRF-1250-150							1,250 800 400	
TRF-2000-150							2,000 1,000 320	
CR-0.5-100						100		0.5
CR-1-100								1
CR-1-125				–	–	125		1
CR-1-150								1
CR-1.5-150						150		1.5
CRF-0.5-100	1		100	95		100	–	0.5
CRF-1-125								1
CRF-1.5-125					2 이하	125		1.5
CRF-1-150				120				1
CRF-1.5-150						150		1.5

주 1) : 전원의 상수, 주파수, 정격 표준 전압 및 그 허용 전압 범위

주 2) : 투시를 할 경우의 정격. 5분 이상 연속하여 X선관에 부하할 수 있는 최고관전압의 값 및 그 관전압에서의 최대관전류의 값으로 표시한다.

주 3) : 촬영을 하는 경우의 정격. 원칙적으로 1초 이상 X선관에 부하할 수 있는 최고관전압의 값 및 그 관전압에서의 최대관전류값의 조합으로 표시한다. 다만 에너지 축적형 인버터식 X선 고전압장치 또는 콘덴서식 X선 고전압장치의 경우는 X선관에 부하할 수 있는 최고관전압의 값(kV)과 관전류시간곱(mAs) 또는 촬영용 콘덴서의 용량(μF)으로 표시한다.

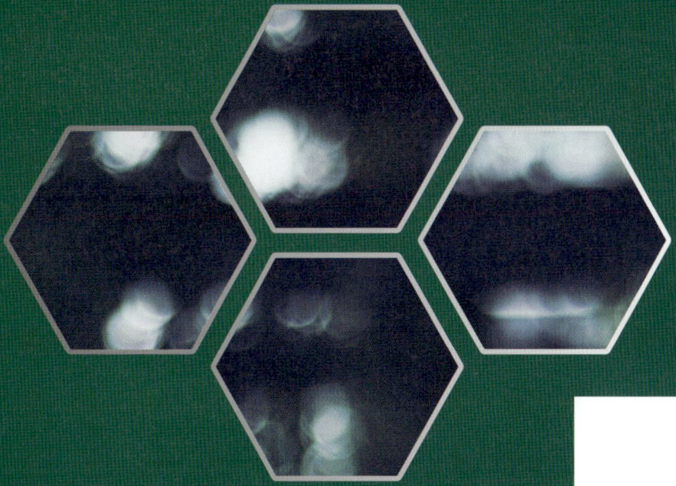

제2장

X선관장치와 허용부하

1. X선관의 역사
2. X선관의 구조
3. X선관의 특성
4. X선관장치와 부속기구
5. 허용부하

CHAPTER 02

X선관장치와 허용부하

1. X선관의 역사

1) 가스 X선관

1895년 11월 8일 W.C. Röntgen은 음극선 실험 중 그때까지 전혀 알려지지 않은 새로운 방사선이 진공방진관으로부터 빌생되는 것을 우연히 발견하고 알시 못하는 방사선이라는 의미로 X선이라고 명명하였다. 이 X선을 발견할 당시의 진공방전관은 그림 2-1과 같은 히톨프-크룩스관(Hittorf-Crookes tube)이며 관내는 10^{-3} mmHg 정도로 배기되어 있었다. 이것은 두 전극(음극, 양극) 사이에 고전압을 가하면 음극선이 크룩스관의 장축을 따라 직진한다. 이때 양극을 지나쳐버린 음극선이 유리 관벽에 충돌하여 X선이 발생하였다. 그러나 크룩스관은 음극선이 직접 유리벽에 충돌하기 때문에 작은 부하라 할지라도 유리가 열에 의해 파손될 우려가 있었다.

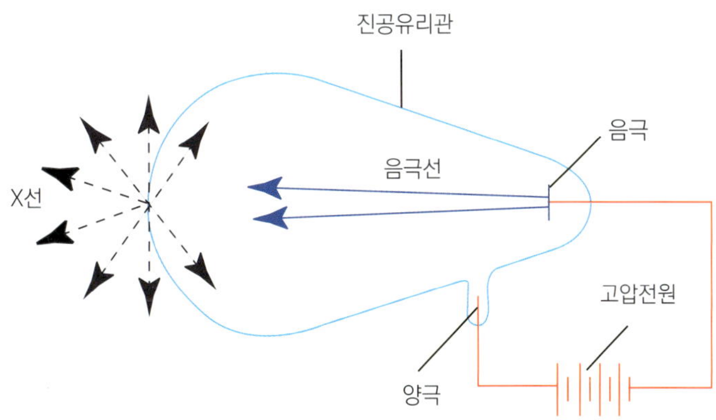

그림 2-1. 히톨프-크룩스관(Hittorf-Crookes tube)의 모식도

그래서 그림 2-2와 같은 백금판 양극과 만곡된 음극을 봉입한 초점관(focus tube)이라고 불리우는 가스관이 고안되었다. 이것이 최초의 X선관이다. 양극의 백금 타깃은 음극선을 강하게 충돌시키기 위한 것이며 45° 경사져 있고, 음극의 만곡된 부분은 분산되는 음극선을 집속시킬 목적으로 설치되었다. 그 후 여러 가지 연구가 거듭되면서 그 용량도 수 mA에서 수십 mA로 증가되었고 이때 X선관은 냉음극 방출로 관내에 미량의 가스를 봉입하는 가스관의 형태였다(그림 2-3).

X선관 타깃은 X선발생 시 상당한 고열로 가열되었고, X선관 내의 가스압은 점차 변화되어 가스압을 조정하는 방법이 연구되었다. 이 가스관은 오랫동안 사용되었으며 우리나라에서도 1930년대까지 이용되었다.

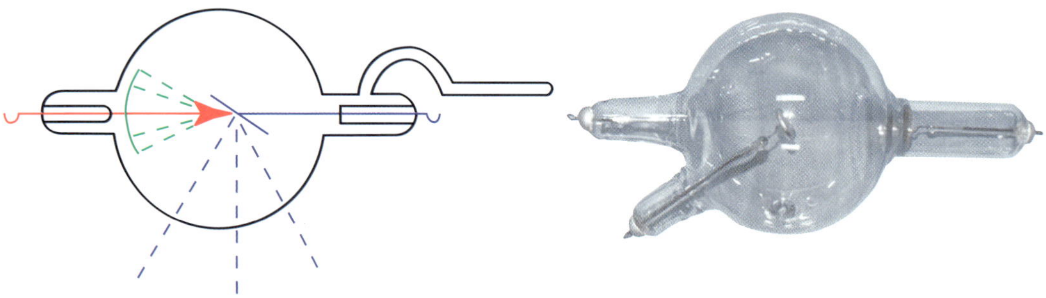

그림 2-2. 초점 X선관

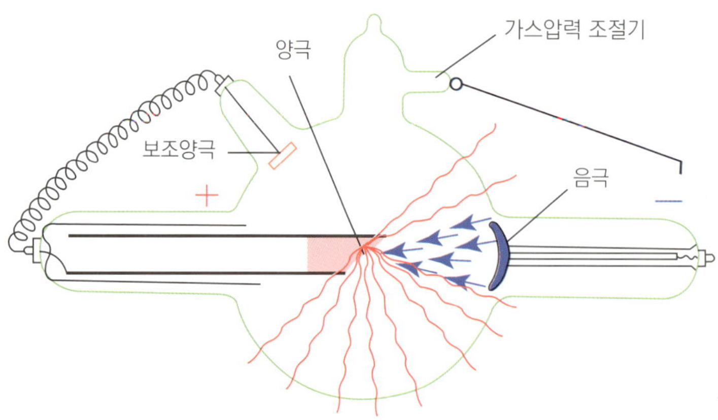

그림 2-3. 가스 X선관

2) 열전자관

1913년 미국의 Langmuir는 텅스텐 필라멘트에 대한 열전자의 특성을 연구하였다. 그는 이 열전자가 고진공도 상태에서 안정되고 재현성이 있는 것으로 보고하였다. 이 현상을 X선관의 제작에 이용한 것은 1913년에 미국의 W.D. Coolidge이었다. 그는 X선관 내를 10^{-7}mmHg 정도의 고진공으로 배기시키고, 이 속에 텅스텐 필라멘트를 봉입하고 이것을 가열하여 열전자를 방출시키는 X선관을 고안하였다.

그림 2-4는 Coolidge가 최초로 발표한 U형의 열전자관의 구조를 나타낸 것이다. 이 열전자관은 가스관에서 해결하지 못한 다음과 같은 특징이 있었다.

(1) 관 내는 고진공이기 때문에 장시간을 사용하여도 관전압, 관전류, 선량 등 특성의 변화가 없다. 가스관은 저진공이므로 매우 불안정하였다.

(2) 관전류는 필라멘트의 온도에 의해 결정되므로 필라멘트의 가열 전류를 변화시킴으로써 관전압에 관계없이 임의로 조정할 수 있다.

(3) 관전압, 관전류 값에 의해 초점의 위치가 변하는 일이 없다. 가스관은 관벽 전하와 양이온의 상태에 따라 초점의 위치가 X선 조사 중에 이동되었다.

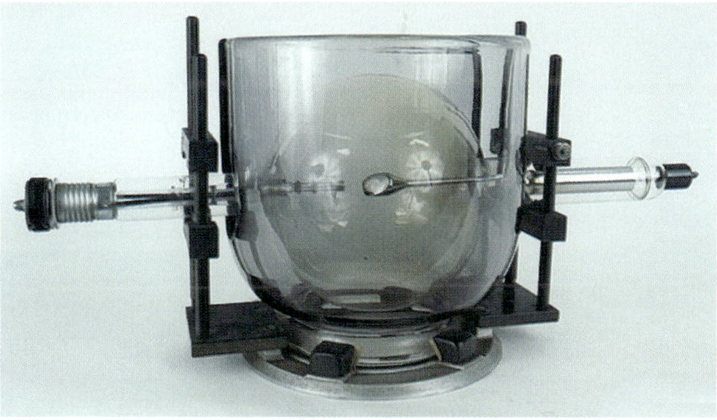

[A] Coolidge가 발표한 최초의 열전자 X선관

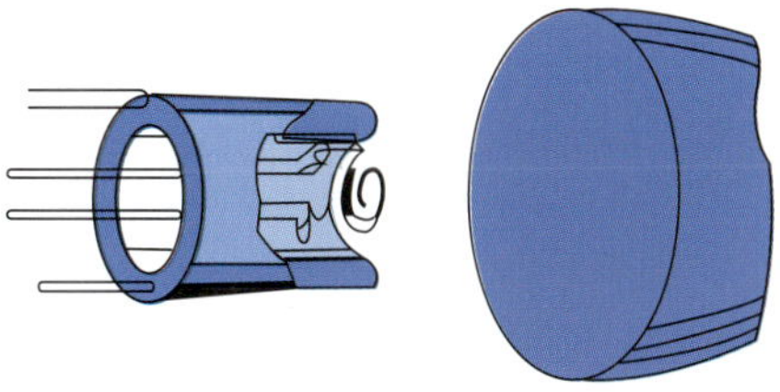

[B] Coolidge관 음극 구조

그림 2-4. Coolidge가 발표한 최초의 열전자 X선관

(4) 교류 고전압을 그대로 X선관에 인가하여 X선을 발생시킬 수 있다. 가스관의 인가전압은 직류가 아니면 안 되었다.
(5) 수명이 길며 동일 상태를 반복할 수가 있는 점 등이다.

그 당시 의료분야에 X선의 이용이 확대됨에 따라서 이 형태(열전자 이용)의 X선관은 각광을 받게 되었다. 용도별로 보면 X선 진단용, 치료용 및 체강내에 삽입하여 조사하는 것 등으로 분류된다.

진단용으로 널리 사용되었던 방열기(radiator type)가 부착된 X선관은 1918년 Coolidge에 의해 개발되었다. 이 X선관은 타깃의 냉각에 특히 주의를 기울였으며, 타깃에는 구리로 된 뒤쪽면을 외측의 방열기까지 있어서 열 방출이 잘 되도록 하였으며 교류전원을 직접 사용해도 타깃에서는 전자가 발생되지 않도록 하였다(그림 2-5).

X선 진단은 선예도가 우수한 영상을 획득할 목적으로 작은 실효초점의 면적과 상대적으로 많은 X선량의 발생이 요구되었다. 그 목적으로 개발된 기술이 회전양극관과 선초점(line focus)이다. 선초점은 1918년 O. Goetze가 고안하였으며 초점(focus)을 선상(길이는 길고 가늘며 네모난 모양)으로 했기 때문에 비교적 면적이 커 X선관 출력을 크게 유지하였다. 양극 경사각(anode angle)을 줄여서 X선 사진촬영 방향에서 만들어지는 실효초점의 형성을 작은 정방형으로 하였다. 양극경사각은 일반적으로 진단용 X선관에서 20°를 사용하였으며, 이 각도는 45° 경우보다 약 3배 정도 선예하게 되었다.

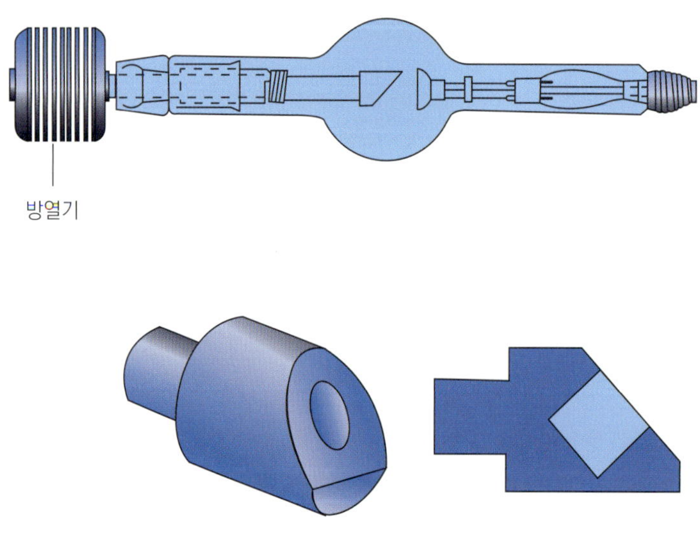

그림 2-5. 방열기를 부착한 Coolidge 관

1918년에 O. Goetze는 실효초점을 크게 하지 않고 허용부하를 증대하는 방법을 고안하여 특허를 얻었다. 당시의 X선관 필라멘트의 형태는 나선형이고 타깃각도는 45°의 원형초점이었으나 Goetze는 타깃각도를 20° 정도로 하고, 현재와 같은 선초점(line focus)관을 개발하였다. 이것은 1922년에 C.H.F Müller에 의하여 실용화되어 현재와 같은 코일 모양으로 감은 나선형 필라멘트의 X선관이 만들어졌다. 이에 의하여 X선관 허용부하는 약 2배 정도 증가시킬 수 있었다.

3) 회전양극 X선관

전자 충돌면을 이동시켜 허용부하를 증대할 수 있도록 한 회전양극 X선관은 1896년 이후에 많은 사람들에 의하여 연구가 시도되었다. 그러나 고진공, 고온 중에서 양극을 원활히 회전시킨다는 것은 그 당시의 기술로서는 아무도 성공하지 못하였다. 1929년 A. Bouwers는 Rotalix(Phillip사의 상품명)에서 회선양극 X선관을 최초로 실용화하였다. 그림 2-6은 그 구조와 외관을 나타낸 것이며 X선관의 양극 전체는 구리로 만들어졌고, 원추형의 원판에 텅스텐이 부착되어 있었다. 초점궤도 직경은 40 mm, 초점크기는 2.2 mm이며 양극 회전수는 매분 1,500회였다.

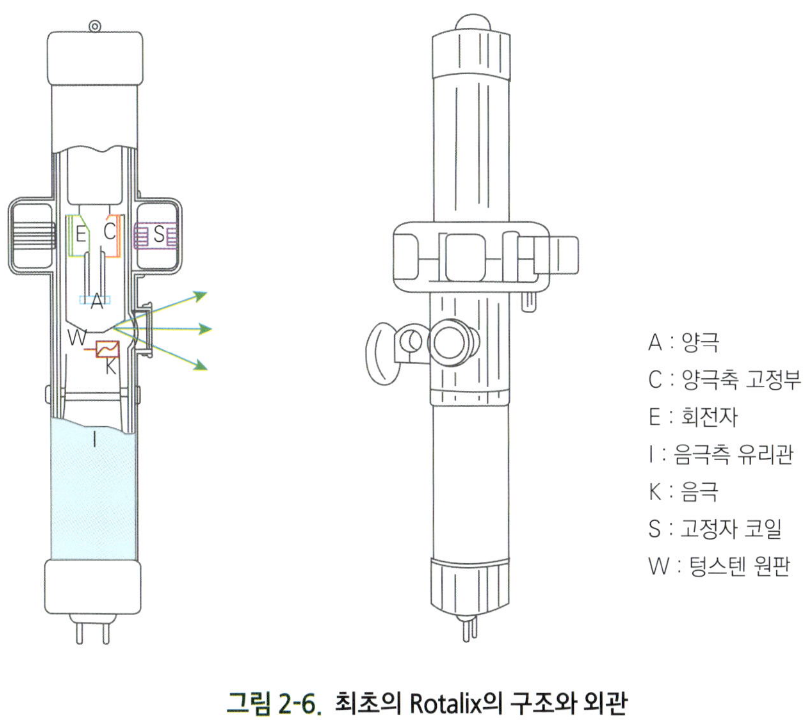

그림 2-6. 최초의 Rotalix의 구조와 외관

1934년 Siemens사의 A. Ungelenk는 고온에 견디는 우산모양의 타깃을 사용하여 열 방출 냉각에 의한 새로운 회전양극 X선관을 개발하였다. 이것은 타깃직경 80mm, 우산모양의 텅스텐 판이고 두께는 2.5mm, 양극 회전수는 매분 2,800회였다. 이 X선관은 부하시간 0.05초의 경우 단상전파에서 28kW, 삼상전파에서 34kW의 입력이 가능해서 Pantix라는 이름이 붙여져 현재 회전양극관의 기본형이 되었다.

그 후 미국에서는 고온과 고진공 속에서도 원활하게 양극을 회전할 수 있는 베어링이 개발되었다. 이것은 기름을 주입 할 필요가 없는 다양한 금속 윤활제가 연구되었는데 당초에는 바륨, 그 후에 은, 금 등을 베어링의 볼에 증착시킴으로 진공 속에서도 양호한 윤활제가 된다는 것을 알아내었다. 이 개발로 베어링은 연속 50~100시간의 회전에 견딜 수 있었다. 이것은 X선 조사 횟수로 치면 약 5만 회 정도에 해당된다(그림 2-7).

X선관장치는 고전압에 대한 감전방지와 X선의 방어도 설계상 매우 중요한 문제였다. 고전압에 의한 감전 방지를 위해서는 1919년 Waite와 Bartlett가 유침형의 X선장치를 만들었다. 양쪽의 문제점(감전방지와 X선방어)을 충분히 고려한 장치는 Phillips사에서 1927년 개발한 Metalix로서 판매되었다. 이것은 X선방어와 감전을 방지하기 위하여 X선관을 기름에 채운 금속의 용기 안에 넣어서 금속을 접지하였다. 이 방법이 현재 X선장치의 표준적인 형식이 되었다.

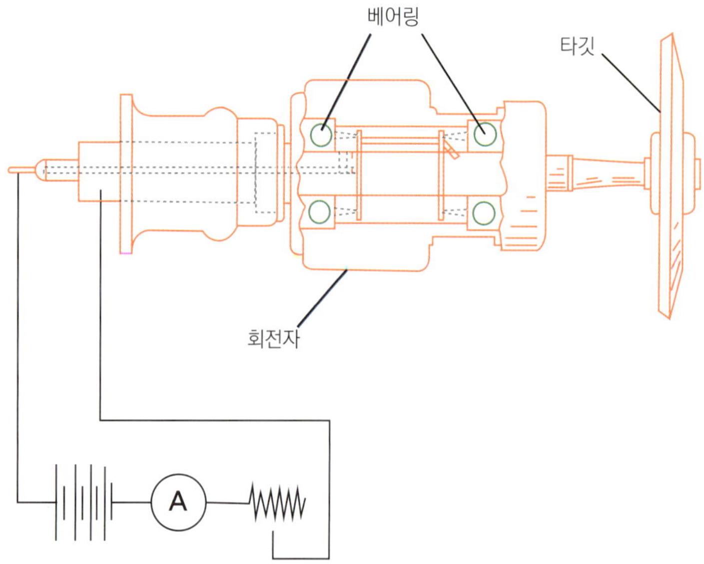

그림 2-7. 바륨증착 윤활제 사용 회전양극 X선관

2. X선관의 구조

1) 고정양극 X선관

현재 사용하고 있는 X선관은 X선발생에 열전자를 이용하므로 열전자관이라 부른다. 이것은 음극 필라멘트를 2,500℃ 정도까지 가열하여 열전자를 발생시킨다. 그리고 고전압으로 가속하여 타깃에 충돌시켜 X선을 발생한다.

그림 2-9는 고정양극 X선관의 구조를 나타낸 것으로서 진공 유리관의 양단에 고정된 양극과 음극으로 구성된 2극진공관이다. 회전양극 X선관이 보급되기 전에는 고정양극 X선관이 오랫동안 사용되었는데 현재는 회전양극 X선관의 보급에 따라 휴대용 등 소형장치에 사용되고 있다.

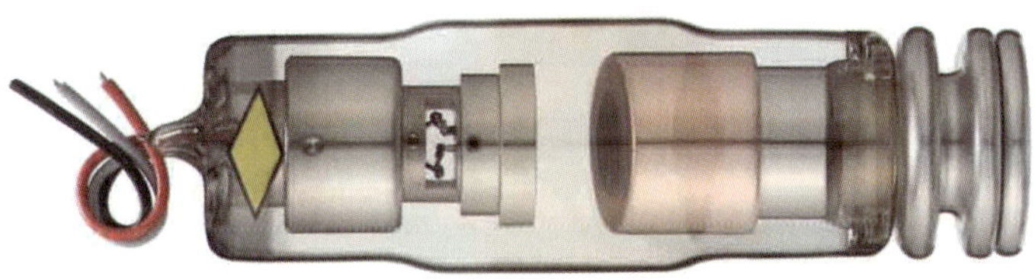

그림 2-8. 고정양극 X선관

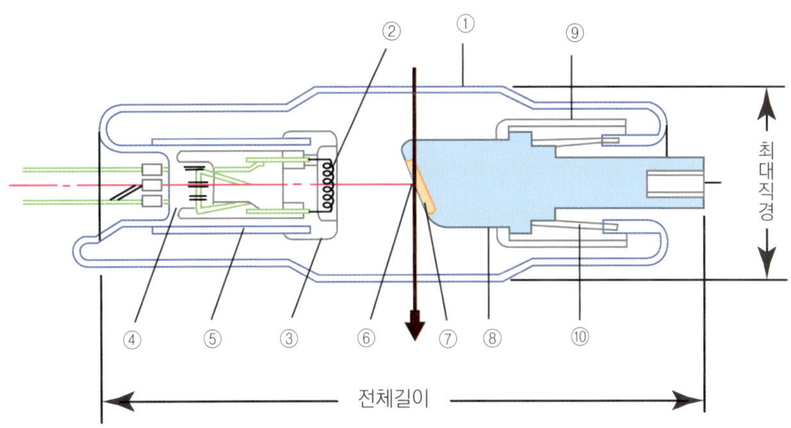

그림 2-9. 고정양극 X선관의 구조

① 유리관(경질 유리) ② 필라멘트(텅스텐) ③ 집속전극(철, 니켈) ④ 스템(도입선)
⑤ 음극슬리브(철, 니켈) ⑥ 초점(전자충돌점) ⑦ 타깃(텅스텐) ⑧ 양극(구리)
⑨ 양극덮개(철, 니켈) ⑩ 코발링(철합금 유리 접합)

(1) 음극(cathode)

음극에는 전자를 방출하는 필라멘트(filament)와 집속전극(focusing cup), 스템(stem)으로 구성되어 있다. 필라멘트는 나선형으로 된 코일모양으로 감겨있으며, 직선상으로 펼쳐져 집속전극의 홈 속에 부착되어 있다. 필라멘트는 열전자를 방출하는 원천으로 용융점이 높은 고 저항체를 사용하므로 전류가 통하면 열이 많이 발생하고 그 열에너지에 의해 열전자가 방출된다. 필라멘트에서 방출된 열전자는 집속전극에 의하여 집속되고 양극의 일정한 위치에 모여서 초점을 형성한다. 양극초점의 크기나 모양은 음극의 집속전극과 필라멘트의 형태로서 좌우된다.

집속전극은 음극선이 확산되지 않도록 조리개의 역할을 한다. 집속전극은 필라멘트의 한 끝과 연결되어 음극과 같은 (-)의 전위를 가지고 있으므로 음전기를 띤 전자는 전기적 척력(서로 밀어내는 힘, repulsive force)을 받아 열전자의 집속효과를 얻을 수 있다. 필라멘트가 집속전극 내에 깊이 들어갈수록 집속효과는 커진다. 이 집속전극의 재질은 고온에서 가스 방출이 적은 고순도의 철이나 니켈 등을 사용하고 있다.

스템은 필라멘트를 가열할 수 있도록 X선관 외부에서 전기를 공급해 주도록 하는 전선이다.

그림 2-10과 같이 회전양극 X선관에서는 이중초점(double focus)으로 하나의 음극에 두개의 필라멘트를 만들어 대초점(large focus)용과 소초점(small focus)용으로 구분하여 사용하고 있다. 그러나 소용량 X선관인 고정양극관에서는 거의 단초점(single focus)을 사용하고 있다.

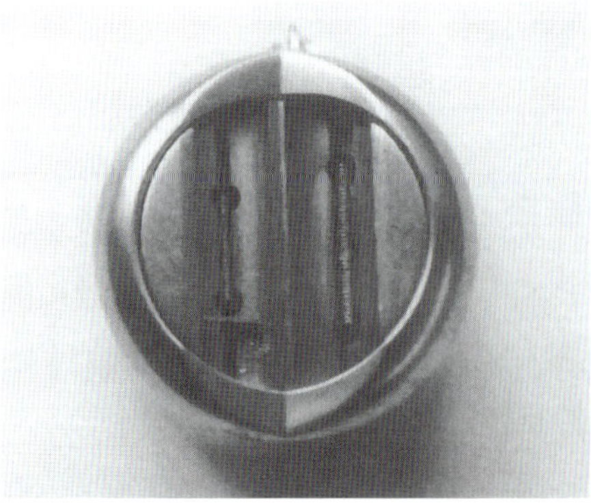

그림 2-10. 회전양극 X선관의 음극

(2) 양극(anode)

양극은 대부분 구리로 되어 있으며 방출된 열전자를 저지하는 텅스텐 판이 부착되어 있으며 관전압이 인가되도록 '+'극의 도체 역할과 열전자와 충돌하여 X선을 발생시키고 발생된 열을 방출하는 역할을 담당한다. 양극측에 열전도를 높이기 위하여 두 물질은 높은 온도에서도 밀착되어 있어야 한다. 이 텅스텐 판을 타깃이라 하며 여기에 고속전자가 충돌하고 그림 2-9와 같이 중앙에 검고 큰 화살표의 방향으로 X선이 방출된다.

양극 타깃의 재질은 발생하는 X선의 강도와 X선발생효율이 타깃 금속의 원자번호에 비례하므로 원자번호가 높은 물질을 사용한다. 또한 타깃은 집속된 고속전자가 부딪혀서 고온이 되기 때문에 용융점이 높아야 한다. 고속전자의 에너지는 대부분 열로 변하기 때문에 증기압이 높을 경우 타깃이 전자충돌과 열로 인해 증발하여 초점면 유지가 어렵고 증발한 이온이 진공도를 나쁘게 할 수 있다. 따라서 X선관내 고진공도 유지가 어렵게 되므로 증기압이 낮은 물질을 사용한다. 그리고 X선관의 초점면 유지를 위해 초점면이 갈라지는 괴산성이 작아야 하고, 열전도 및 전기전도가 좋아야 한다. 이러한 점 등을 고려해서 현재 타깃은 원자번호 74, 용융점이 3,370℃인 텅스텐(W)을 사용하고 있으며 회전양극 X선관에서는 텅스텐 합금을 사용하기도 한다.

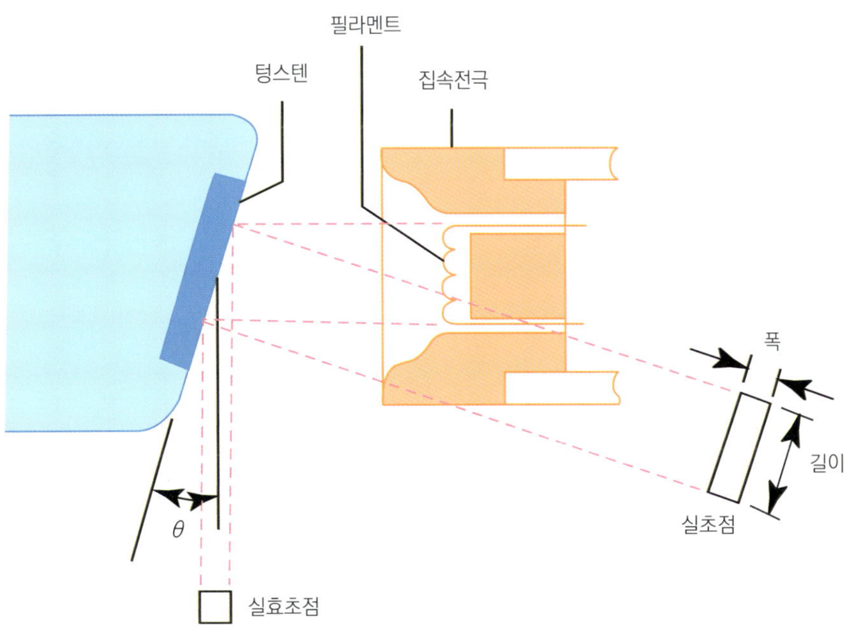

그림 2-11. 고정양극 X선관의 단면

X선은 고속전자가 양극의 타깃에 충돌하는 부위에서 발생하며 이 충돌면을 초점(focus)이라고 한다. 그림 2-11은 고정양극 X선관의 양극 단면을 나타낸 것이다. 타깃각도는 관축의 수직 방향에 대하여 20° 경사져 있으며 이때 전자 충돌면에 형성되는 초점을 실초점이라 한다. 이것의 모양은 직사각형이다. 실효초점의 크기는 유효선속의 중심축 방향에서 본 면적이며 이것은 일반적으로 초점이라 한다.

(3) 유리관(glass bulb)

유리관은 X선관의 내부를 고진공도로 유지하면서 음극과 양극간에 부하된 고전압을 절연하는 역할을 한다. X선관의 관체(유리관)에는 고압이 가해지고, 고온의 열이 발생하기 때문에 실리콘을 주성분으로 하는 규산 경질유리를 사용하고 있다. 관체의 재료로 사용되는 경질유리는 다음의 조건이 구비되어야 한다.

- X선관 내의 진공도를 10^{-7} mmHg 정도로 높게 유지할 수 있어야 한다.
- 양극에 고전압이 부하되므로 전기 절연내력이 커야 한다.
- 가공이 쉬어야 하고 음극 도선이나 양극 링 등의 부분에서 금속과의 접착, 봉입이 가능해야 한다.
- 온도의 급변에 견디며 열팽창계수가 작아야 한다.
- 가스와 화학작용을 일으키지 않아야 한다.
- X선의 흡수가 비교적 적어야 한다.
- 기계적 강도가 높아야 한다.
- 고온의 절연유등에 대한 화학적 내구성이 커야 한다.

따라서 X선관 유리벽의 재료로서는 경질유리를 사용하며 그 성분은 SiO_2 76%, $Al_2Fe_2O_3$ 2%, B_2O_3 16%, Na_2O 5%, K_2O 1%로 되어있다. 또한 X선관의 유리와 금속부와의 융착은 다음의 방법에 의해 이루어진다.

① Stem

필라멘트 가열 도선을 유리관 내에 봉입한 것이며 유리에 들어가는 금속도선을 봉입선이라 한다. 경질유리에는 텅스텐 및 몰리브덴을 봉입하고 있다.

② Ring seal

X선관 양극과 유리와의 융착부이며 경질유리의 경우에는 구리 및 철, 니켈, 코발트의 합금이 사용된다.

2) 회전양극 X선관

X선관에서 고속도의 음극선이 타깃에 충돌하면 X선을 발생한다. 이때 X선 발생효율은 다음식과 같으며 진단용 관전압 범위에서 발생효율은 매우 나쁘다.

$$\eta = kVZ \tag{2-1}$$

여기서 k는 비례상수이며 1.1×10^{-9}, Z는 원자번호, V[kV]는 가속전압이다. X선 발생효율은 가속전압(관전압)과 원자번호의 곱에 비례한다. 타깃을 텅스텐(Z=74)으로 사용하는 경우 X선 발생효율은 60kV에서 0.5%, 100kV에서 0.8%, 120kV에서 0.9%가 되며 나머지는 모두가 열로 변환되어 X선관 양극의 온도를 상승시킨다.

의료용 X선관에서는 진단에 필요한 화질을 얻기 위하여 수십에서 수백 mA의 전류를 흘려야 하는데, 예를 들면 관전압 120kV, 관전류 200mA로 하면 24kW의 에너지가 타깃에 들어가서 가열하게 된다. 그러나 영상의 선예도를 증가시키기 위해서는 X선관 초점은 작은 것이 좋다. 이와 같이 작은 초점에 강한 에너지를 주면 열전도가 잘 안되므로 텅스텐 물질이라 해도 용융점을 초과하여 초점이 파괴된다. 그래서 이것을 방지하기 위하여 양극의 타깃을 회전시켜 초점을 이동하고, 이때 발생된 열을 냉각하는 회전양극 X선관(rotating anode X-ray tube)장치가 개발되었다.

(1) 회전양극 X선관의 구조

회전양극 X선관은 관 내부가 10^{-7}mmHg 정도의 고진공으로 되어 있으며, 각 전극(음극, 양극)은 유리관 안에 봉입되어 있다. 그리고 X선관은 관용기에 넣고 절연과 냉각 작용을 위하여 절연유로 채운 유침식으로 되어있다. 그림 2-12는 회전양극 X선관의 구조를 나타낸 것이다. 양극에 회전 기구를 갖추고 있는 것을 제외하면 고정양극 X선관의 구조와 같으며 그림 중에 검은 화살표의 방향으로 X선이 발생된다.

양극은 X선관 밖에 부착된 고정자 코일(stator coil)의 회전자계에 의해 고속으로 진공 중을 회전하며 이것은 유도전동기의 원리와 같다. 양극내부에는 두 개의 베어링과 양극축(anode shaft)이 있으며 양극의 끝에는 우산형 타깃인 텅스텐판이 부착되어 있다.

음극은 집속전극과 코일 모양으로 생긴 텅스텐 필라멘트가 있으며 그 위치는 관축으로부터 벗어나 있다. 필라멘트에서 방출된 열전자는 집속전극에서 집속되고, 고전압으로 가속되어 타깃 면에 충돌하여 초점이 형성된다. 그리고 이곳에서 X선이 발생한다.

양극은 회전하므로 여기에 음극선이 충돌하면 충돌되는 저지면은 차례차례 새로운 면이 되므로 고정양극 X선관과 같이 초점의 한곳에 집중하여 충돌되지 않는다. 따라서 온도가 상승된 면이 항상 어느 정도 냉각된 면과 위치가 바뀌게 되어 발생된 열은 타깃 전면에 분포된다. 그러므로 고정양극 X선관에 비해서 초점을 작게 할 수 있고 전자충돌면적이 커져, 그림 2-13과 같은 대용량 회전양극 X선관의 제작이 가능하다.

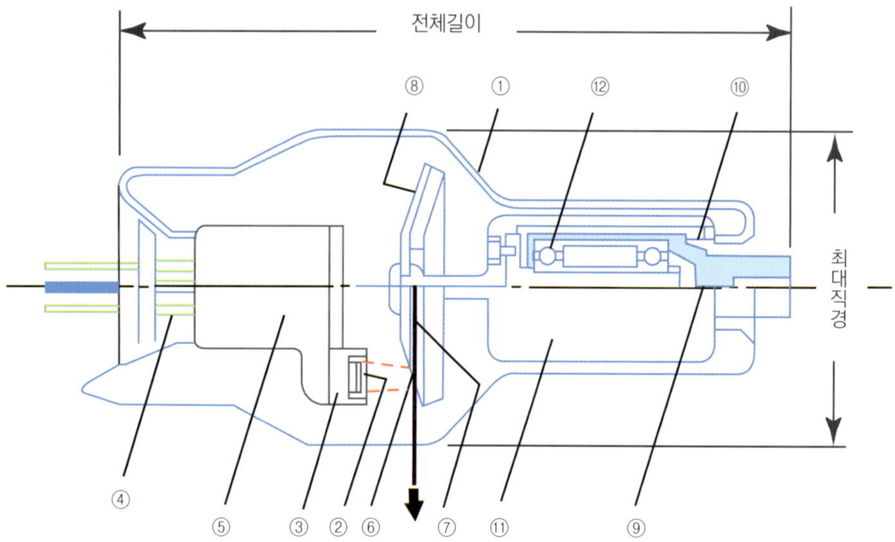

그림 2-12. 회전양극 X선관의 구조

① 유리관(경질 유리)　② 필라멘트(텅스텐)　③ 집속전극(철, 니켈)
④ 스템(도입선)　⑤ 음극슬리브(철, 니켈)　⑥ 초점(X선발생부분)
⑦ 초점궤도(환상의 전자충돌면)　⑧ 타깃(텅스텐 합금)　⑨ 양극축(Mo)
⑩ 코발링(철합금유리접합)　⑪ 회전자(구리 표면을 흑화)　⑫ 베어링(특수철합금)

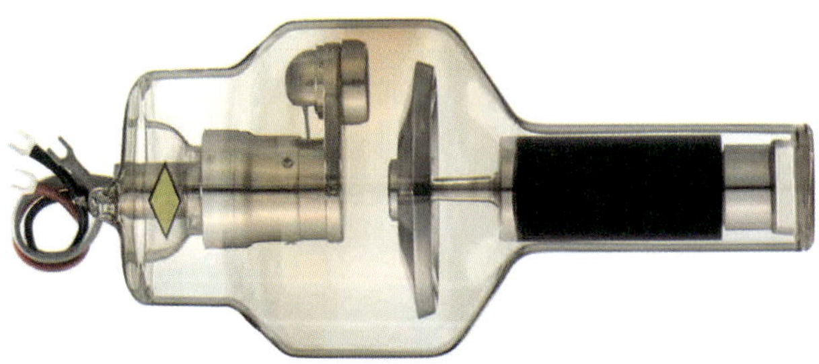

그림 2-13. 대용량 회전양극 X선관

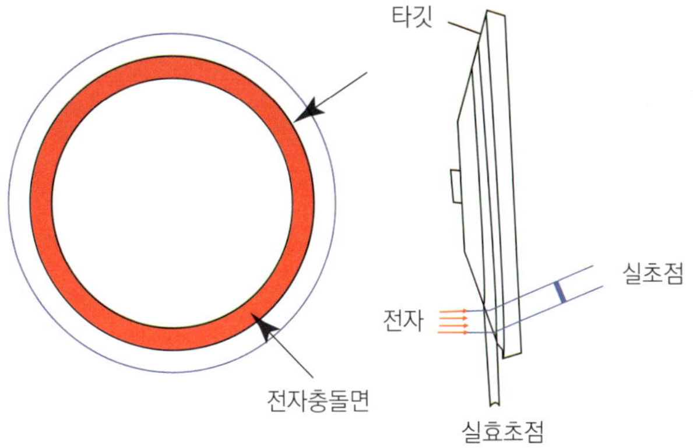

그림 2-14. 회전양극 X선관의 전자충돌면과 초점

회전양극 X선관은 타깃을 회전시킴으로서 타깃의 전자 충돌면적을 크게 하므로 단시간부하의 경우 초점의 단위시간당 입력은 고정양극 X선관보다 훨씬 증가시킬 수 있다. 그림 2-14는 회전양극관의 전자 충돌면과 초점과의 관계를 나타낸 것이다.

① 음극(cathode)

음극측의 구성은 텅스텐 필라멘트, 집속전극 및 음극 슬리브(sleeve)로 되어 있다. 그 위치는 관축으로부터 벗어나 있으며 필라멘트와 집속전극의 모양과 기능은 고정양극 X선관과 동일하다.

일반적으로 그림 2-15와 같이 고정양극 X선관은 필라멘트 1개를 사용하는 단초점으로 되어있고 회전양극 X선관은 필라멘트 2개를 사용한 이중초점으로 대초점(LF)과 소초점(SF)으로 구분한다. 필라멘트 2개가 동시에 가열되는 경우는 없으며 초점 절환용 스위치에 의해 자동적으로 대초점과 소초점이 절환된다.

대초점은 X선관 부하량이 크기 때문에 운동이 심한 부위, 두꺼운 부위의 촬영이나 단시간 조사가 필요할 때 적합하다. 소초점은 X선관 부하량이 작기 때문에 투시나 움직이지 않는 부위, 촬영부위가 얇을 때 그리고 고선예도가 필요할 경우에 사용된다. 초점(focus)의 크기는 필라멘트와 집속전극 홈의 크기에 따라 다르며 일반적으로 2, 1.5, 1.2, 1.0, 0.8, 0.6, 0.5, 0.3, 0.1, 0.05 mm 등이 사용된다.

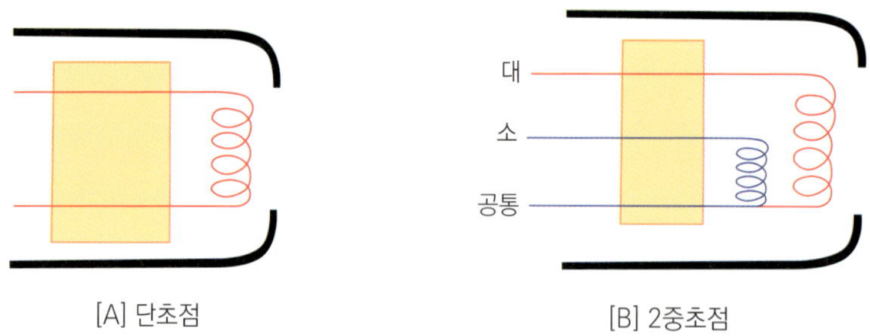

그림 2-15. X선관의 음극

② 양극(anode)

양극측의 구성은 타깃(target), 회전자(rotor), 베어링(ball bearing), 양극축(anode shaft) 및 고정자 코일(stator coil) 등으로 되어 있다.

타깃은 우산형 텅스텐판으로 만들어지고 양극축(몰리브덴)에 의해 회전자에 고정되어 있으며 고정자 코일의 회전자계에 의하여 고속으로 회전한다. 현재 사용 중인 회전양극관의 타깃은 그림 2-16과 같이 양극 열용량의 증대를 위하여 텅스텐과 몰리브덴을 접합한 것이 사용되고 있다. 텅스텐 물질과 비교하였을 때 몰리브덴의 비중은 약 1/2 정도이며, 비열은 약 두 배가 되어서 텅스텐과 같은 중량일 때는 열량으로 약 두 배가 된다.

회전자는 X선관 외부에 부착되어 있는 고정자에 의해 회전자계를 만들어 회전하며 재질은 구리와 철로 되어있다.

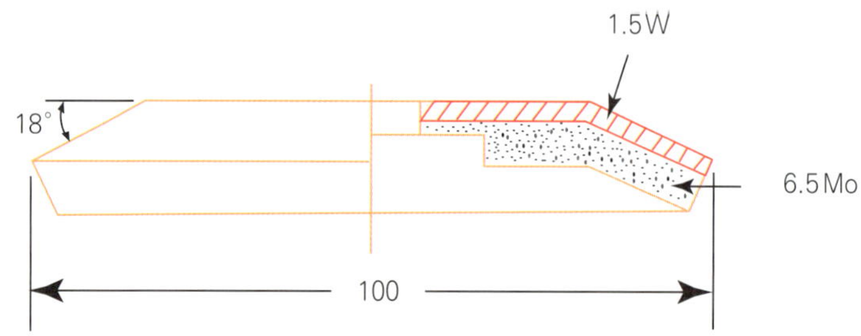

그림 2-16. W-Mo 접합 타깃

단면중량 620g, 열용량 140kJ(200kHU)

양극 회전자의 회전수는 다음과 같은 식으로 나타난다.

$$n = k \frac{120\,f}{p} \text{ [rpm]} \qquad (2\text{-}2)$$

n : 양극의 회전수(rpm : revolution per minute)
f : 고정자 코일의 전류 주파수(Hz)
p : 고정자 코일의 극수(보통 2극)
k : 회전에 의한 보정치(0.9)

회전양극관의 양극 회전수는 고정자 코일에 가해지는 전류 주파수를 높게 하면 증가된다. 보통회전(60 Hz)은 1분당 3,600회, 고속회전(180 Hz)은 1분당 10,800회전이 되지만 실제 회전수는 이것보다 약 10% 저하된다. 그러므로 회전에 의한 보정치(k)가 0.9가 된다.

양극이 회전을 시작하여 정상속도로 될 때까지의 시간을 기동 시간이라 하며 보통 회전양극관에서는 1초, 고속 회전양극관에서는 2.5초 이내이다. 또한 양극을 회전하기 위해 고정자에 가해지는 전압을 기동전압이라 하며 기동시에는 100~125 V이고 1초 후에는 회전속도 유지에 필요한 30~40 V를 유지한다.

고속전자가 초점면에 충돌되어 발생된 열의 대부분은 양극이 회전하므로 타깃 표면으로부터 열방사에 의해 외부로 방출된다. 그러나 반복된 부하의 빈도가 높은 경우나 연속부하일 때는 타깃 전체의 온도가 약 1,000℃ 정도로 올라간다.

그림 2-17은 회전자의 내부구조를 나타낸 것이며 회전자는 2개의 베어링으로 받쳐져 있다. 베어링은 회전양극 X선관에서 수명을 좌우하는 중요한 부분이며 고진공, 고온도에서도 양극을 원활히 회전시킬 수 있어야 한다. 베어링은 400℃ 이상의 고온이 되고 고진공 중에 있기 때문에 보통의 윤활유는 사용할 수 없어 금속 윤활제가 사용되고 있다.

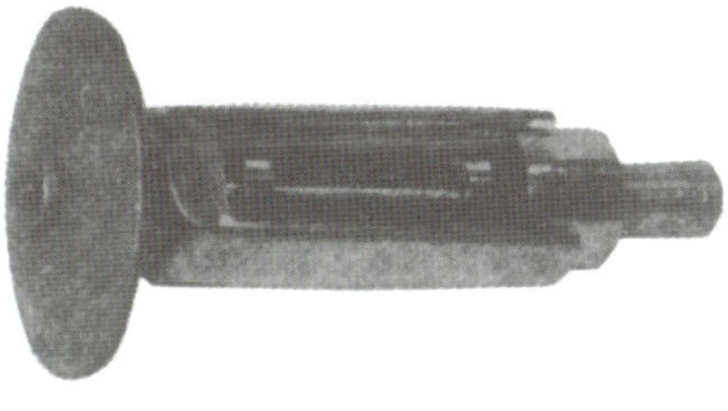

그림 2-17. 회전자 내부구조

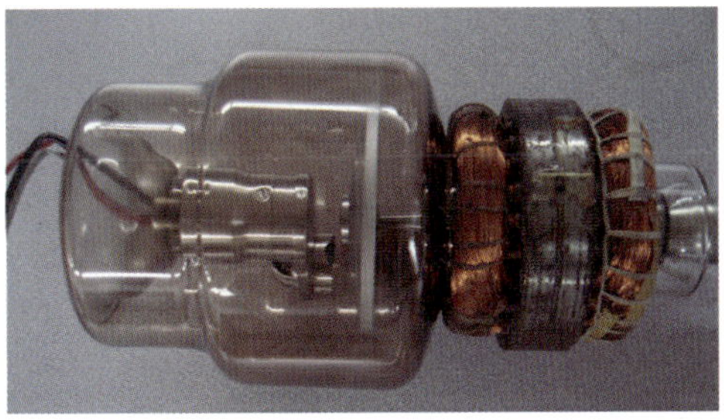

그림 2-18. 회전자 회전용 고정자 코일

양극축은 타깃에서 발생된 열이 회전자 부분으로 전달되는 것을 막기 위하여 용융점이 높고, 열전도율이 낮은 몰리브덴(Mo)을 사용하고 있다. 이것은 베어링의 마모를 방지하기 위한 것이다. 고정자 코일(그림 2-18)에 전류가 흐르면 이 전류에 의한 회전자계가 발생하고 회전자계는 회전자를 관통하게 된다. 이 회전자계에 의해 양극의 회전자를 회전시키는 일종의 유도전동기인 것이다. 양극경사각은 과거에는 18°를 사용하였으나, 최근에는 허용부하의 증가와 소초점의 목적으로 10°~16°의 것이 이용되고 있다.

(2) 회전양극 X선관의 장·단점

양극이 회전하므로 전자충돌면적이 넓어지기 때문에 열용량이 증가되므로 단시간 조사 시 부하량을 크게 할 수 있다. 그리고 실효초점이 작아 영상의 선예도를 높일 수 있으며 조사시간을 짧게 할 수 있어서 운동에 의한 불선예도를 감소시킬 수 있다. 반면에 단점으로는 X선관의 수명을 단축하는 베어링의 마모가 있다.

3) 3극 X선관

(1) 3극 X선관의 구조

3극 X선관은 일반 X선관의 음극, 양극 이외에 제어격자(grid) 또는 그리드에 해당하는 전극을 가진 X선관으로서 필라멘트에 대하여 그리드에 음(-) 전위를 가함으로서 X선관전류를 차단하여 X선을 개폐하는 것이다.

그림 2-19는 3극 X선관의 기본회로를 나타낸 것이다. 필라멘트를 가열하여 열전자를 방출하고 X선관 양극과 음극 사이에 관전압을 인가하여도 그리드에 음(-)전압이 걸려 있으면 열전자 이동을 막아주기 때문에 X선은 발생하지 않는다. 이때 X선을 발생하고자 할 때는 그리드의 전압을 제거하면 된다. 이 그리드 전압을 변화시킴으로서 초점의 크기를 변화할 수 있으나 현재 3극 X선관은 X선의 개폐에만 사용되고 있으며, 그리드를 포함하는 음극의 구조 이외에는 일반 X선관과 동일하다.

그림 2-20은 3극 X선관의 음극 구조를 나타낸 것이다. 그림 2-20[A]는 필라멘트의 앞쪽에 그리드가 설치되어 있는 것이며, 이 그리드와 집속전극은 같은 전위로 접속되고, 이들과 필라멘트는 절연되어 있다. 최근에는 그림 2-20[B]와 같이 그리드가 없는 3극 X선관도 실용화되고 있다.

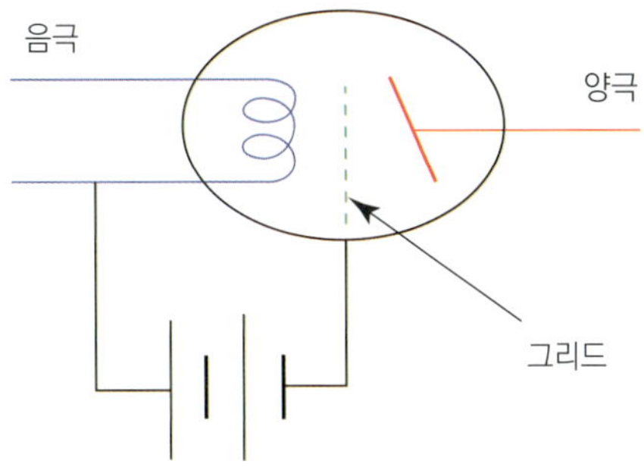

그림 2-19. 3극 X선관의 회로

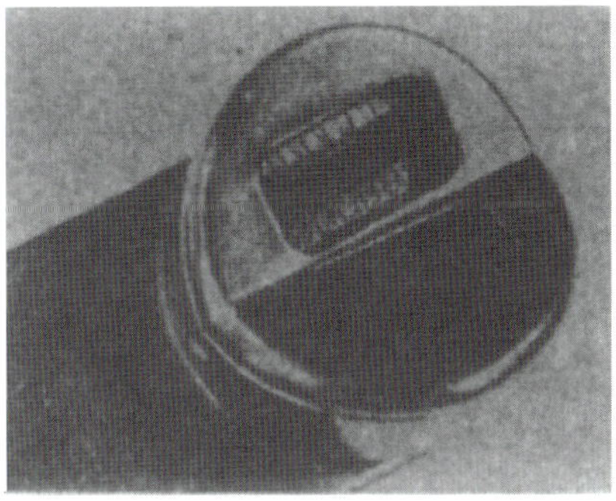

[A] 그리드 있음

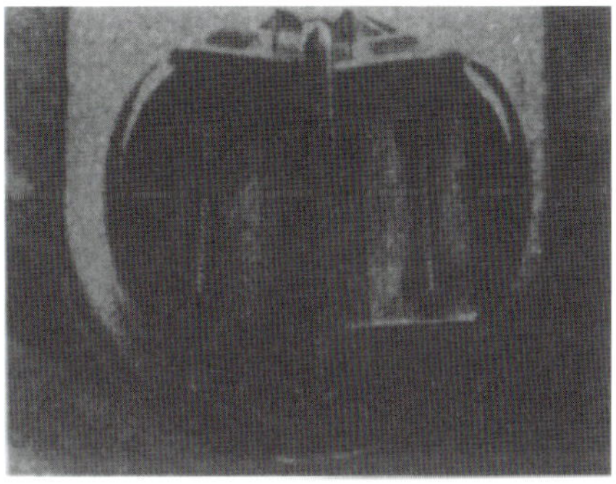

[B] 그리드 없음

그림 2-20. 3극 X선관의 음극

(2) 3극 X선관의 특성

① 열전자방출 특성

3극 X선관은 그리드가 있기 때문에 일반 X선관에 비하여 열전자방출 특성은 나쁘고 필라멘트 가열전류가 충분하지 않으면 관전류가 흐르지 않는다. 그러므로 필라멘트를 2개 설치하고, 동시에 점화하여 열전자 방출을 증가시키는 X선관도 있다. 이것은 거의 공간전하전류에서 동작하게 되어 저관전압의 최대 허용관전류는 필라멘트의 가열전류로 제한되게 된다.

그림 2-21은 관전류 특성을 나타낸 것으로서 일반 X선관에 비하여 필라멘트 가열전류는 매우 크다. 그림 2-22는 최대입력을 나타낸 것으로서 76kV 이하에서 필라멘트 가열전류를 최대로 했을 때 흐르는 관전류가 최대 허용관전류가 된다. 그리드가 없는 3극 X선관은 열전자방출 특성을 향상시키기 위하여 고안된 것이다.

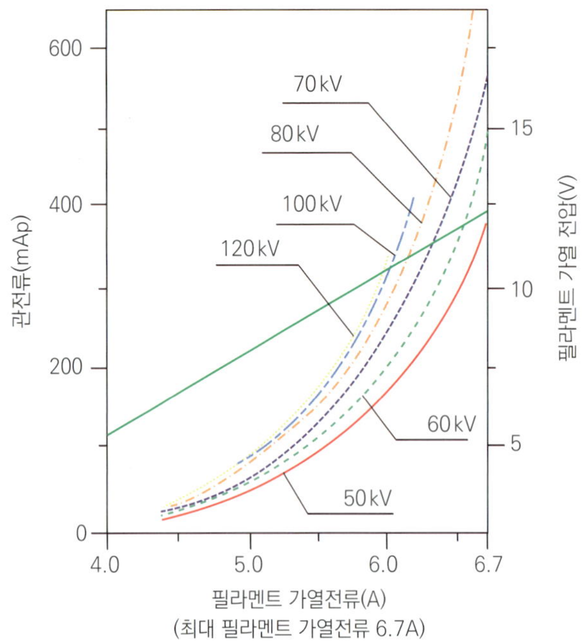

(콘덴서식)(DRX-186 DW) 초점 2 mm

그림 2-21. 3극 X선관의 관전류 특성

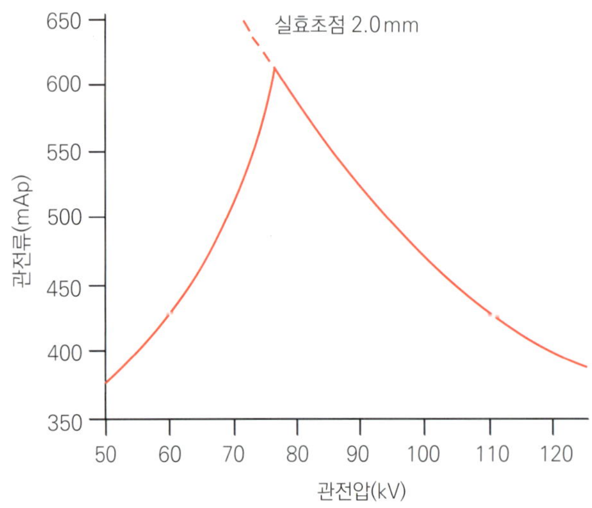

동작조건 : 콘덴서 용량 1 μF
방전저항 9 Ω
고정자 전원주파수 60 Hz

그림 2-22. 단시간 최대 입력(DRX-186DW)

초점 폭이 0.7mm 이하이면 그리드가 없이 집속전극에 음(-)전위를 가하여 관전류를 차단시킬 수 있다. 이 때문에 이 X선관은 필라멘트 2개를 동시에 점화하여, 각 초점의 위치를 조금씩 이동시켜 초점을 형성할 수 있도록 되어 있다.

② 관전류차단 특성

3극 X선관은 필라멘트에 대해 그리드에 음(-)전압을 가함으로서 X선 관전류가 차단되며 관전압이 높아질수록 그리드 전압도 높게 해야 한다. 그림 2-23은 차단특성을 나타낸 것으로서 최고전압 125kV의 콘덴서식 X선장치에서는 -2,500~-3,000V의 음(-)전압이 그리드에 가해진다. 이것을 관전류 차단 그리드전압이라 한다.

3극 X선관은 그리드에 의하여 전자를 직접 제어하기 때문에 고속으로 X선 개폐가 가능하나, 실제에 있어서는 고전압케이블의 용량 때문에 실용적으로는 1ms 정도의 노출시간이 한계가 된다. 그러나 1차 측에서 제어를 하고 있는 변압기식 X선장치와 비교 한다면 매우 높은 정도로 단시간의 제어가 가능하다.

현재 3극 X선관은 거의 대부분 콘덴서식 X선장치에 사용되고 있으나, X선 영상 촬영용으로서 변압기식 X선장치에도 이용되고 있다. 이에 의해 셔터(shutter)와 동기시켜 펄스(pulse)상의 X선을 발생시킬 수 있고, 불필요한 X선발생을 방지할 수 있게 되었다. 현재 최대 관전류로서는 300mAp, 펄스폭은 1~10ms, 매초 200frame(200fps)의 고속촬영도 가능하게 되었다.

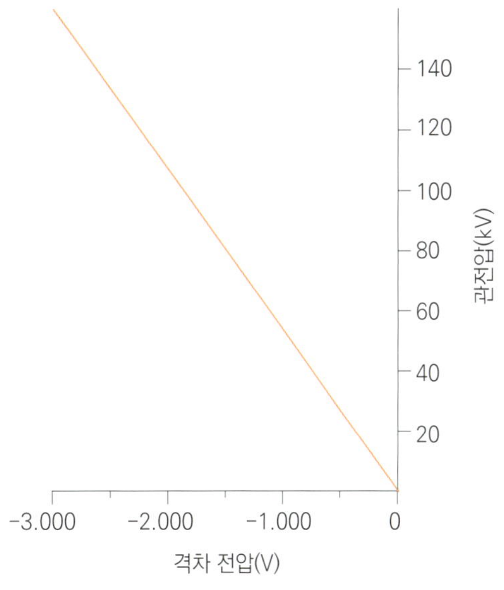

그림 2-23. 3극 X선관의 차단특성

3극 X선관은 그리드에 음(-)전압을 가한 상태에서 고전압을 인가하여 사용하는 경우가 많다. 이때 음극 표면으로부터 전계 방출의 형태로 매우 적은 전자가 양극으로 흘러(암전류) 타깃으로부터 X선이 발생한다. 이것을 암류X선이라고 하며, 3극 X선관을 이용할 때는 이 암류X선을 방지하기 위한 셔터를 부착시킬 필요가 있다.

4) 고전계방출형 X선관

모든 X선관은 전자를 얻기 위하여 음극 필라멘트를 가열하고 이때 방출된 열전자를 이용하여 X선을 발생한다. 그러나 고전계방출형 X선관(field emission tube)은 금속의 가열없이 전자를 얻는 X선관이며, 일명 냉음극 방출형 X선관(cold cathode emission tube)이라고도 한다. 이것은 침(needle)전극의 음극과 양극 사이에 고전계(high electrical field)를 가하여 이 고전계에 의한 전자의 방출(냉전자)로 X선을 발생한다.

일반 X선관은 필라멘트를 가열하지 않고 고전압을 부하할 경우 이때 발생되는 전계로는 필라멘트에서 전자를 끌어낼 수 없으므로 X선을 발생할 수 없다. 그러나 그림 2-24와 같이 침전극에 고전압을 부하할 경우는 뾰족한 부분(첨단 부분)에서 강한 전계가 형성되어 전자를 방출시켜 X선을 발생할 수 있다. 이렇게 침전극에 의해 강한 전계로 전자를 방출시키는 현상을 고전계 방출(field emission)이라 하며 음극을 가열하지 않으므로 냉음극 방출(cold cathode emission)이라고도 한다.

고전계방출형 X선관은 원추형의 양극과 원통형의 음극 안에는 침전극이 들어 있다. 그러므로 핀홀 사진법으로 초점을 검사하면 도너츠형(doughnut shaped)의 초점을 형성하고 강도분포는 중심부에 가까울수록 감소한다.

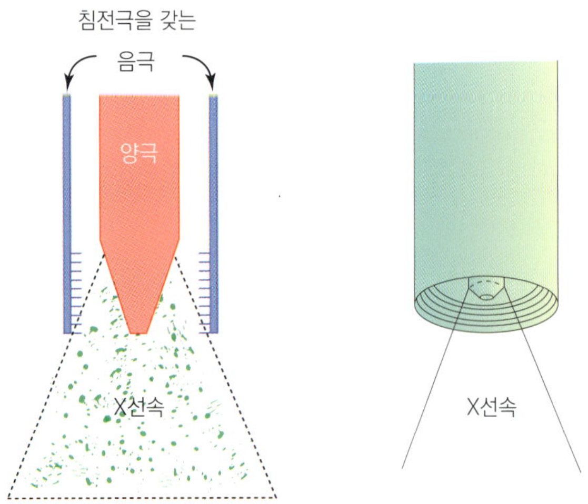

그림 2-24. 고전계방출형 X선관

3. X선관의 특징

1) X선의 초점

(1) 초점의 형성과 측정

음극 필라멘트에서 방출된 열전자는 그림 2-25와 같이 집속전극에 의하여 집속되고 양극 타깃면에서 초점을 형성한다. 이 그림은 전자궤도를 나타낸 것이다. 집속전극 홈의 폭에 상응하는 초점을 초점 폭이라 하며 그 직각방향을 초점 길이라 한다.

필라멘트의 전면에서 발생된 전자가 양극 타깃에 충돌되어 형성되는 초점을 정(주)초점이라 하며, 필라멘트 측면에서 발생된 전자에 의해서 형성되는 초점을 부초점이라 한다.

필라멘트의 중심부에서 발생된 전자는 직진하지만, 중심에서 벗어날수록 전계에 의해서 굽어지며 양극에 충돌되기 전에 교차한다. 그러므로 X선관 초점의 전자밀도는 균등하지 않다. 정초점은 집속작용이 약하며 전자밀도는 낮고, 부초점은 집속작용이 강하며 전자밀도는 높다.

그림 2-26은 초점 사진의 농도를 micro densitometer로 측정한 결과로서 초점의 X선강도분포를 나타낸 것이다. 양측에 보이는 2개의 피크(peak)는 부초점에 의한 것으로서 일반적으로 그림 2-26과 같이 정초점과 부초점을 일치시켜 사용한다. 초점의 크기는 집속전극의 단면 모양과 전극간의 거리 및 필라멘트의 크기에 따라서 변한다.

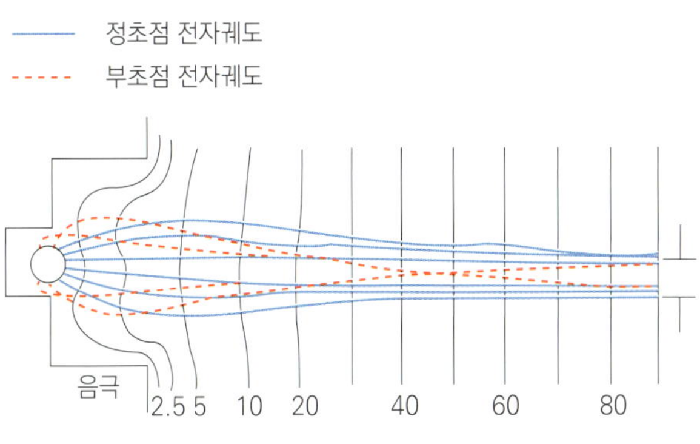

그림 2-25. X선관의 전자궤도

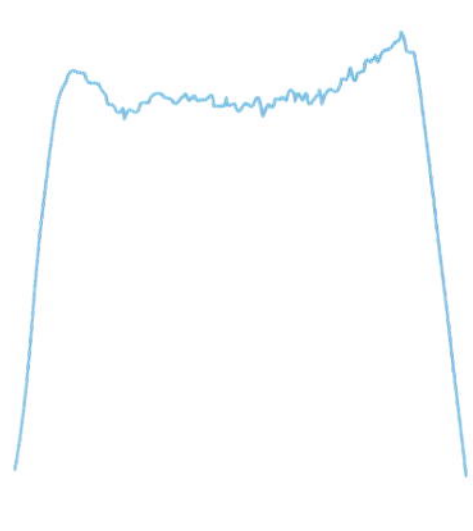

그림 2-26. 초점의 농도분포

그림 2-27은 집속전극의 단면을 나타낸 것이며, 그림 2-28은 초점폭 b와 필라멘트의 깊이 d와의 관계를 나타낸 것이다. 여기서 필라멘트의 위치가 깊을수록 부초점의 집속작용이 강하게 되므로 교차점이 음극측으로 이동하여 부초점폭 b′는 커지지만 정초점폭 b는 작아진다. 일반적으로 정초점과 부초점의 크기를 일치시켜 사용한다.

그림 2-28에서 보면 어느 초점폭에 대하여 정초점과 부초점이 일치되는 필라멘트의 깊이가 있다. 그러나 이 깊이만 가지고는 일치시킬 수 없다. 정초점폭을 부초점폭에 일치시키면서 변화를 얻으려면 집속전극 홈의 크기 A, a도 바꾸어야 한다.

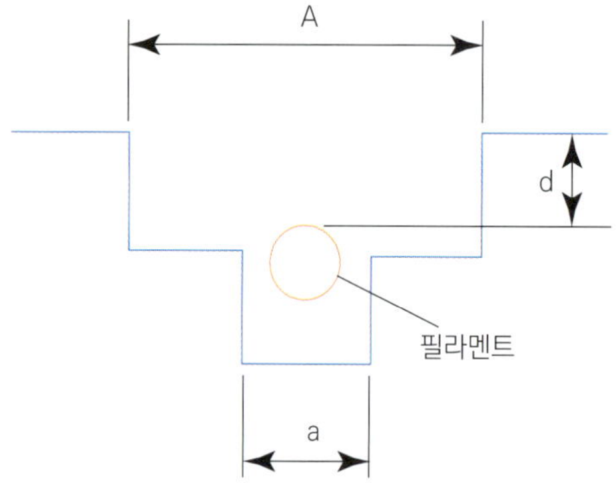

A : 집속전극 폭　d : 필라멘트 깊이　a : 필라멘트 폭

그림 2-27. 집속전극의 단면과 크기

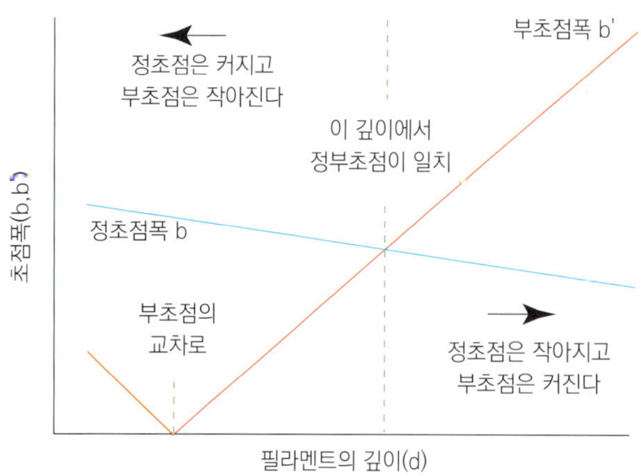

그림 2-28. 필라멘트 깊이와 초점폭의 관계

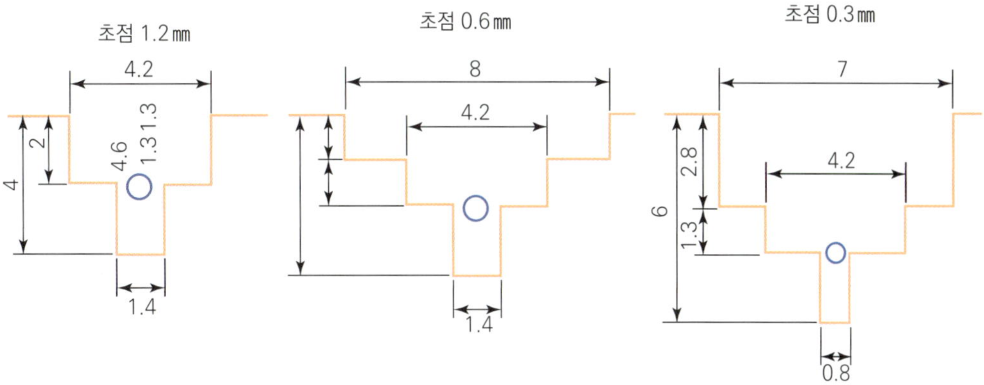

그림 2-29. 초점과 집속전극의 단면

그림 2-29는 초점폭이 다른 집속전극의 단면을 나타낸 것으로서 초점을 작게 하기 위해서는 집속전극의 홈을 2단계로 하고 필라멘트 위치뿐만 아니라 홈의 폭도 작게 해야 된다는 것을 알 수 있다. 초점의 길이는 필라멘트 폭의 길이에 의하여 거의 결정된다.

그림 2-30은 전극간 거리와 초점크기의 관계를 나타낸 것이며 전극간 거리가 멀어짐에 따라 정초점의 폭(b)은 차츰 작아지나, 부초점의 폭(b′)은 반대로 커진다. 또한 초점의 길이(ℓ)는 작아진다. 초점의 크기는 비교적 소전류인 경우에는 관전압을 변화시켜도 초점의 크기는 거의 변화가 일어나지 않는다. 그러나 가속전압이 낮고(저전압) 전자밀도가 커지면(대전류) 전자들 간의 쿨롱 척력(Coulomb repulsive force)이 작용하여 서로 반발을 일으키기 때문에 초점은 크게 된다. 반면에 관전류를 일정하게 하고 관전압을 증가시키면 전자 흡인력이 커져 열전자는 집속되어 초점은 작아진다.

그림 2-31은 부하조건과 초점크기 변화를 나타낸 것이다. 저전압, 대전류, 소초점일수록 변화는 크다. 초점은 X선관에서 가장 중요한 부분이며 특히 진단용 X선관에서는 초점의 크기와 그 질은 영상의 선예도를 좌우하므로 X선관의 제품에는 반드시 초점의 형태나 크기를 명시하고 있다.

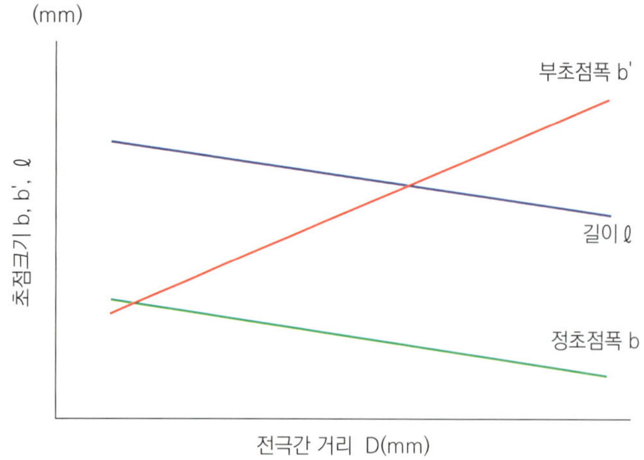

그림 2-30. 전극간 거리와 초점크기의 관계

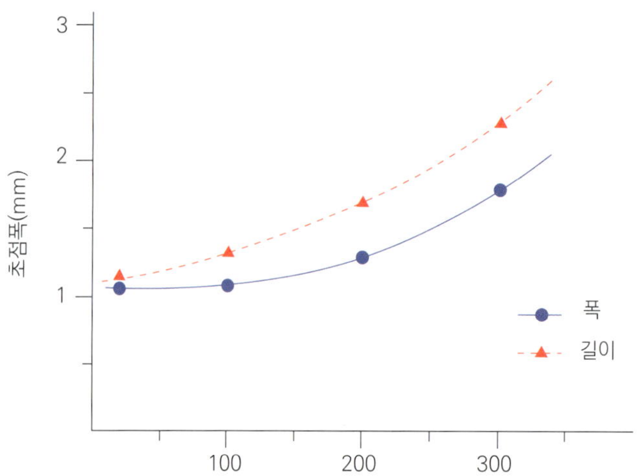

그림 2-31. 관전류와 초점크기(60kV, 1mm)

X선관에서 초점외 X선의 유무나 초점의 파괴상태 등을 알기 위해서도 초점을 주기적으로 검사하여야 한다. 일반적으로 초점 크기(실효초점)의 측정방법은 KS에 규정되어 있다. 표 2-1은 초점의 측정방법을 나타낸 것이며 주로 핀홀사진(pinhole camera)법을 이용하지만 초점의 크기가 0.3mm 이하인 경우는 해상력법을 이용해서 측정한다. 이 외에도 슬릿 사진(slit camera)법이 있다. 핀홀사진은 초점의 모양,

전자분포 등을 용이하게 표시하는 특징은 지니고 있으나 사진의 농도에 따라 초점의 크기가 다르게 측정된다든가 핀홀의 크기에 대한 정확한 보정이 어려운 점 등의 결점이 있다.

그림 2-32는 핀홀사진법의 초점상의 측정 배치도이며, 그림 2-33은 핀홀 및 기판의 모양과 치수를 나타내었다, 그리고 표 2-2는 초점크기에 따른 핀홀의 직경이며, 표 2-3은 초점 크기에 따른 확대율을 규정하고 있다.

표 2-1. 초점 크기의 측정방법

방 법		적용범위
pinhole camera법		초점크기의 측정
slit camera법		초점크기의 측정
		MIT의 측정
해상력법	focal spot test법	초점크기의 측정
	star test pattern법	초점크기의 측정
		blooming 값

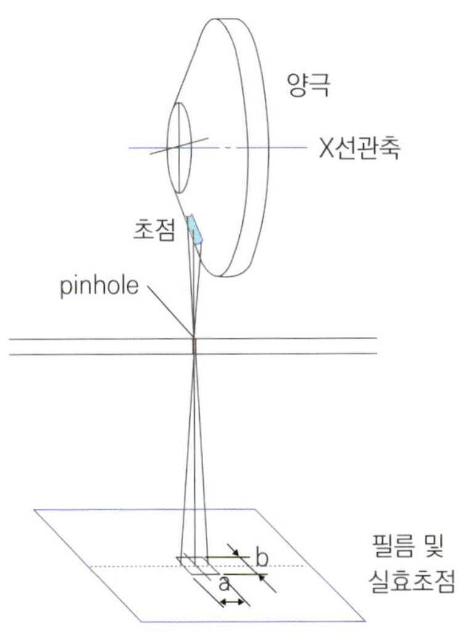

그림 2-32. 초점의 측정 배치도

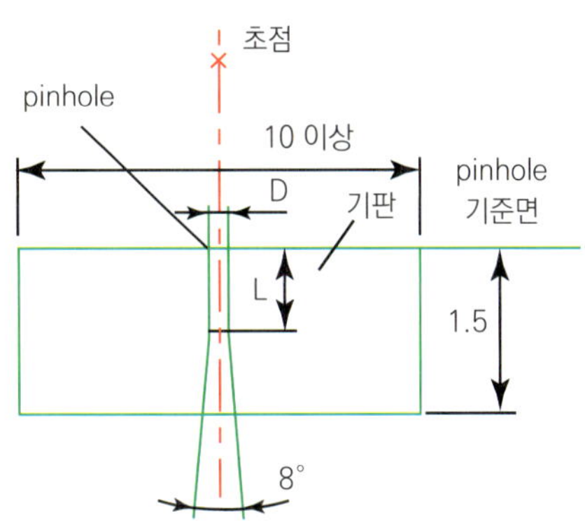

그림 2-33. 핀홀 및 기판의 모양·치수

표 2-2. 초점 크기에 따른 핀홀의 직경

초점크기(f)	직 경(D)	깊 이(L)
0.3≤f≤1.2	0.030±0.005	0.075±0.010
1.2〈f≤2.5	0.075±0.005	0.350±0.010
2.5〈f	0.100±0.005	0.500±0.010

표 2-3. 초점 크기에 따른 확대율

초점크기(f)	확대율
0.3≤f≤1.2	3
1.2〈f≤2.5	2
2.5〈f	1

(2) 실초점과 실효초점

X선관 양극은 경사되어 있으므로 초점은 두 가지 형태(실초점, 실효초점)로 볼 수 있다. 열전자가 양극의 타깃 면에 집중적으로 충돌하는 면적은 실초점(actual focal spot; AF)이고 X선관의 허용부하를 좌우한다. 그리고 X선의 중심축 방향에서 보이는 면적, 즉 이것은 영상의 형성에 기여하는 실효적인 크기이므로 이를 실효초점(effective focal spot; EF)이라 한다. 실효초점의 호칭 치수는 mm로 표시하며, 그 크기는 X선관축의 평행 방향을 길이, 관축과 수직 방향을 폭으로 나타낸다.

그림 2-34는 실초점과 실효초점과의 관계를 나타낸 것이다.

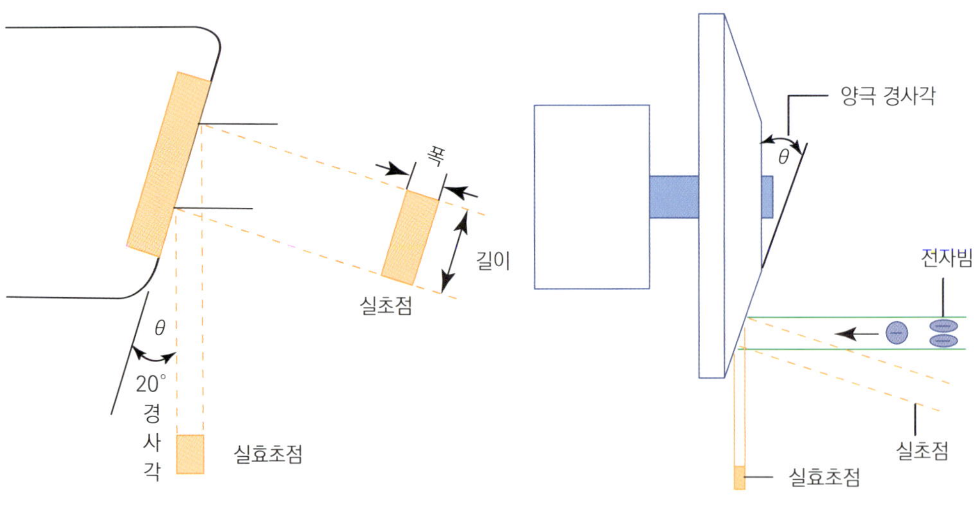

그림 2-34. 실초점과 실효초점

실초점은 필라멘트의 크기나 형태, 집속통의 크기와 필라멘트 위치, 음극과 양극간의 거리 및 양극 경사각도에 따라 크기가 좌우된다. 실효초점은 아래 식에서 보듯이 실초점이 일정할 때는 양극 경사각도에 따라서 크기가 결정된다. 실초점과 실효초점의 관계는 다음 식과 같다.

$$\text{실효초점(EF)} = \text{실초점(AF)} \times \text{Sin}\theta \qquad (2\text{-}3)$$

여기서 θ는 양극 경사각이다. 예를 들면 X선관의 양극 경사각도가 15°일 때 실효초점의 크기는 실초점 크기의 약 1/4배가 된다(단, sin 15° = 0.258). 반면에 양극 경사각이 20°일 때 실초점의 크기는 실효초점 크기의 약 3배가 된다(단, sin 20° = 0.342).

X선관 양극의 타깃에서는 X선이 발생하여 고열이 되므로 열적 부하량이 가능한 커서 허용부하를 증가시키기 위해 실초점은 크게 하고, 영상의 화질을 선명하게 하기위해 실효초점은 작게 한다. 그러나 실효초점을 작게 하기 위하여 양극 경사각도를 줄이면 따라서 유효선속이 좁아지기 때문에 FFD(focus film distance)에 의한 조사야(field size)의 제한을 받게 된다. 그러므로 근거리 촬영은 불가능하다.

그림 2-35는 양극 경사각도와 실효초점의 크기, 유효선속과의 관계를 나타내었다.

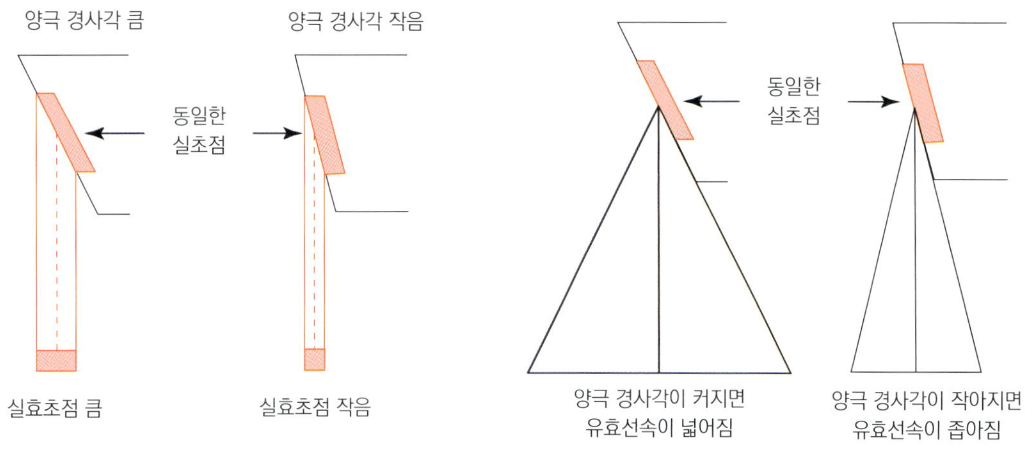

그림 2-35. 양극 경사각도와 실효초점, 유효선속

2) X선의 강도분포

타깃에서 발생하는 X선의 강도분포는 거의 모든 방향으로 균등하게 발생한다. 그러나 실제의 X선 강도분포는 관전압, 타깃의 물질 및 두께 등에 따라 변화되기 때문에 X선의 강도분포는 일정하지 않고 매우 복잡하다.

그림 2-36은 타깃의 두께가 매우 얇고 단순할 경우 가속전압에 의한 강도분포의 변화를 나타내었다. 50~150kVp 정도의 가속전압에서 그 강도분포는 3차원의 모든 방향에 대해 거의 균등하게 방사된다. 가속전압이 높을수록 전자의 직선성이 강하고 그 분포는 보다 전방으로 집중하게 된다. 이러한 점에서 진단영역에 반사형 타깃을 사용하고 있는 것은 내열강도의 유지, 열용량 및 X선 강도분포의 측면에서 효과적인 방법이다. 그리고 음극선에 대해 거의 직각에 가까운 각도로 방사되는 X선을 이용하는 것도 합리적이다.

진단용 X선관에서 고속전자는 타깃의 표면뿐만 아니라 어느 정도의 깊이까지 돌입한다. 따라서 타깃에서 발생한 X선의 강도분포는 일정하지 않게 된다. 예를 들면 가속전압 120kV에서 텅스텐 타깃의 경우 그 깊이는 약 15μm이다. 이것은 가속된 전자가 타깃의 표면에서만 X선을 발생하는 것이 아니라 많은 전자가 타깃의 심부에서 X선을 발생하고 있다는 것이다.

그림 2-36에 의하면 저에너지에서도 X선의 강도는 전자 진행방향이 가장 크다. 그림 2-37은 이 관계를 나타낸 것이며 따라서 OA방향보다 OC방향의 X선강도가 크게 된다. 그러나 점 O에서 발생한 X선은 OC방향에서는 타깃의 두꺼운 층 OY만큼 타깃 속을 통과하기 때문에 더 많은 흡수가 되며 OA방향으로 갈수록 그 흡수는 적어진다. 이와 같이 이 효과는 서로 상쇄하는 효과가 있다. 즉 OC방향의 강도는 크지만 OA와 OB 보다 두꺼운 타깃물질을 통과하기 때문에 발생된 X선은 타깃면을 빠져나올 때 이미 많은 양이 흡수된다. 그리고 이 관계는 타깃각도 θ에 따라 변하며 각도가 작을수록 이 영향은 커진다. 타깃각도 10°~20°의 X선관에서 그 강도분포는 각도에 따라 크게 변한다.

이러한 현상을 양극경사효과(heel effect)라고 하며 타깃에서 발생된 X선의 강도 분포가 양극측보다 음극측이 강하고 그 분포 형태가 사람의 발뒤꿈치 모양으로 되는 현상을 말한다. 양극경사효과가 커지는 경우는 양극 경사각도가 작을 때, 부가필터를 사용하지 않을 때, FFD가 짧을 때 크게 나타난다. X선관 양극이 경사면으로 되어 있어서 이러한 현상은 발생되며 근거리 촬영에서 현저하므로 가능한 원거리 촬영이 바람직하다. 그리고 촬영을 할 때는 두꺼운 부위는 X선관의 음극측에 얇은 부위는 양극측에 오도록 하여 검사하면 양극경사 효과에 의한 농도차이를 줄일 수 있다.

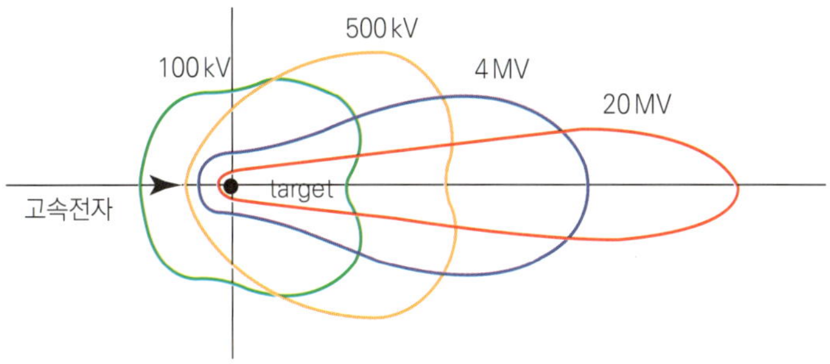

그림 2-36. 얇은 타깃의 X선강도분포

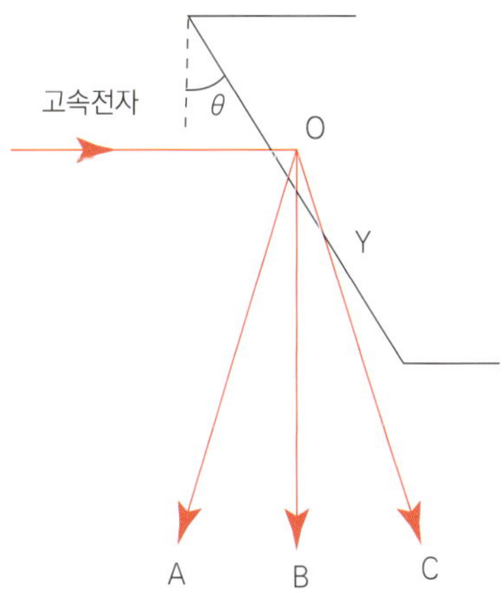

그림 2-37. 두꺼운 타깃에서 발생하는 X선

그림 2-38은 타깃각도 18° X선관의 관축방향의 강도분포이며 종축은 최대강도를 100%로 한 상대강도, 횡축은 중심축 O을 기준으로 음극측과 양극측의 각도로 나타내었다. 부가 여과판(filter)이 없는 경우 중심축 최대강도는 95%, 양극방향 7°에서 80%, 13°에서 약 50%로 강도분포의 변화가 크다. 반대로 음극방향은 변화가 적어서 20°에서 90% 정도이다. 이것은 관전압에 따른 변화는 적어 50~140kV 범위에서는 거의 같다.

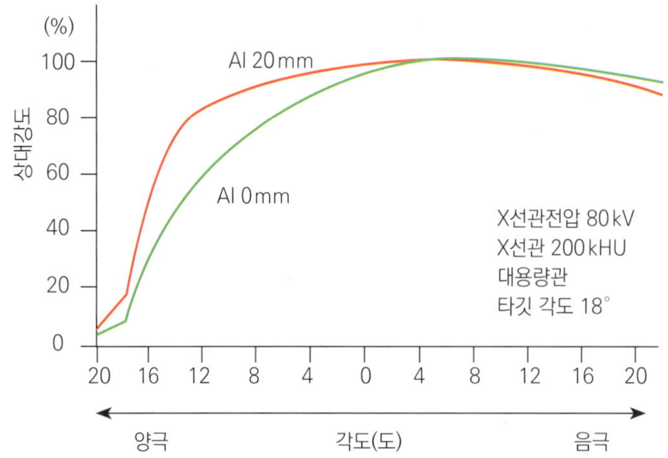

그림 2-38. 타깃 각도 18°, 관축방향의 강도분포

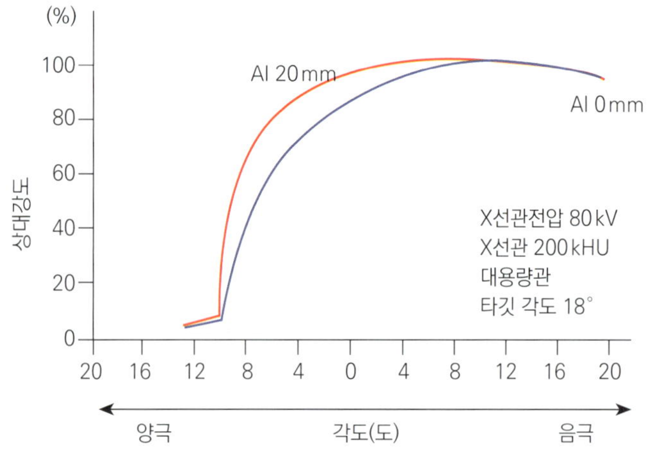

그림 2-39. 타깃 각도 10°, 관축방향의 강도분포

부가 여과판이 부착되어 있으면 균등성은 향상되어 Al 20mm일때 중심축 최대강도는 97%, 양극방향 13°에서 80%로 개선되고 있다. 이와 같이 어느 정도의 흡수가 있으면 양극방향의 균등성은 크게 향상되지만 음극방향은 흡수가 크므로 다소 저하된다.

그림 2-39는 타깃각도 10°의 X선관 강도분포로서 부가 여과판이 없는 경우 중심축 최대강도는 80%, 부가 여과판 Al 20mm가 부착되어 있으면 96%가 되어 균등성은 크게 향상된다. 그리고 양극방향 6°에서는 80%로 감소되고 그 이상은 급격히 저하된다.

3) X선관의 관전류 특성

열전자 X선관(Coolideg관)의 특징은 "포화전류가 작동하여 관전압을 변화시켜도 관전류는 거의 변하지 않는다"라고 알려져 왔다. 그러나 X선관이 이와 같은 특성을 지니고 있었던 것은 최대 허용전류가 작고 초점이 컸던 고정양극 X선관이다. 현재의 회전양극 X선관과 같이 최대 허용전류가 크고 초점이 작은 X선관에서는 그 특성은 많이 달라졌다. 이것은 X선관이 공간전하영역에서도 동작되기 때문이다.

그림 2-40은 실효초점 1mm인 회전양극X선관의 필라멘트 가열전류(I_f)와 관전류(I_P)의 관계를 관전압을 변수(parameter)로 하여 나타낸 것이다. 가열전류 4.25A에서는 관전압을 변화시켜도 관전류는 거의 변하지 않지만 가열전류를 5A로 올리면 관전압 50kV에서는 관전류는 350mA, 동일 가열에서 100kV가 되면 관전류는 480mA로 되어 관전류는 1.37배로 증가한다. 이것은 X선관이 많은 공간전하효과가 작용하며 관전류 파형은 방형파라기 보다는 정현파에 가깝다는 것이다. 이와 같이 회전양극X선관의 관전류 특성은 부하조건에 따라 포화전류에서 공간전하 전류까지 변화하는 것을 알 수 있다. 또한 그림 2-40에서 관전압 150kV의 곡선이 도중에 끊어지는 것은 양극측이 허용부하에 도달하여 그 이상 관전류를 흘리면 양극에 위험을 초래할 수 있기 때문이다.

2극관의 특성은 이미 서술한 바와 같이 포화전류와 공간전하전류로 표시된다. 그림 2-41은 정현파 전압을 가했을 때 2극관에 흐르는 전류와의 관계를 나타낸 것이다.

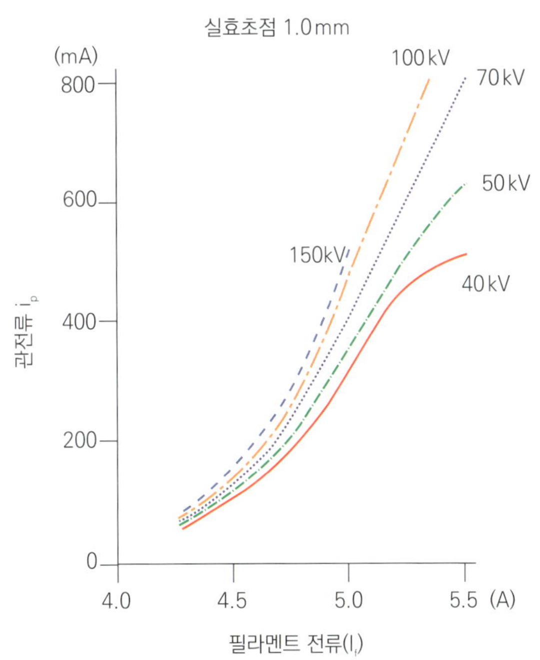

그림 2-40. 필라멘트 가열전류 관전류 관계

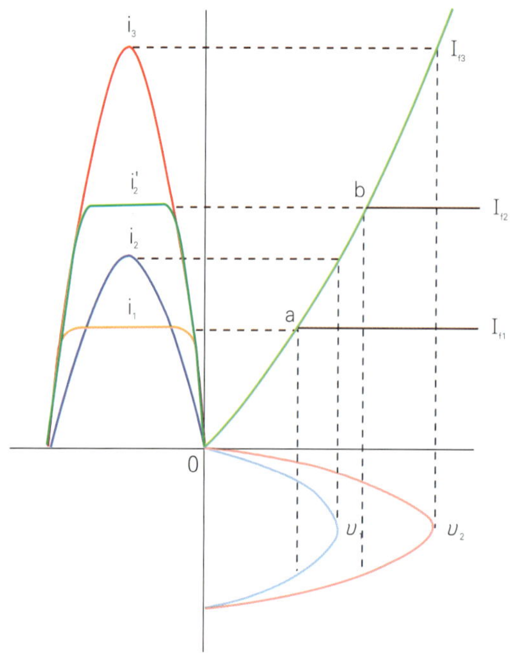

그림 2-41. X선관 v - i 특성과 관전류 파형

(1) X선관 v-i 특성

관전압이 v_1일 경우의 관전류 파형은 필라멘트 가열전류가 I_{f1}이면 a점까지는 관전압의 3/2 승에 비례해서 관전류가 흐르지만 a점 이상은 관전압이 상승해도 관전류는 포화되어 변화하지 않는다. 그 결과 관전류 파형은 i_1과 같이 방형파로 된다. 그러나 가열전류를 I_{f2}까지 올리면 관전압은 최대치까지 공간전하로 작용하게 되는데, 관전류 파형은 i_2와 같이 전압의 3/2승에 비례한 정현파가 된다.

관전압이 v_2일 경우의 관전류 파형은 가열전류가 I_{f1}이면 전류흐름이 좀 빠르기는 하나 v_1의 경우와 거의 같다. 그리고 가열전류를 I_{f3}로 한다면 v_2에서도 완전히 공간전하 효과로 작용하며 3/2승의 파형(정현파)이 된다. 이와 같이 관전류 파형은 저전압 대전류일수록 3/2승 파형에 가깝고 고전압, 소전류일수록 방형파에 가깝다는 것을 알 수 있다. 그러나 이것은 평행 평면 음극의 포화특성에서 구한 예일 뿐 실제의 X선관은 집속전극에 의한 조리개 작용이 가해지기 때문에 이와 같이 극단으로 변하지는 않는다.

(2) 초점의 크기와 v-i 특성

필라멘트 전면에서 발생한 전자는 타깃을 향하여 직진하고, 필라멘트 측면에서 발생한 전자는 집속전극에 의하여 크게 편향되어 타깃으로 향하여 초점의 모양이나 크기가 결정된다. 소초점일수록 집속전극의 폭은 좁고, 조리개 효과는 크게 하고 있다. 이 때문에 전자의 흐름이 어려워져 동일 관전류를 흐르게 하기 위해서는 열전자 방출을 증가시켜야 한다. 그로 인해 공간전하는 많아진다. 또한 필라멘트 후면에서 발생한 전자는 거의가 공간전하로 남아있게 되는데 관전압이 높아짐에 따라 차츰 양극에 끌리게 된다. 이 전자도 소초점일수록 많이 존재한다고 볼 수 있다. 이러한 현상에서 실제 X선관의 공간전하전류와 포화전류의 흐름점은 그림 2-41과 같이 뚜렷한 것은 아니고 이러한 것들이 혼합된 것이다.

(3) 전극간 거리와 관전류 특성

관전류는 전극간 거리 d의 제곱에 반비례하므로 이 거리에 따라서도 변화한다. 현재 X선관의 전극간 거리는 15~18mm의 것이 많으나 화질을 향상시키기 위해 X선관은 소초점, 대전류의 사용이 많다. 이를 위하여 전극간 거리를 10~12mm에 가깝게 한 X선관도 제작되고 있다. 전극간 거리를 가깝게 하려면 타깃각도의 기울기로 인해 내주측과 외주측의 전극간 거리의 차에 따른 영향이 크게 되므로 필라멘트의 전자발생면을 그림 2-42와 같이 타깃과 같은 각도로 경사지게 한 것이 많다.

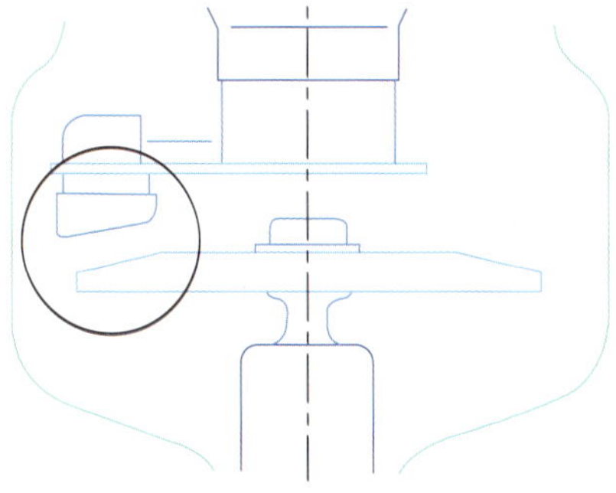

그림 2-42. 소초점 대전류 X선관의 전극구조

4) 초점외 X선

(1) 초점외 X선과 발생

X선관에서 방출되는 X선은 초점 이외의 타깃 표면에서 방출되는 것도 있다. 이 X선은 초점외 X선(off focus X-ray)이라고 하고, 초점에서 방출되는 X선을 초점 X선(focus X-ray)이라고 한다. 전자가 타깃에 충돌하면 일부의 전자는 반사되고 또는 여기되어서 금속에서 튀어나온 전자도 있으며 이것을 2차전자라고 한다.

X선관 음극과 양극 사이에 관전압이 부하되면 그림 2-43과 같은 전계가 형성된다. 이때 음극으로부터 방출된 1차 전자선 CF에 의해서 초점 F로부터 방출된 2차전자는 F에서 전계의 반대방향으로 나가면서 감속되고, 점 A에서 전계의 수직인 속도 성분이 제로(zero)로 되어서 반전됨에 따라 전계에 의해 가속되며, AP의 궤적을 그리면서 타깃에 충돌한다. 점 F에서 점 A까지 잃어버린 에너지와 점 A에서 점 P까지 얻어진 에너지는 같게 되고 2차전자가 타깃에 충돌하는 에너지는 점 F에서 방출될 때의 에너지와 같다. 2차전자의 에너지 범위는 넓고 또한 점 F에서 방출되는 각도도 일정하지 않기 때문에 2차전자는 초점 F 근방으로부터 더욱 멀어지는 곳까지 분포한다.

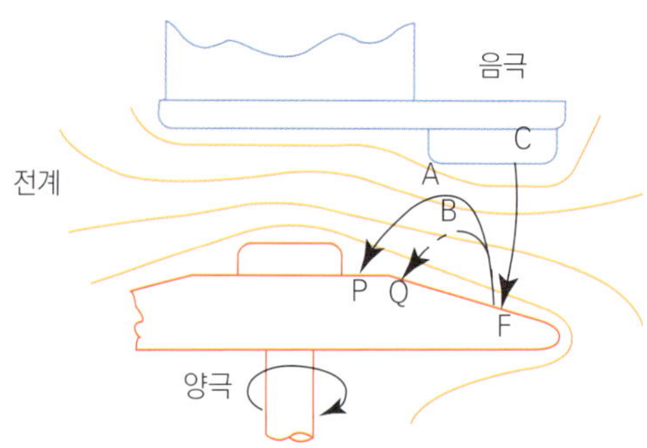

그림 2-43. 2차전자의 이동

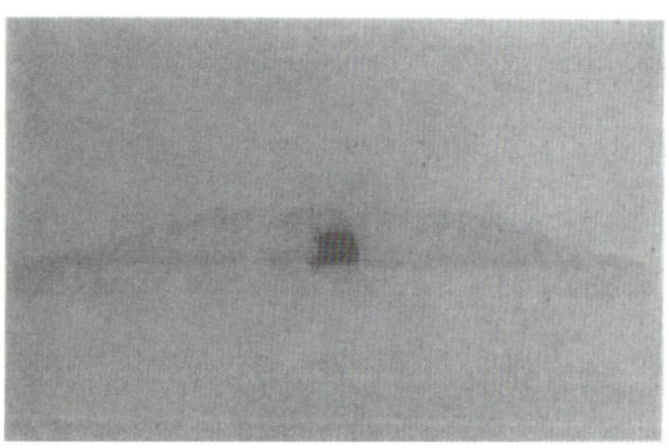

[A] 정 면

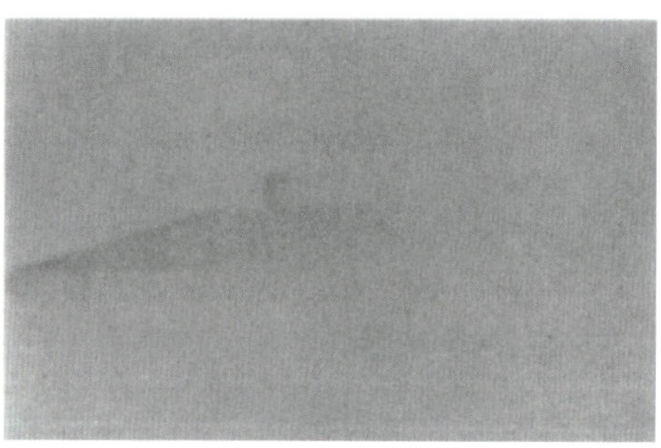

[B] 측 면

그림 2-44. 회전양극 X선관의 초점외 X선

고 에너지의 2차전자는 위에서 말한 바와 같이 FAP라고 하는 궤적, 저 에너지의 2차전자는 B에서 반전해서 FBQ라고 하는 궤적을 그리며 고 에너지의 2차전자는 초점에서 떨어진 곳으로 저 에너지의 2차전자는 초점 가까이 돌입하며 이때 2차전자도 X선을 발생한다.

X선관 초점의 핀홀(pinhole) 사진을 촬영할 때 노출량을 많이 하면 양극 전체의 상도 나타난다(그림 2-44). 이것은 초점 이외의 양극표면에서 2차전자에 의해 X선이 방사되고 있음을 알 수 있으며 이 X선을 초점외 X선이라고 한다.

고정양극 X선관에서는 텅스텐판 및 구리 양극으로부터 발생하나, 초점 X선에 대한 초점외 X선의 비율은 비교적 작아서 X선사진의 화질에 미치는 영향은 거의 문제가 되지 않는다. 그러나 회전양극 X선관의 경우는 텅스텐 타깃이 크기 때문에 여기서 방출되는 초점외 X선은 고정양극 X선관에 비하여 상당히 많고 필름 전체에 영향을 주어 X선 사진의 대조도(contrast)를 저하시킨다.

그림 2-45는 타깃각도 18° 회전양극 X선관의 초점 정면방향으로 방사하는 초점외 X선과 초점 X선의 강도를 측정하여 비교한 것으로서 60kV에서 초점 X선의 약 20%, 100kV에서 약 30%의 초점외 X선이 발생된다. 이와 같이 초점 X선의 20~30%의 양이 초점외 X선으로 발생하고 있는데 이것은 넓은 면적에서 발생하기 때문에 많은 양이 되는 것뿐이고 실질적으로는 거의 상을 만들지는 못하지만 포그(fog) 현상을 초래하므로 영상의 대조도는 저하된다. 방사밀도는 초점 X선과 비교하면 약 1/300 정도로 매우 낮다.

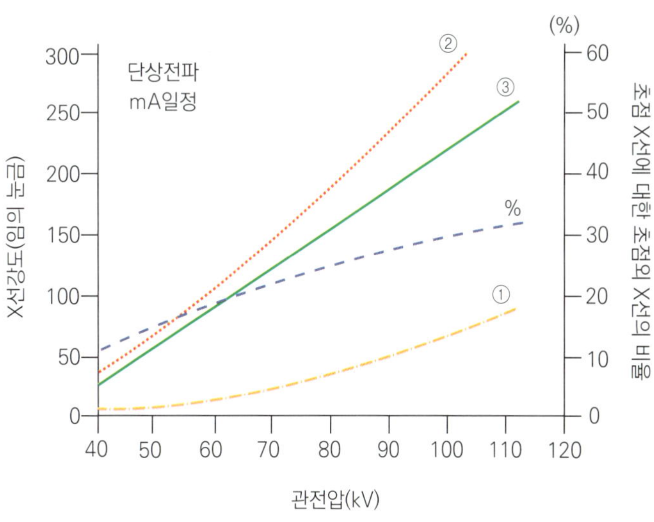

그림 2-45. 초점 X선과 초점외 X선의 비율

① 초점외 X선 ② 전체방사 X선, % = ①/③×100 ③ 초점 X선(=②-①)

(2) 초점외 X선의 강도와 선질

그림 2-46은 초점외 X선의 강도분포를 나타낸 것으로서 X선관 축을 중심으로 초점방향에서 30°간격으로 측정한 결과이다. 초점근방에서는 높은 X선 강도를 나타내지만 초점에서 멀어질수록 급격히 감소된다.

그림 2-47은 초점외 X선의 선질을 알루미늄(Al) 반가층으로 측정한 결과이다. 초점근방은 연질이고 초점에서 멀어질수록 경질로 된다.

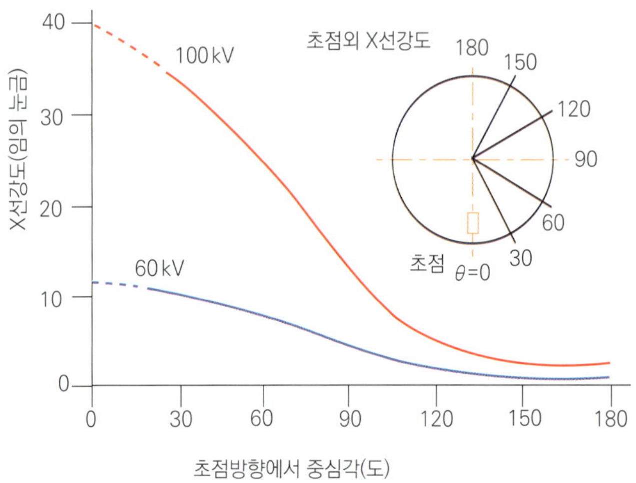

그림 2-46. 초점외 X선의 강도분포

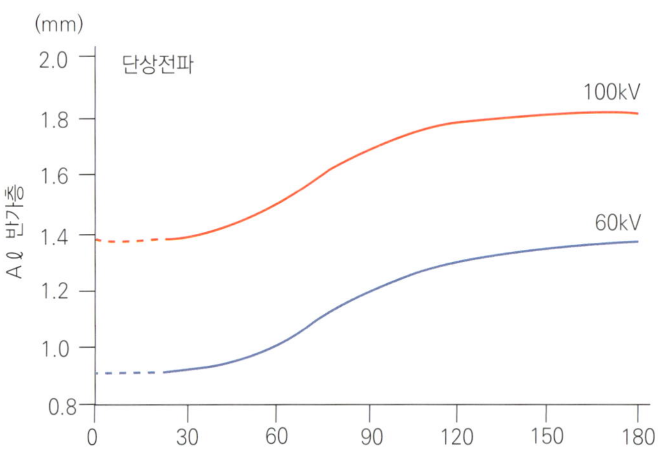

그림 2-47. 초점외 X선의 선질

관전압 100kV일 때 초점근방에서 나오는 초점외 X선의 선질은 60kV의 초점 X선과 거의 같고, 초점에서 가장 멀리 떨어진 위치에서의 초점외 X선의 선질은 92kV 때의 초점 X선과 거의 같다. 이와 같이 초점외 X선은 초점 X선보다 연질이다.

(3) 초점외 X선의 제거

초점외 X선을 제거하려면 X선관내의 타깃 주변에 차폐체를 설치하지만 현재는 X선관의 방사 콘(cone)을 될 수 있는 대로 초점 가까이까지 넣는다. 그리고 방사창도 작게 하기위하여 다중조리개(multiple shutter)를 사용하여 초점외 X선을 억제하고 있다. 그림 2-48[A]의 차폐체는 타깃 전체를 덮을 수 있는 원형 모양이며 전자 입사구(6×12mm 장방형)와 X선 방사구(Ø8mm 원형)가 뚫려있다. 차폐관은 네 개의 금속지주가 양극 바로 밑에 고정되어 있다.

그림 2-48[B]는 양극축을 연장시켜 그 끝에 차폐관을 고정시켰다. 이러한 차폐형 X선관에 의해 초점외 X선은 거의 제거되어 영상의 대조도는 향상되나 제작 기술상의 문제가 있어 오늘날에는 사용하지 않고 있다.

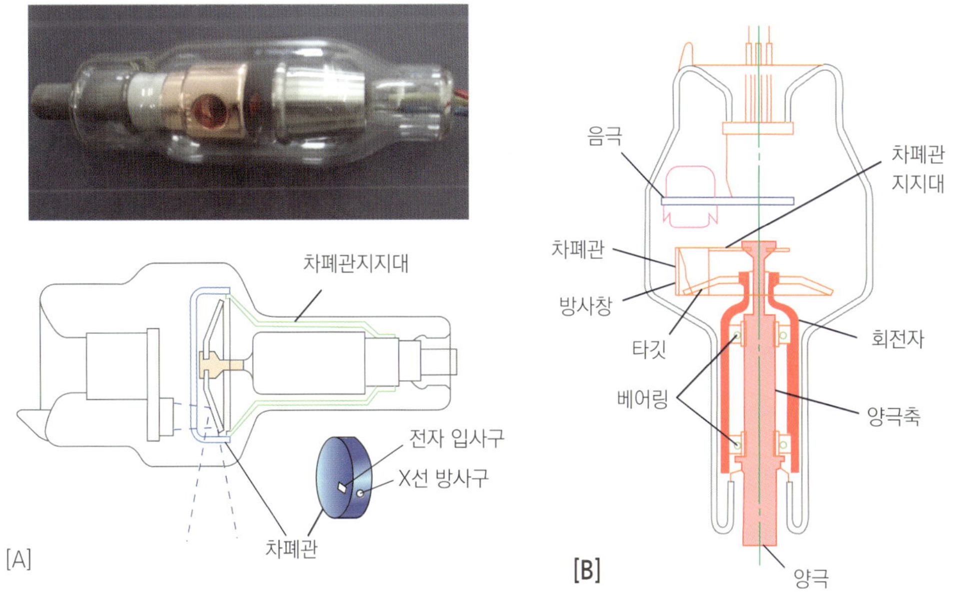

그림 2-48. 초점외 X선의 차폐용 X선관

5) 초점의 파손과 출력

X선관의 타깃은 일반적으로 텅스텐이 사용되며, 그 용융점은 약 3,400℃이다. X선관에 과대부하가 가해지면 전자 충돌에 의하여 초점면의 온도가 상승하고 용융점을 넘으면 초점은 용해된다. 이때 초점이 녹기 전에 증기압이 높아져 초점면에서 증발된 금속은 유리관 내벽에 증착되어 X선관의 내전압을 저하시킨다. 따라서 텅스텐을 사용하는 초점의 안전사용온도는 수명과 신뢰성을 고려해서 2,800℃ 정도로 제한한다.

X선관에 과부하가 주어지면 양극 타깃은 급격한 전자충돌에 의한 열 때문에 초점면이 파손되어 흠집(거칠어짐)이 발생한다. 그림 2-49는 과부하 시험(정격의 140% 이상 부하)후 초점 표면이 파괴된 모양을 정측면에서 확대하여 관찰한 것이다. 초점면이 이와 같이 거칠어지면 그림 2-50과 같이 전자는 흠집에 충돌하여 그곳에서 발생한 X선은 타깃 자체에서 흡수되므로 이용선속 방향의 X선 출력은 점차 감소된다. 초점의 흠집이 심하게 되면 X선 출력은 정상의 50%로 저하된다.

그림 2-51은 초점의 흠집과 그 단면을 나타낸 것이다. 현재 X선관의 타깃은 전자충돌에 의한 초점의 흠집을 방지한 레늄(10%)과 텅스텐(90%) 합금의 타깃 또는 철과 텅스텐 합금의 타깃이 사용되고 있다.

그림 2-52는 레늄과 텅스텐 합금의 타깃과 텅스텐 타깃의 X선 출력을 비교한 것으로서, 텅스텐 타깃은 2만회의 부하에서 55%이며, 레늄과 텅스텐 합금의 타깃은 87%가 된다. 철과 텅스텐 합금의 타깃에서도 거의 같은 결과가 얻어지고 있다.

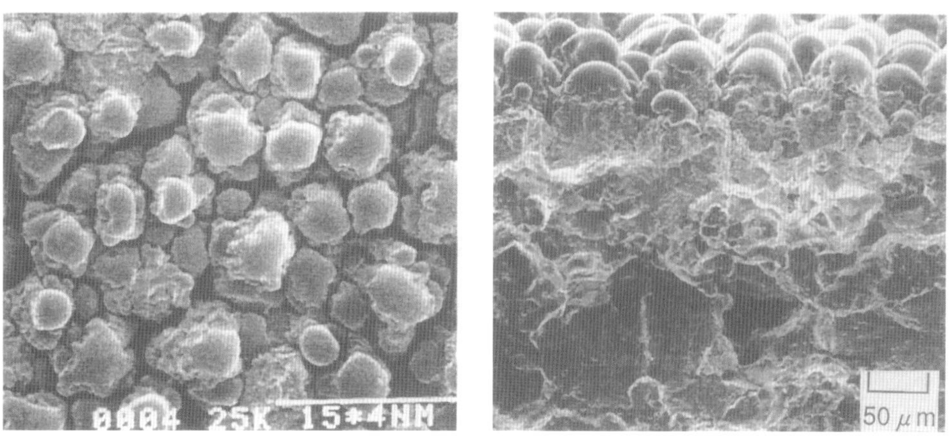

[A] 위에서 본 초점면 [B] 파괴된 면과 옆에서 본 표면

그림 2-49. 과부하 시험 후의 타깃 초점면

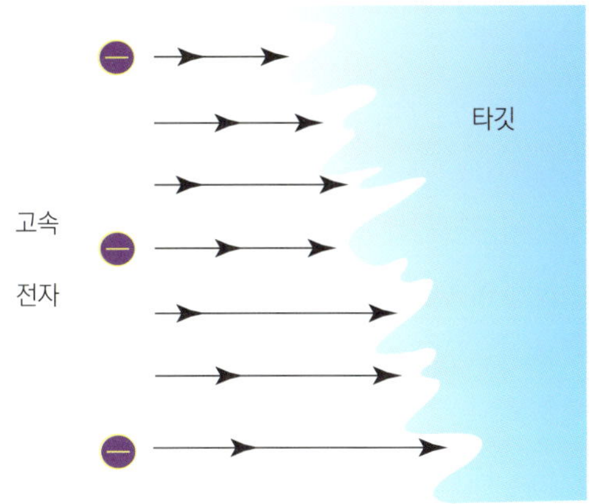

그림 2-50. 균열된 초점면에 전자의 충돌

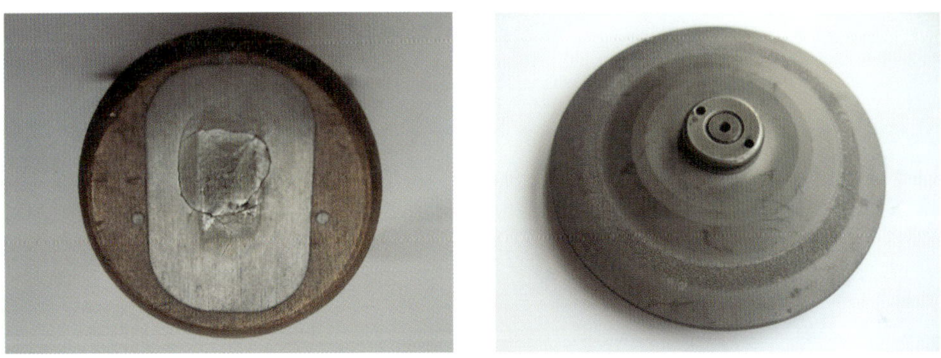

[A] 초점면이 녹음 [B] 전자 충돌부위의 파손

그림 2-51. 타깃 표면의 파손과 단면

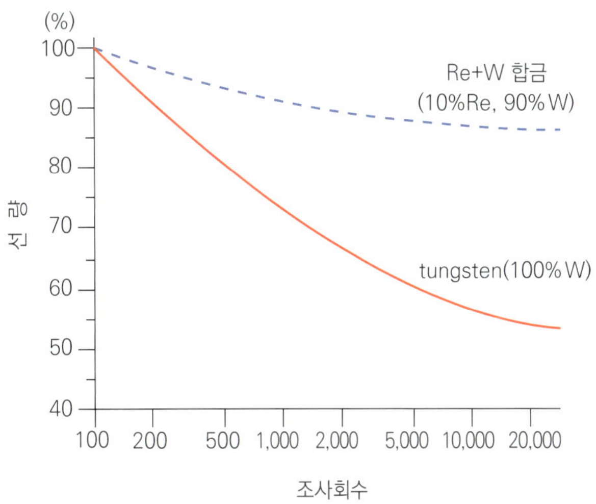

그림 2-52. 텅스텐과 레늄합금 타깃의 선량손실 비교
(1회의 부하는 최대정격의 120%)

4. X선관장치와 부속기구

1) X선관장치

X선관장치는 관용기와 X선관으로 구성되어 있으며 X선관을 동작시키는데 필요한 부속물이 들어있다. 관용기는 X선관을 수용하는 용기이며, 고전압으로부터 보호하는 방전격과 초점외 X선을 포함한 불필요한 X선을 차폐하는 방선 역할을 한다. 진단용 X선관 장치의 누설선량은 그 장치의 연속정격내의 어떠한 조건으로 사용이 되어도 초점에서 1 m의 거리에서는 1시간당 적산선량이 115 mR 이하가 되도록 차폐되고 있다. 그림 2-53은 회전양극 X선관을 넣은 X선관장치의 단면을 나타낸 것이며 각 구성에 대한 설명은 다음과 같다.

① X선을 발생하는 X선관이다.
② 알루미늄(Al) 합금제의 관용기 본체이다. 내면에는 X선의 누설을 방지(차폐)하기 위하여 납판이 붙어져 있다.
③ 관용기 내부의 냉각과 절연을 목적으로 사용하는 절연유이다. 이 절연유는 절연내력, 인화점, 냉각효율이 높아야 한다. 그리고 점성도가 낮으며, 불순물이 없어야하고 화학적으로 안정적인 조건을 갖추어야 한다.
④ 관용기 본체의 중앙부에 X선 투과성이 좋은 에폭시 수지제의 방사창이 있다.
⑤ 양극용 고압케이블 리셉터클(receptacle)이며 이곳을 통해 고전압 전원이 공급된다.
⑥ 음극용 고압케이블 리셉터클이며 이곳을 통해 필라멘트 가열 전력이 공급된다. 양극측은 고압케이블의 심선 1개로 연결되지만 음극측은 대초점용과 소초점용 그리고 공통 단자 등 3개의 심선이 이용된다.
⑦ 관용기 본체의 음극측에는 절연유의 온도상승에 따른 팽창을 흡수하는 팽창조절통(expansion chamber; bellows)이 있다. 이것은 절연유의 부피가 팽창하게 되면 관용기 내부압력이 증가하게 되어 절연유가 외부로 누출되는 것을 방지하기 위한 것이다. 또한 절연유의 온도가 과도하게 상승하면 팽창조절통이 팽창할 수 있는 한계를 넘는다. 이때 80°C 이상으로 절연유 온도가 올라가면 스위치가 작동되어 X선 발생이 중지되도록 하는 안전장치가 있다.
⑧ 양극을 회전시키기 위한 회전자계가 발생하는 고정자 코일이다.
⑨ 양극측 고정자 코일의 절연통이다.
⑩ X선관의 양극측 지지체이다.
⑪ X선관의 음극측 지지체이다. 이 지지체는 절연성이 높은 수지나 고무 등을 사용한다.

⑫ 회전자계에 의해 양극을 회전시키는 회전자이다.
⑬ 열전자를 집속하는 집속전극이다.

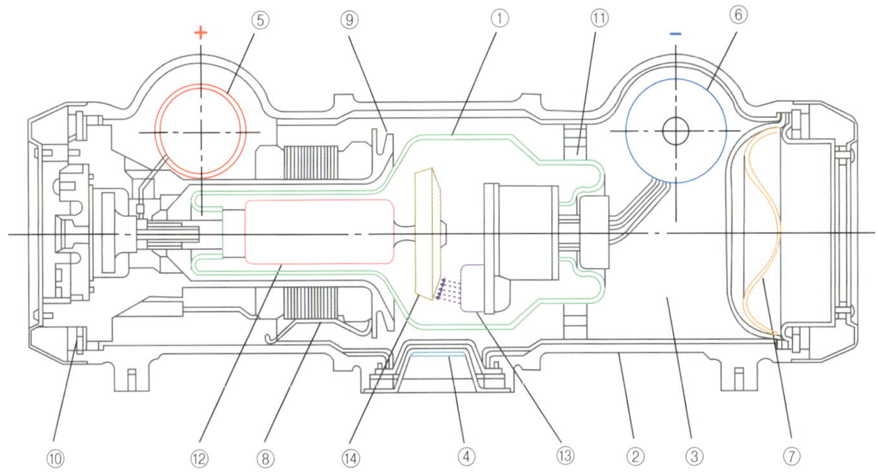

그림 2-53. 회전양극 X선관장치의 구조

① X선관
② 관용기 본체
③ 절연유
④ 방사창
⑤ 케이블 리셉터클(양극)
⑥ 케이블 리셉디클(음극)
⑦ 팽창조절통
⑧ 고정자 코일
⑨ 고정자 절연통
⑩ 양극측 지지체
⑪ 음극측 지지세
⑫ 양극(회전자)
⑬ 집속전극(필라멘트 내장)
⑭ 타깃

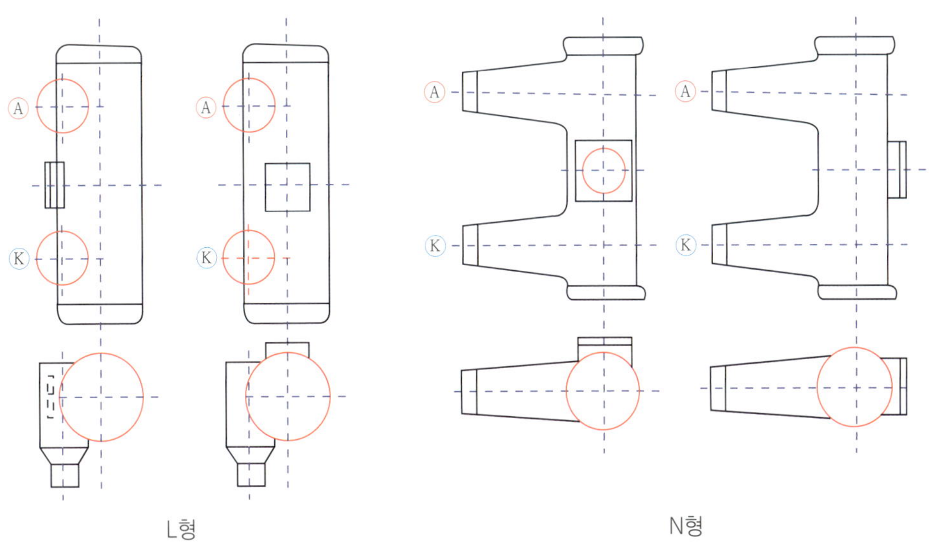

그림 2-54. X선관장치의 외형

X선관장치의 형태는 L형, N형, 기타로 분류하며 L형과 N형 모두 X선 방사구와 고압케이블 리셉터클의 부착 위치에 따라 각각 그 호칭을 달리하고 있다(그림 2-54).

2) 부속기구

(1) 콜리메이터(collimator)

X선관용기의 방사창 앞에 부착되어 있는 콜리메이터(조리개)는 X선속의 조사야를 조정할 수 있도록 되어 있는 선속제한기구(beam limiting device)이다. 이것의 내부는 광학계(램프), 반사경(거울), 투광조준기, 램프 조절용 타이머 및 다중조리개로 구성 되어있다.

콜리메이터는 X선조사야를 조절하는 기구로서 환자의 피폭선량과 산란선량을 감소시켜 영상의 화질을 향상시키는 중요한 기능이 있다. 그리고 X선관내의 누설 X선, 초점외 X선 및 반음영 등을 제거 할 수 있는 X선관장치의 부속기구이다.

초점외 X선을 감소시키기 위해서는 조리개를 X선관 초점 가까이 근접시키고, 조사야 끝의 반음영을 줄이기 위해서는 조리개를 환자에 가까운 것이 좋다. 이 때문에 조

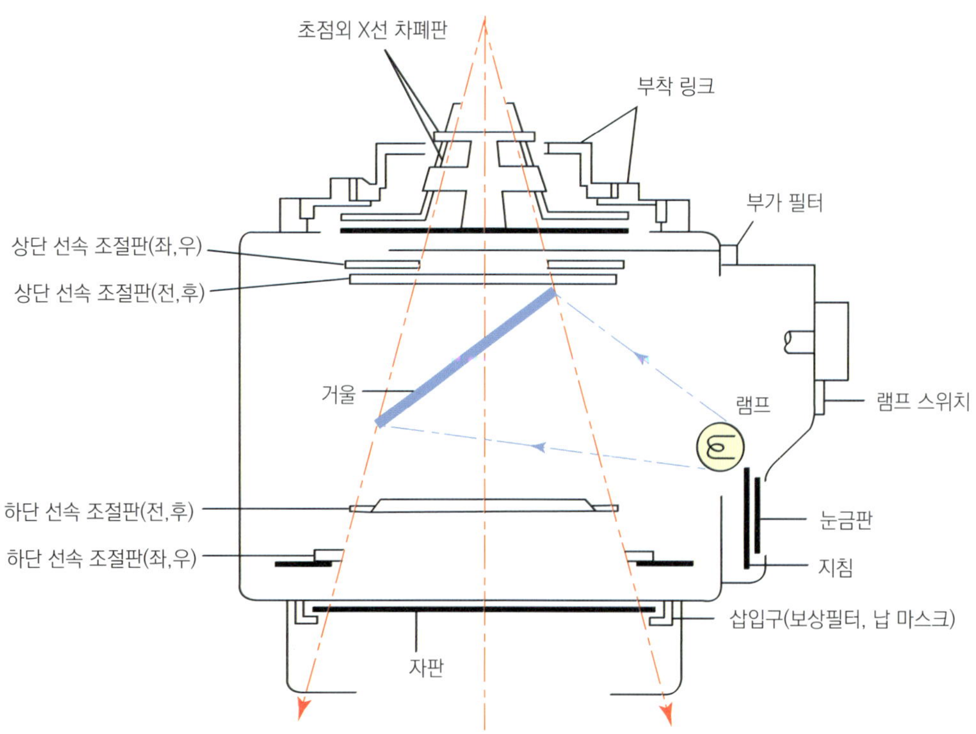

그림 2-55. 콜리메이터의 구조

리개의 조절판을 단층으로 하지 않고 여러 층으로 한 다중조리개를 사용하고 있다. X선관에서 먼 쪽(환자측)의 조리개는 반음영의 제거가 주목적이므로 그 폭이 좁아도 된다. 그러므로 조리개 전체의 크기를 작게 할 수 있다. 그림 2-55는 콜리메이터의 구조를 나타낸 것이다.

(2) 투시 시의 X선조사야

진단시 환자에 조사되는 피폭선량은 촬영 부위에 따라 다르다. 특히 복부 등의 투시가 피폭선량이 많다. 투시 시 환자의 피폭선량을 감소시키기 위해서 휘도가 높은 영상증배관(image intensifier; I.I) 등의 관련기기가 개발되어 사용되고 있다. 최근 투시진단은 후상면이 원형으로 되어 있는 I.I 투시가 일반적이다. 그러므로 가동조리개는 X선조사야를 원형으로 해서 진단상 불필요한 부위에 조사되는 X선을 감소시킬 필요가 있다. 이것은 피사체의 산란선량을 감소하는 효과를 가져오며 투시영상의 화질을 향상시킨다. 그림 2-56은 원형 수상면적에 대한 각종 X선조사야의 형태에 따른 진단상 불필요한 면적의 비율을 나타낸 것이다.

예를 들면 투시는 12인치(약 30cm) I.I로서 시행해서 12인치의 정사각형의 X선조사야를 설정한 경우 불필요한 면적은 27%이고, 이때 환자는 조사면적으로 환산하면 $14 \times 14\,cm^2$의 불필요한 피폭을 받게 된다. 따라서 투시용에는 정팔각형 이상의 X선조사야를 설정할 수 있는 가동조리개가 바람직하다.

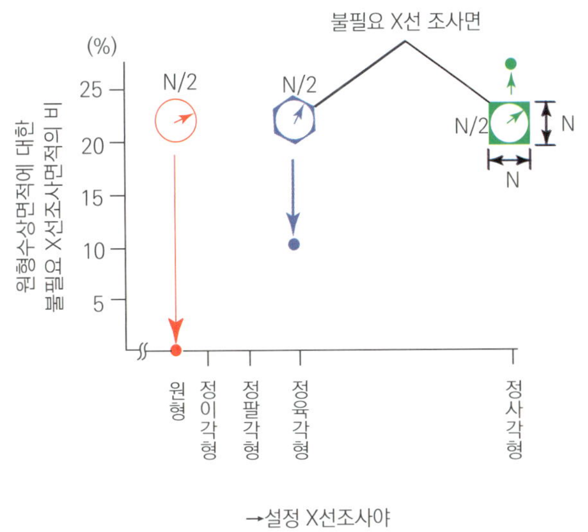

그림 2-56. 불필요한 X선 조사면적

(3) 콜리메이터의 고유여과

콜리메이터 고유여과 값의 대부분은 반사경(mirror)에 의한 여과(filter)효과에 의해 생기며 사용하는 재질 및 두께에 따라서 결정된다. 이것은 1~1.5 mm 두께의 규산유리를 사용하며 여기에 20~50 μm의 알루미늄(Al) 또는 은(Ag)을 증착한 것을 경사각이 30°~45° 정도로 해서 부착되어 있다.

이용선속 중심에서의 고유여과 값은 약 0.8~1.5 mmAl 당량이다. 그림 2-57은 이용선속 중심의 두께를 1로 한 경우의 X, Y, |X-Y|의 계산값이다. 그림 2-58, 59는 X선관장치와 가동조리개 반사경을 조합하였을 때 나타나는 여과효과, 선질변화 등을 표시한 것이다. 이것은 X선관축에 대한 반사경의 부착방향을 변화시켜 이용선속 중심의 반가층을 1로 하였을 때 상대적인 반가층이다.

그림 2-58은 X선관의 선질 변화를 반사경의 여과효과에서 상쇄시켜 어느 정도 선량분포의 불균등을 해소하고 있다. 이 경우가 반사경의 부착방향이 올바른 것이다. 그림 2-59는 선질 변화가 증가한 반대의 효과이다. 따라서 X선관장치와 조합하여 사용할 때 반사경 부착위치에 유의할 필요가 있다.

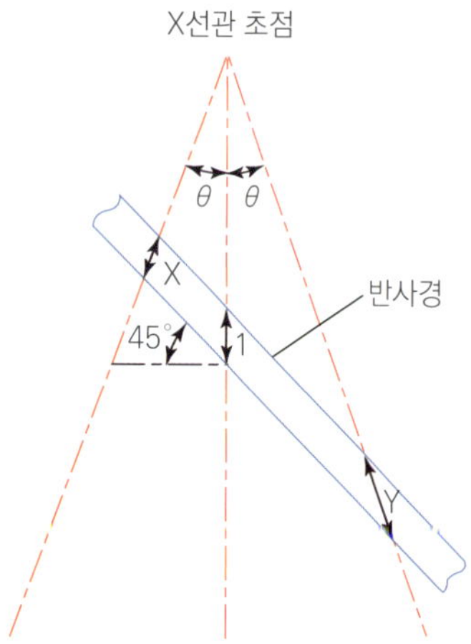

θ	5°	10°	13°
X	0.93	0.87	0.84
Y	1.11	1.23	1.34
|X-Y|	0.18	0.36	0.50

그림 2-57. 가동조리개의 반사경에 의한 여과 효과

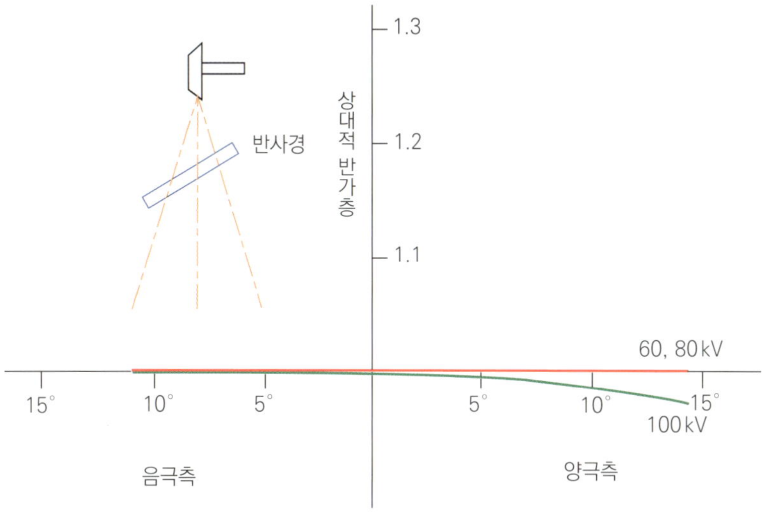

그림 2-58. X선관 선질변화와 가동조리개의 반사경 조합에 의한 선질변화

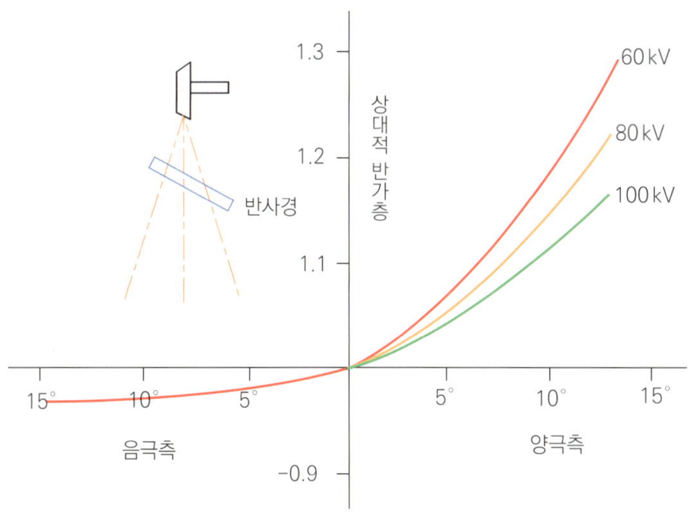

그림 2-59. X선관 선질변화와 가동조리개의 반사경 조합에 의한 선질변화

5. 허용부하

1) X선관의 열 발생

진단용 X선장치에서 X선 발생효율은 매우 나쁘다. X선관 입력에너지의 1% 이하는 X선으로 나머지 99% 이상은 열로 변하기 때문에 X선관의 내열용량에 따라 성능이 좌우된다.

허용부하와 열용량은 X선관장치의 내열성을 나타내는 기준이 된다. 허용부하는 X선관 타깃이 파괴되지 않고 가할 수 있는 부하이며, 타깃 초점에서 열전자 충돌에 의한 온도상승에 좌우되고 열용량은 양극, 즉 타깃 전체의 온도상승에 의해 결정된다.

회전양극 X선관은 발생된 열의 움직임, 구체적으로 타깃에서 발생한 열이 어느 정도 방열되는지 생각해 보아야 한다. 양극의 타깃은 회전하므로 그 면에 형성되는 초점의 궤도는 어떤 폭을 가지고 원형상으로 이어진다(그림 2-60). 여기서 궤도 폭의 중심과 회전축의 거리를 초점직경이라고 한다.

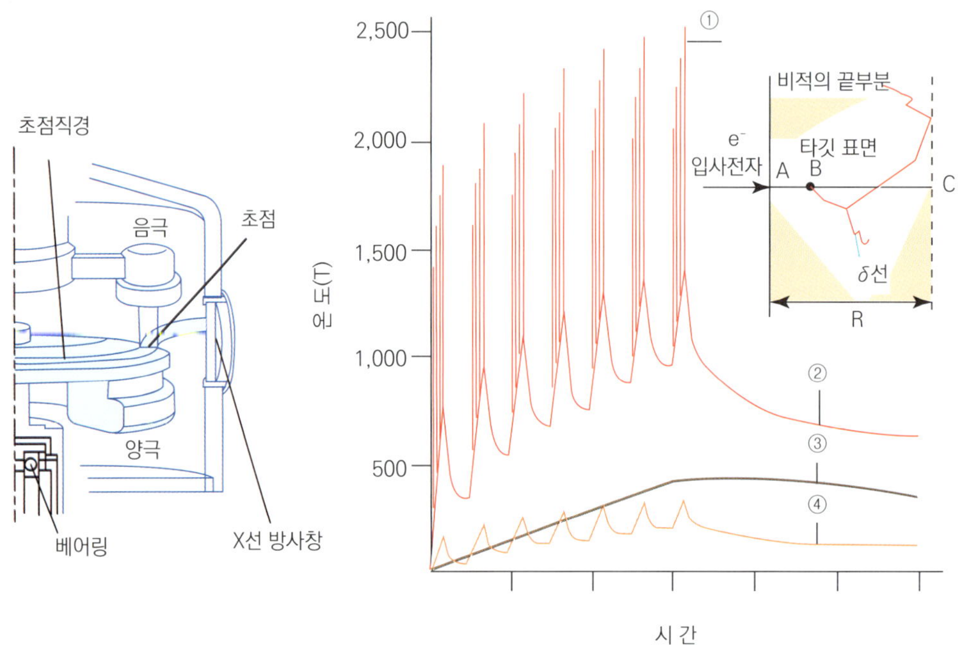

그림 2-60. X선관의 열발생과 이동

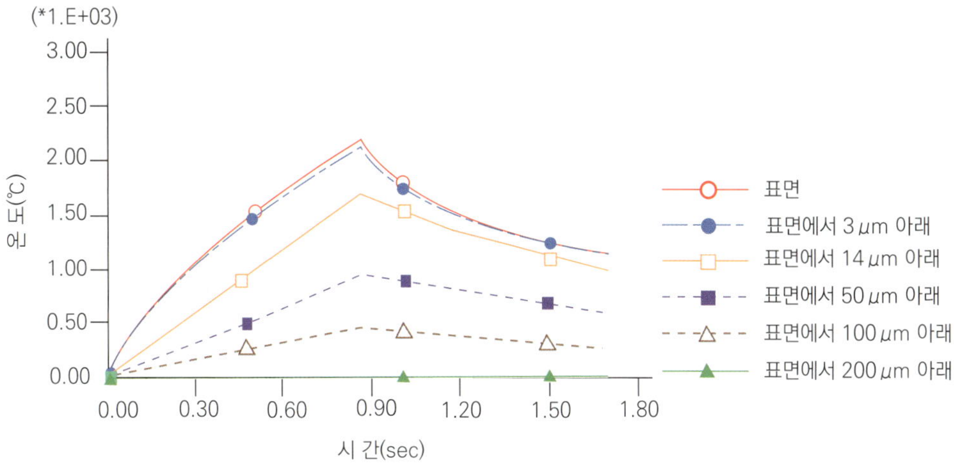

그림 2-61. 초점표면과 표면 아래의 온도변화

양극의 회전자 안에는 2개의 베어링이 있는데 이것은 과도한 온도 상승에 의한 윤활제의 고갈이나 마찰을 방지할 수 있는 온도관리가 절대적으로 필요하다. 그림 2-60의 ③은 베어링의 온도변화를 나타내고 있다. 따라서 유리관체(glass bulb)나 절연유도 온도가 올라가면 절연성이나 기계적 강도가 저하되고 가스를 방출해서 X선관의 방전이나 파괴의 원인이 된다. X선 방사구 부근은 2차전자의 충돌에 의해서도 온도가 상승하게 된다. 그림 2-60의 ④는 그 현상을 나타내고 있다.

초점직경의 어느 한 점 A에서 보면 양극이 회전하므로 A가 음극의 아래로 와서 초점이 형성되며, 열전자가 충돌하는 순간 급속히 온도가 올라간다(그림 2-60의 ①). 그 시간은 짧으며 열전자에 의한 가열이 종료되면 온도는 열전도에 의해 급속히 내려간다(그림 2-61).

그러나 A점은 양극이 1회전 후 다시 음극 아래에 와서 열전자의 충돌을 받는 순간 온도가 급상승하여도 평균적인 온도는 서서히 올라간다.

그 결과 초점직경, 초점이외의 평균적 온도는 그림 2-60의 ②와 같다. 그림 2-61에서 보면 표면 A점의 50 μm 아래의 D점은 A점으로부터 열전도에 따라서 온도가 상승하므로 완만한 변화를 보이며 A점에서 멀어질수록(E, F), 순간적인 온도상승은 적게 된다. 타깃의 초점에서 발생한 열은 열전도에 따라 타깃 전체의 온도를 높이고, 그 열은 타깃을 지지하는 축으로부터 양극 전체로 전도되어 그다음 절연유로 열이 전달된다. 이때 절연유의 온도가 높아지면 관용기에 열이 전달되고 이 열은 관용기의 표면에서 외부로 방열된다.

열용량이 큰 대용량 X선관장치는 관용기의 표면만의 방열로서는 안 되고, 이때는 방열기를 부착하고 기름을 강제로 순환시키는 펌프(pump)가 있는 냉각기를 갖추어야 하며 X선관장치와 냉각기와는 관(tube)으로서 연결된 기름순환식이 많이 이용된다. 타깃 표면온도가 상승하면 텅스텐도 함께 증발량이 증가하므로 이때 내부에 흡수 저장되어 있던 가스가 나오게 되어 방전(arc)을 일으킨다. 따라서 타깃 표면온도가 높아져서 텅스텐 용융점 3,370℃을 넘으면 녹게 되고 표면은 거칠어진다.

2) X선관의 냉각

X선관에서 냉각이 필요한 이유는 X선관 입력 에너지의 거의 다가 양극 타깃에서 열로 변환되기 때문이다. 따라서 초점 금속의 용융을 방지하고 X선관의 성능을 일정하게 유지하기 위하여 냉각을 실시한다.

열의 이동에는 복사 전도, 대류현상이 있으며 X선관 양극에서 발생된 열은 이 3가지 방법 중 하나가 주가 되고 나머지는 보조적인 역할을 한다. 고정양극 X선관은 양극이 대부분 구리로 되어 있어서 열전도 현상을 이용하고, 회전양극 X선관은 양극에서 열을 축적하는 동시에 열전도를 막고 주로 복사에 의한 열을 방산하여 냉각한다.

X선관에 방열기(radiator)를 부착하거나 팬(fan)을 돌려 관용기를 냉각하는 것은 공냉식이며 열의 대류현상을 이용한 것이다. X선관의 냉각법에는 유냉식, 공냉식, 수냉식 등이 있으나 현재는 관용기내에 절연유를 넣어 X선관이 절연유 속에 있도록 하는 유침식이 가장 많이 사용되고 있다. 열용량이 큰 대용량 X선관에서는 절연유를 순환시켜 냉각효율을 높게 하는 유순환식을 사용하고 있다.

3) 허용부하의 종류

X선관에 가해지는 전기적 입력 중에서 99% 이상은 열에너지로 변하여 타깃, 유리관, 양극과 유리의 접합부위 등에 온도를 상승시킨다. X선관 허용부하는 이러한 온도에 따라 제한을 받기 때문에 사용조건에 따라 온도 상승을 고려해야 한다. X선관은 열에 의한 양극의 파손을 방지하기 위하여 부하에 따른 허용범위를 설정하고 있다. 허용부하의 종류는 촬영시간으로 나누어지며 순간부하, 연속부하 및 혼합부하로 구분한다.

(1) 순간(단시간) 부하

수ms~수s의 촬영 시 부하이며 일반촬영이 여기에 해당된다. 이 경우의 허용부하는 전자 충돌면의 온도가 급상승하기 때문에 주로 초점면의 온도에 의해 제한된다.

(2) 연속(장시간) 부하

수십~수백sec의 투시 시 부하이며 이 경우는 비교적 입력이 적기 때문에 초점면의 온도 상승은 열전도 측면에서 큰 문제가 되지 않는다. 그러나 부하시간이 길어서 열에너지는 차츰 양극에 축적되어 온도가 상승한다. 따라서 이때의 허용부하는 양극전체의 온도상승에 의해 제한을 받는다.

(3) 혼합부하

저격(spot)촬영과 같이 투시와 촬영을 중복하거나 집단검진(저속 중복부하)과 순환기계의 조영검사(고속 중복부하)와 같이 촬영을 일정간격으로 반복하는 경우로서 순간부하와 순간부하 또는 순간부하와 연속부하를 혼합한 것이다.

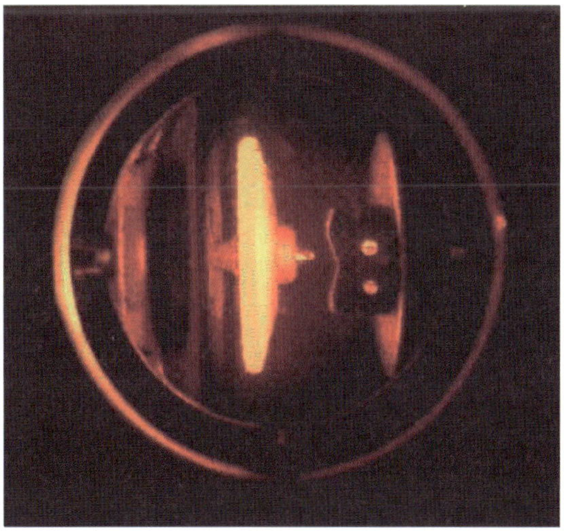

그림 2-62. 일반촬영과 투시촬영이 이루어진 후 양극에 혼합부하가 걸린 모습을 보여주는 회전양극의 고전압 실험

4) 순간부하

X선관의 순간부하를 증가시키는 방법은 다음과 같다.

① 실초점 면적을 크게 한다.
② 실효초점이 동일할 때 타깃각도를 작게 한다.
③ 회전양극 X선관에서는 양극의 회전속도를 증가시킨다.
④ 초점의 크기 및 궤도 직경을 크게 한다.
⑤ 관전압 파형의 맥동률을 작게 한다.
⑥ 동일한 mAs일 경우 mA는 작게 하고 조사시간은 길게 한다.

(1) 초점면적

X선관의 초점은 작을수록 선명한 사진을 얻을 수 있으며, 관전류가 동일할 때 초점이 작을수록 전자밀도는 높아진다. 이때 초점면을 국부적으로 전자가 집중 충돌하기 때문에 양극 타깃의 온도는 상승한다. 따라서 X선관 입력은 제한을 받게 되며 초점 단위 면적당의 최대허용입력이 정해진다. 즉 최대허용입력은 실초점 면적에 비례하며, 이 실초점의 단위 면적당의 허용입력을 비부하(w/mm^2)라고 한다. 고정양극 X선관의 비부하는 1초(sec) 부하에서 약 200 W/mm^2이다. 그림 2-63은 회전양극 X선관(타깃각도 18°)의 초점면적에 따른 허용부하를 비교한 것이다.

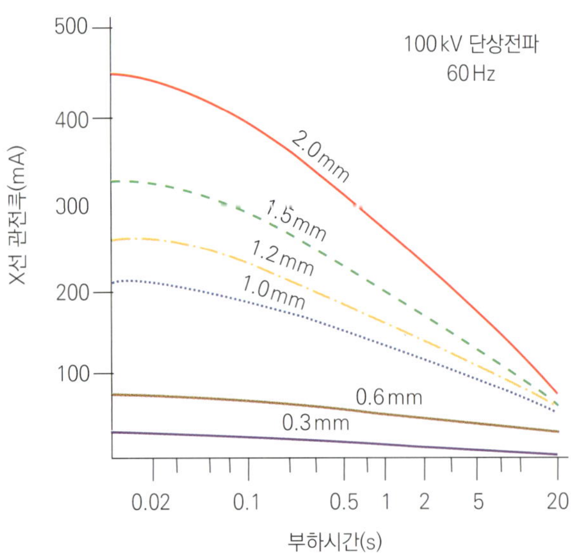

그림 2-63. 초점면적에 의한 허용부하(단상전파, 관전압 100kV, 타깃각도 18°)

회전양극관의 비부하는 근사적으로 다음 식으로 표시된다.

$$\text{회전양극관의 비부하} = k\sqrt{nd} \qquad (2\text{-}4)$$

n : 양극 회전수
d : 초점궤도 직경
k : 상수

회전양극관의 비부하는 양극의 회전수와 초점궤도 직경의 제곱근에 비례한다. 그러나 이것은 양극이 1회전 할 때의 전자충돌에 대해서 계산된 것이므로 부하시간이 길어짐에 따라 성립하지 않게 된다. 그림 2-64는 고정양극 X선관과 회전양극 X선관의 비부하를 비교한 것으로서 1초 이하에서는 10배 이상의 부하가 허용된다.

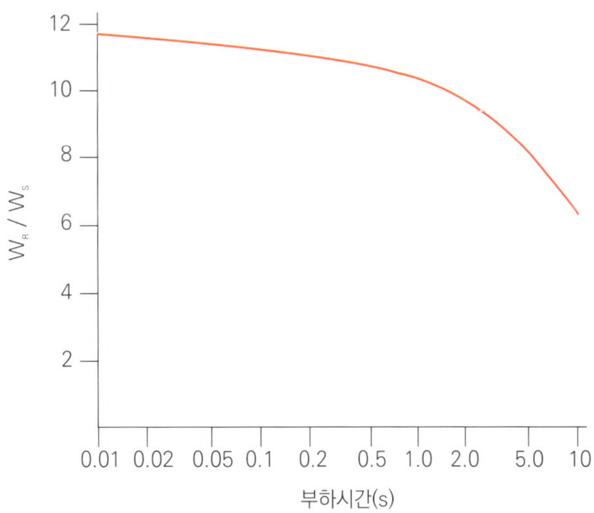

그림 2-64. 회전양극과 고정양극관의 비부하

W_R : 회전양극 X선관의 비부하(초점 2㎜)
W_S : 고정양극 X선관의 비부하(초점 5㎜)

(2) 타깃각도

타깃각도를 작게 하면 동일 실효초점에 대하여 실초점의 면적을 크게 할 수 있기 때문에 허용부하는 증가한다. 그림 2-65는 이 관계를 나타낸 것으로, 20° X선관보다 10° X선관에서의 허용부하는 약 2배가 되고, 18° X선관보다 10° X선관에서의 허용부하는 약 1.7배 증가한다. 그러나 타깃각도가 작아지면 따라서 유효선속의 각도도 작아지기 때문에 촬영거리에 의한 필름의 크기가 제한된다. 종래 회전양극관의 타깃각도는 18°였으나 촬영기술의 다양화에 대응하여 최근에는 16°, 12°가 일반화 되었으며, 10°의 것도 사용되고 있다.

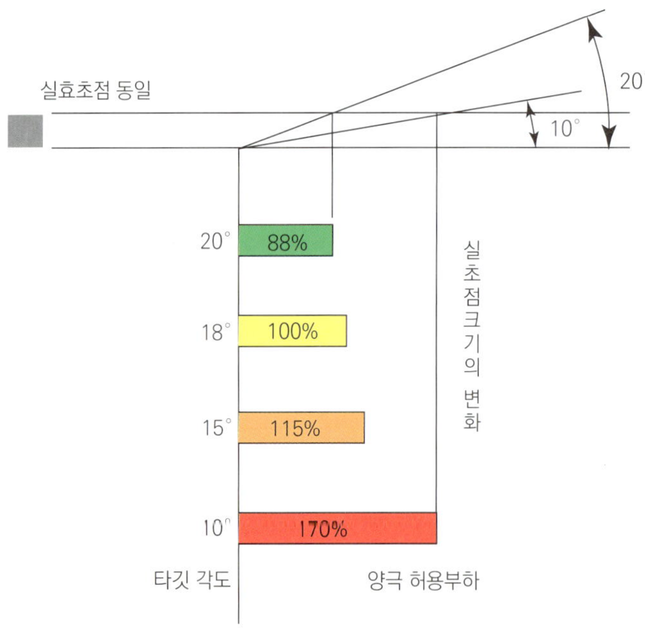

그림 2-65. 타깃 각도에 의한 단시간 허용부하

(3) 양극의 회전수와 초점궤도 직경

회전양극 X선관의 비부하는 양극의 회전수와 초점궤도직경 곱의 제곱근에 비례한다. 그러므로 양극의 회전수와 초점궤도직경을 크게 하면 열전자 충돌면적이 커져 허용부하는 증가한다. 회전양극 X선관의 회전수는 고정자에 가해지는 주파수에 따라 변화되며, 회전수는 보통 회전양극 X선관은 50 Hz에서 약 2,800 rpm, 60 Hz에서는 약 3,300 rpm이 된다. 동일 정격의 X선관이라 해도 60 Hz로 사용하는 쪽이 허용부하는 약 10% 증가한다.

그림 2-66은 보통회전(60 Hz)과 고속회전(180 Hz)의 허용부하를 비교한 것으로서 고속회전용은 약 10,800 rpm으로 보통 회전용과 비교할 때 약 1.7배 허용부하를 크게 할 수가 있다.

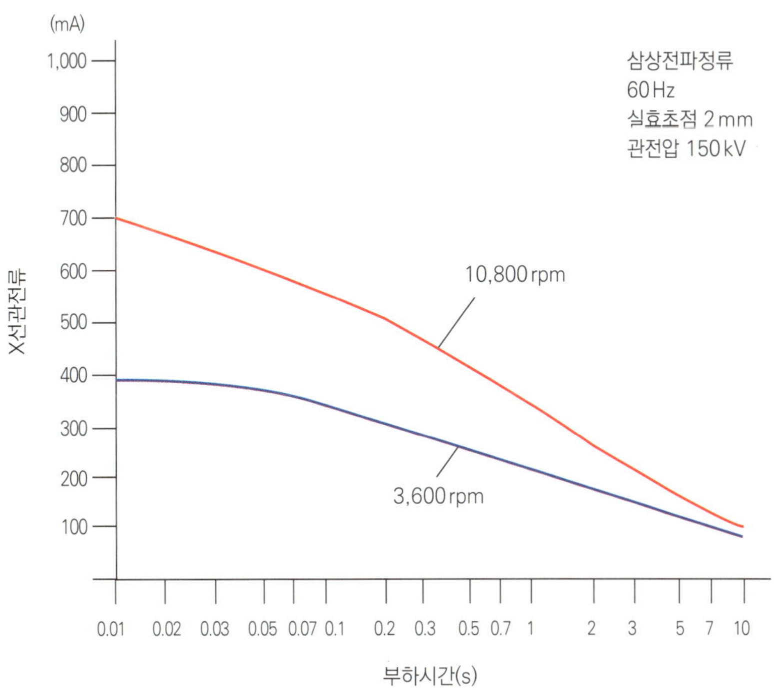

그림 2-66. 양극회전수에 따른 허용부하

(4) 관전압 파형의 맥동률

회전양극 X선관의 비부하는 단상전파정류장치와 같이 정현파로 맥동하는 부하를 가해줄 경우 평균 양극입력에 대한 최대치 양극입력은 커지며 초점면에 부분적인 온도 상승을 가져온다. 반면에 이러한 현상이 없는 관전압 파형이 평활파형에 가까운 삼상전파정류장치에서는 전자 충돌면의 열 분포가 평균화되므로 허용부하를 크게 얻을 수 있다. 그러므로 관전압 파형의 맥동률을 작게 하면 X선관의 허용부하를 증가시킬 수 있다.

그림 2-67은 단상과 3상의 최대허용부하를 비교한 것으로서 동일 관전압, 관전류에서 입력은 3상이 대개 1.4배가 크며 더욱이 0.3s 이하에서는 3상이 훨씬 크게 됨을 알 수 있다. 단상전파정류에 비하여 반파정류의 경우 휴식기간이 있기 때문에 반파정류에서는 전파정류의 1.4배 정도의 입력이 허용된다. 그러나 단상반파정류의 허용부하는 단상전파정류의 0.7배로 제한된다. 자기정류도 마찬가지이며, X선관에 역전류가 흐를 우려가 있기 때문에 최고허용 온도를 2,000℃ 정도로 제한한다. 그 때문에 단상전파정류의 0.5배 정도만 허용한다.

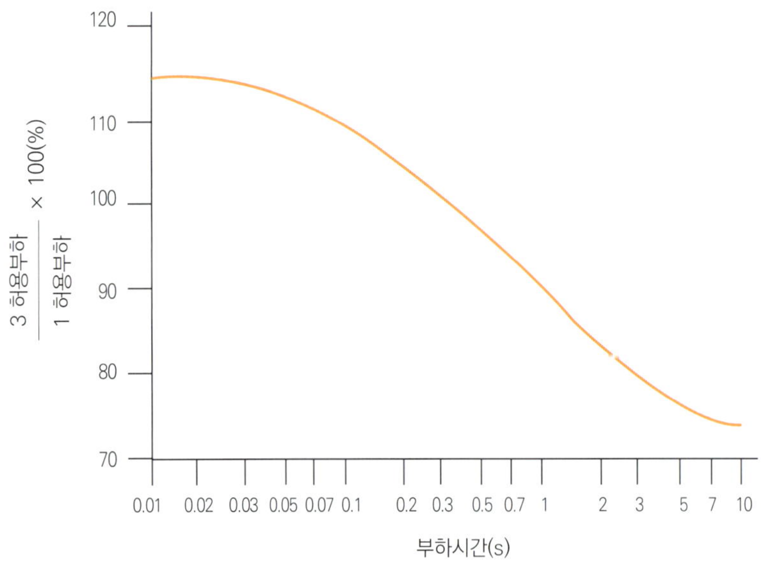

그림 2-67. 단상과 삼상의 최대허용부하

(5) 단시간부하의 최대입력

X선관의 단시간 최대입력은 고정양극관에서 1초, 회전양극관에서 0.1초간의 입력(kW)으로 표시된다. X선관 입력이란 X선을 조사할 때 X선관에 가해지는 전력을 말하며 이 전력은 다음 식으로 나타낸다.

P = VAf
P : X선관 입력(W)
V : 관전압 값(kV)
A : 관전류 값(mA)
f : 관전압파형 및 관전류에 따라 달라지는 상수
f = 1.00 : 관전압의 맥동률이 10% 이하일 때(예: 삼상 12피크 정류)
f = 0.95 : 관전압의 맥동률이 10% 초과 25% 이하일 때(예: 삼상 6피크 정류)
f = 0.74 : 관전압의 맥동률이 25% 초과일 때(예: 단상 2피크 정류)

최대 입력이란 실효초점의 크기, 관전압 파형, 회전양극관의 양극 회전수 등으로 결정되는 X선관 입력의 최대허용 값을 말한다. 여기에는 단시간 최대입력과 장시간 최대입력이 있다.

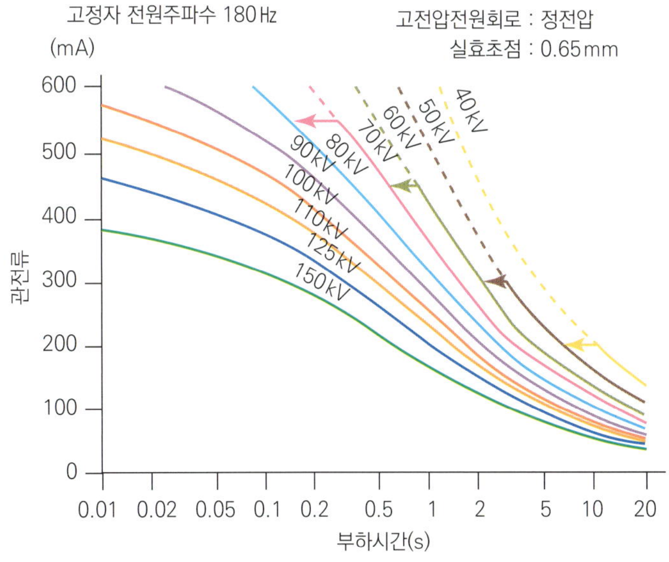

그림 2-68. 단시간 최대 입력 정격표

단시간 최대입력이란 1회의 단시간 조사시 허용되는 최대입력이며, 일반적으로 정해진 값이 없는 한, 양극의 온도가 0(zero)일 때의 값을 말한다.

그림 2-68은 단시간 최대입력을 나타낸 것으로 횡축에 부하시간 종축에 관전류(평균치)를 취하고, 관전압(파고치)을 변수로 표시하고 있다. 이것은 X선관에 가해지는 절대 최대입력을 나타내고 있으며 각 관전압 곡선의 아래 범위가 사용범위, 위 범위는 과부하의 범위가 된다. 실제에 있어서는 전원변동, 계기장치 등의 오차를 고려하여 이 사용범위 허용 값의 90% 이하에서 사용되고 있다.

그림 2-68에서 가운데 저전압 곡선의 일부가 도중에서 휘어져 있는 것은 X선관이 공간전하제한 영역에서 동작하므로서 이 영역에서 관전류는 관전압에만 지배받기 때문이다. 관전압의 최대 허용값을 최고 사용 관전압이라 하고 특별한 지정이 없는 한 사용 중의 어떠한 순간에도 이 값을 넘어서는 안된다.

단시간 최대입력을 나타낸 표를 촬영(최대)정격표라 하며 초점의 크기, 조사조건(관전압, 관전류, 조사시간), 정류방식 및 전원 주파수에 따라서 변화된다. 이 정격표는 X선관의 최대정격을 나타낸 것으로 실제 사용에 있어서는 X선장치 자체의 오차도 고려하여야 한다. 현재 한국공업규격(KS A)에서의 허용차는 관전압 ±10%, 관전류 ±15%, 부하시간 ±10%(〉0.1초)이다. 1회 부하가 정격의 범위 내라 해도 이것을 장시간 반복할 경우나 투시와 촬영을 반복할 경우 양극온도는 상승하기 때문에 허용부하는 더욱 제한을 받게 된다.

5) 연속부하

(1) 열단위(heat unit; HU)

투시 시에 X선관의 부하를 정량적으로 나타내기 위해 열단위(heat unit; HU)를 정의하고 있다.

X선관의 양극에 발생하는 열량은 관전압, 관전류, 조사시간의 곱에 비례한다. 이들을 실효치로 나타내면 주울(J) 또는 와트초(Ws)로 되나, X선관장치의 관전압은 파고치, 관전류는 평균치로 표시되기 때문에 히트유닛(heat unit)이라는 특별한 열단위가 고안되어 사용되며 다음과 같이 정의되고 있다.

E : 관전압(kV)
I : 관전류(mA)
T : 조사시간(s)
C : 콘덴서 용량(μF)

① 단상전파정류, 단상반파정류, 자기정류회로의 경우

HU 값 = $E \times I \times T$

1초당의 HU값(HU/s) = $E \times I$

② 삼상전파정류회로 또는 이것과 동일한 파형률을 가진 회로인 경우

HU값 = $1.35 \times E \times I \times T$

1초당의 HU값(HU/s) = $1.35 \times E \times I$

③ 정전압회로인 경우

HU값 = $1.41 \times E \times I \times T$

1초당의 HU값(HU/s) = $1.41 \times E \times I$

또한 단상전파정류에서 사용되는 경우라도 고전압케이블의 길이가 1개당 6m 이상이고, X선 관전류가 10mA 이하인 경우에는 파형이 평활하게 되어 삼상전파정류와 동등하게 되기 때문에 ②의 식이 적용된다.

HU값 = $1.35 \times E \times I \times T$

④ 콘덴서 방전회로인 경우

$$HU = 0.7 \times C \times (U_1^2 - U_2^2)$$

여기서 C는 콘덴서의 용량, U_1은 방전하기 전 충전전압, U_2는 방전 후 전압이다.
HU와 다른 단위와의 환산은 다음과 같이 된다.

1HU = 0.71Ws = 0.71J = 0.17cal

1HU/s = 0.71Ws/s = 0.71J/s = 0.17cal/s

이상과 같이 HU는 X선관의 열량을 표시하는 단위로서 오랫동안 사용되어 왔으나 현재는 주울(J)과 와트(W)로도 표시하고 있다.

(2) 열특성

양극 혹은 X선관장치에 축적되는 열량의 최대 허용값을 각각 양극 축적 열용량, X선관장치 축적 열용량이라고 한다. 이들 축적 열용량은 같은 열량을 축적한 상태에서 입

력을 가하지 않고 방치한 경우 감소해 가는 양극잔류 열량을 시간의 함수로서 나타낸 곡선을 양극 냉각곡선 혹은 X선관장치 냉각곡선이라고 한다. 또한 이 잔류열량이 감소하는 비율을 각각 양극 냉각률, X선관장치 냉각률이라고 하며, 그 최대값을 양극 혹은 X선관장치 최대냉각률이라고 한다. 최대냉각률은 와트(W)값 또는 단위 시간당의 히트유닛(HU/s 또는 HU/min)값으로 표시한다.

이 최대냉각률은 허용되는 최대온도가 되었을 때의 방열되는 비율을 나타낸 것으로서, 이와 같은 비율로 연속적인 부하를 가할 수 있다. 즉 어떤 관전압에 있어서

$$\frac{\text{최대냉각률(HU/s)}}{\text{관전압(kV)}} = \text{관전류(mA)}$$

에 상당하는 관전류의 범위에서 연속 사용할 수 있다. 예를 들면 최대냉각률 240 HU/s의 X선관으로 관전압 80 kV의 경우

$$\frac{240\,\text{HU/s}}{80\,\text{kV}} = 3\,\text{mA}$$

가 되며 이 범위에서 연속 사용이 가능하다. 단 고압케이블의 길이가 6 m를 넘을 때에는 고압케이블의 용량으로 관전압이 평활해지기 때문에

$$\frac{240\,\text{HU/s}}{1.35 \times 80\,\text{kV}} = 2.2\,\text{mA}$$

가 된다. 또 와트(Watt)로 표시될 경우에는

$$W = 0.71 \times 240\,\text{HU/s} = 170$$

관전압 맥동률을 감안하여 X선관 입력정수 값 f = 0.95가 되어

$$\frac{170\,\text{W}}{80\,\text{kV} \times 0.95} = 2.2\,\text{mA}$$

가 된다.

연속적으로 부하를 가하는 경우, 양극 또는 X선관 장치에 열량이 축적되어 가는 상태를 나타내는 곡선을 부하곡선이라고 하고, 횡축에 부하시간, 종축에 축적되어 가는 열량(J 또는 HU)을 나타낸다. 그림 2-69는 양극 열특성 및 전열특성의 예를 나타낸

것이며, 전열특성에서 열용량은 증가하지만 최대냉각률은 저하되기 때문에 단순한 연속부하에서는 전열특성에 의해 제한을 받게 된다.

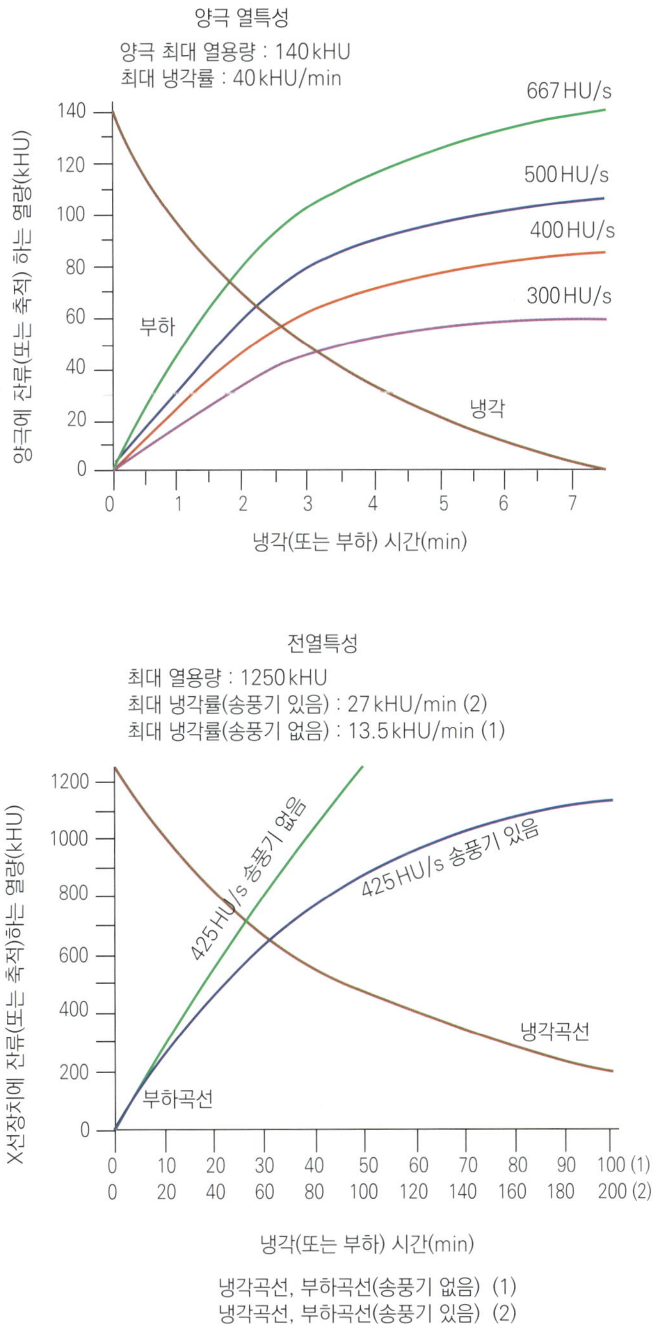

그림 2-69. 양극 열특성과 전열특성(DRX-190)

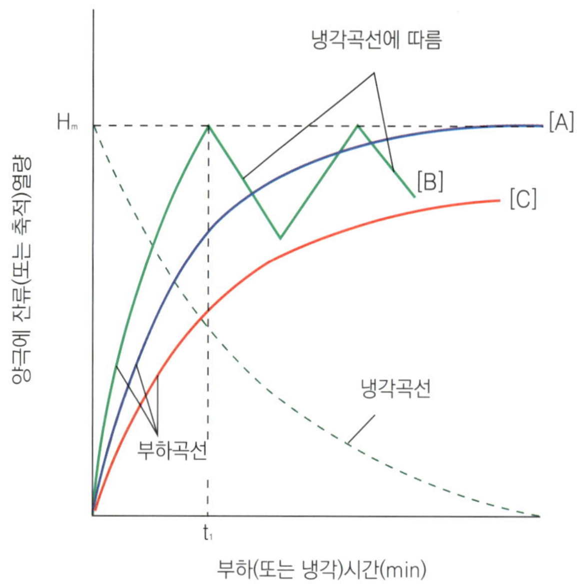

그림 2-70. 부하곡선과 냉각곡선

최대냉각률에 같은 부하를 가하면 그림 2-70의 [A]의 곡선과 같이 열량, 다시 말하면 온도는 Hm에서 포화된다. 이보다 큰 부하를 가하면 곡선[B]와 같이 증가하고, t_1에서 Hm에 달하는 것으로서 이 시점에서 부하를 중지하고 냉각곡선에 따라서 냉각하여 사용해야 한다. 작은 부하의 경우는 가하는 열량(입력)보다 방열량(냉각)되는 비율이 많고, 곡선[C]와 같이 Hm 이하에서 포화하는 것으로서 부하를 중단하지 않고 그대로 사용할 수 있다.

그림 2-71은 양극 열특성과 X선관장치 전열특성의 예를 나타낸 것으로서 전열특성에서 열용량은 양극의 7.5배 정도로 증가하고 있고 최대냉각률은 적지만 장시간의 연속부하에서는 전열특성으로 제한된다.

6) 혼합부하

혼합부하는 저격(spot) 촬영, 집단검진촬영, 순환기계의 연속촬영 등을 들 수가 있고, 이러한 것은 모두 초점면과 양극 전체의 온도상승에 따라 허용부하는 제한을 받는다. 즉 순간부하와 연속부하가 혼합된 것이라고 할 수 있다.

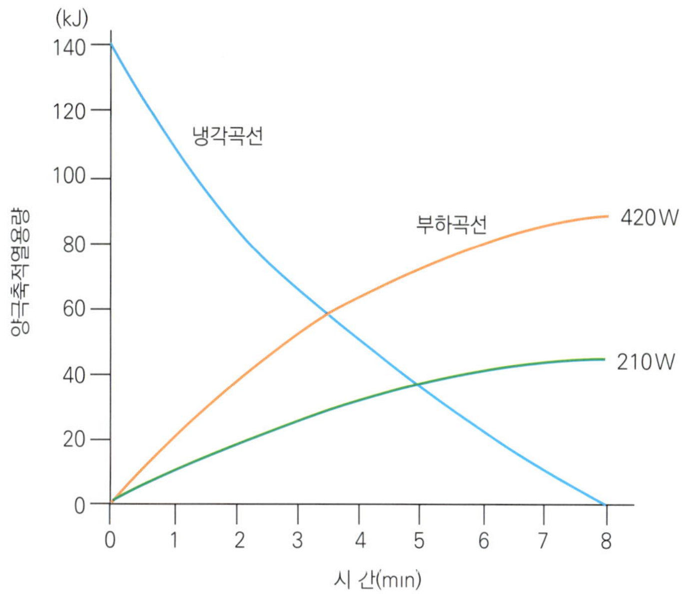

[A]

최대양극열용량 : 142kJ
양극최대냉각률 : 640W

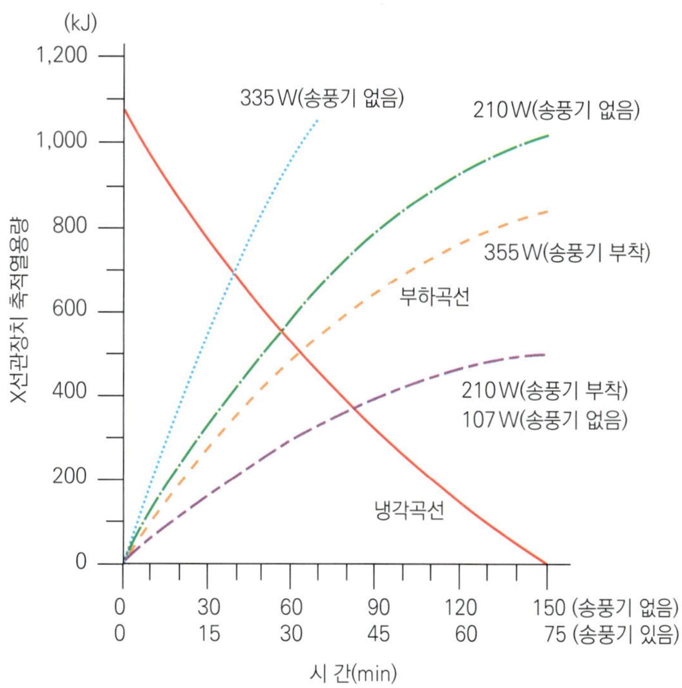

[B]

X선관장치축적열용량 : 1,065kJ
X선관장치최대냉각률 : 420W(송풍기 있음)

그림 2-71. X선관장치의 양극 열특성[A]과 전열특성[B]

(1) 저격(spot) 촬영

저격 촬영은 투시에 의한 연속부하로 양극의 전체온도가 상승되어 있기 때문에 촬영의 부하는 단시간 정격의 70~80% 이하로 제한된다. 이것은 투시와 반복촬영 HU값의 합이 그 X선관에 지정되어 있는 평균최대입력(장시간) 이하로 사용해야 된다. 예를 들면 정전압정류 X선장치에서 그림 2-72와 같은 X선관을 사용하여 다음과 같이 투시, 촬영을 하는 경우

투시	85kV	1mA	5분
촬영	80kV	200mA	0.1초 15회

여기서 투시에 의한 축적열량은

$$1.41 \times 85\,\text{kV} \times 1\,\text{mA} \times 300\,\text{s} = 35{,}955\,\text{HU}$$

반복 촬영의 입력은 표에서 80kV, 0.1s에서는 500mA이며, 그 80%는 400mA가 되기 때문에 200mA이면 충분히 허용된다. 단, 촬영시간의 간격은 10s 이상으로 한다.

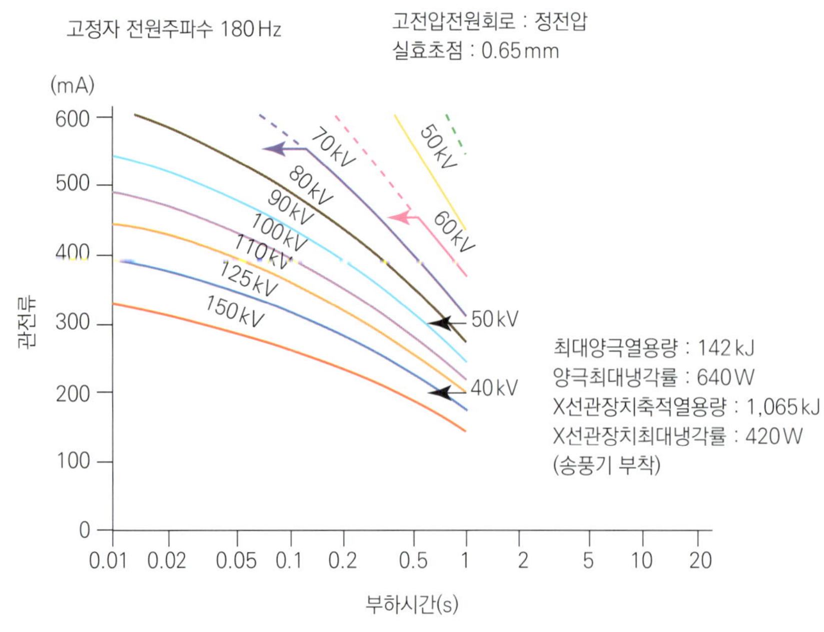

그림 2-72. X선관장치의 저격 촬영 최대입력

반복촬영에 의한 축적열량(HU)은

$$1.41 \times 80\,\text{kV} \times 200\,\text{mA} \times 0.1\,\text{s} \times 15 = 33{,}840\,\text{HU}$$

축적열량의 합 = 투시시 축적열량 + 반복촬영시 축적열량

$$35{,}955 + 33{,}840 = 69{,}795\,\text{HU}$$

실제 1인당 검사 소요시간을 6분이라 하면

$$69{,}795/360 = 194\,\text{HU/s} = 138\,\text{W}$$

로 되고, 이 X선관의 평균최대입력 142W(200HU/s)보다 작기 때문에 계속해서 투시, 촬영을 반복할 수가 있다.

축적열량의 합이 평균최대입력을 초과하는 경우는 입력을 줄이든가 또는 1인당 소요시간을 길게 할 필요가 있다.

(2) 저속반복촬영

이 부하는 매분 수회의 비율로 단시간 촬영을 반복하는 경우로 집단검진촬영에 해당한다. 1회당 부하는 단시간 정격의 80% 이하로 한다. 촬영빈도는 다음 식과 같이 연속부하로 환산한 평균입력으로부터 구해진다. 단 부하조건과 빈도는 동일한 것으로 한다.

$$\text{연속부하로 환산한 평균입력(W)} = \frac{\text{VAft}}{\text{T}}$$

V : 관전압(kV)
A : 관전류(mA)
f : 관전압파형, 관전류에 따른 상수
t : 부하시간(s)
T : 사용간격(s)

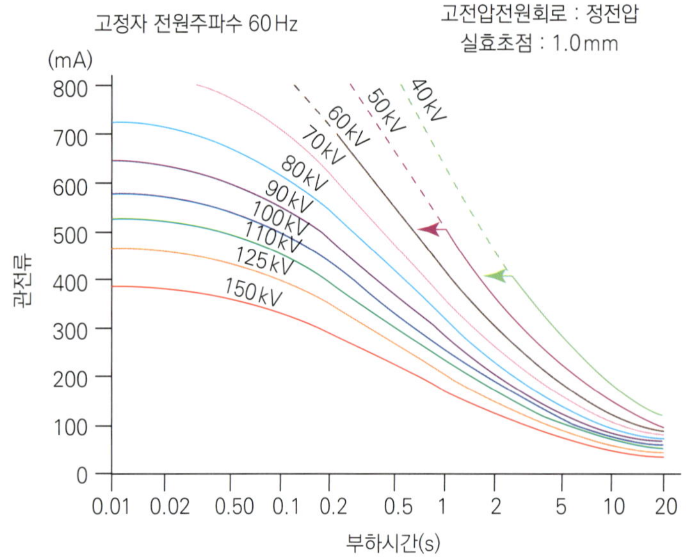

그림 2-73. X선관장치의 최대 정격표

이 평균입력이 사용하는 X선관의 평균최대입력 이하이면 저속반복촬영이 가능하다.

예를 들면 그림 2-73은 정전압회로를 사용한 X선관장치의 최대정격표이다. 이와같은 X선관을 사용하여 다음과 같은 조건으로 촬영을 반복하는 경우

부하조건 : 80kV, 300mA, 0.1s, 20s 간격

그림 2-73에서 80kV, 0.1s의 최대 허용관전류는 620mA이며, 이것의 80%를 취하면 496mA로 되고, 부하 조건이 300mA이면 정격범위 이하가 되므로 충분히 허용된다. 평균 입력은 열량계산이 기본이므로 정전압회로에서 f 값은 1.0로 되어

$$평균입력 = \frac{80 \times 300 \times 1.0 \times 0.1}{20} = 120\,W$$

가 되어 이 X선관의 최대냉각률 142W(200HU/s)내에 들어있기 때문에 충분히 저속반복촬영이 가능하다. 또한 동일조건으로 반복하는 경우의 최대사용간격은 다음 식과 같다.

$$최대사용간격(s) = \frac{VAft}{평균최대입력}$$

그리고 매분의 최고 사용빈도수는 다음 식과 같이 된다.

$$매분\ 최고\ 사용빈도수 = \frac{60 \times 평균최대입력}{VAft}$$

(3) 고속연속촬영

수십 msec의 부하를 연속적으로 반복하는 순환기계의 조영촬영은 양극 열용량이 400kJ(563kHU) 이상의 대용량X선관이 사용된다. 이와 같은 연속촬영의 허용부하를 구하는 가장 간단한 방법으로서 1회의 노출시간×촬영횟수 = 총 부하시간을 구하고 이 조건으로 사용하는 X선관의 허용부하 범위 내에 있으면 된다.

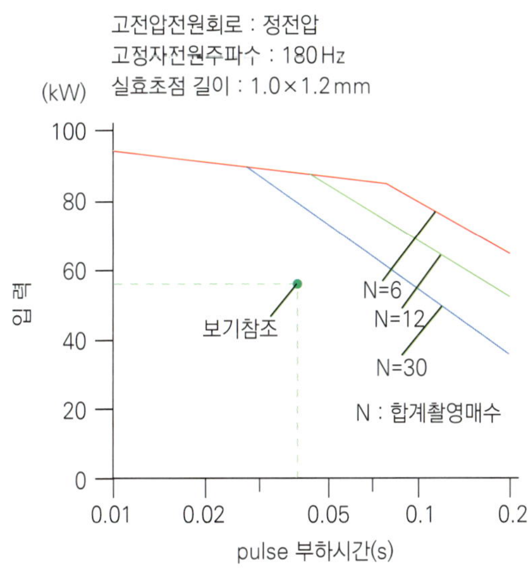

1) 1회/s~6회/s, 촬영시간 5s 이하일때 적용
2) 제한영역 : 관전류에 의해 제한된다.
   40kV……30kW
   50kv……45kW
   60kV……63kW
   70kV……84kW
3) 연속촬영시의 pulse duty(1매/s~6매/s)와 pulse 부하시간(s)은, 다음과 같다.
   6매/s……0.04s
   3매/s……0.10s
   2매/s……0.16s
   1매/s……0.25s

그림 2-74. 연속 최대입력 정격표

그림 2-74는 부하시간과 입력의 관계를 나타낸 것으로서 이것을 이용하면 용이하게 촬영조건을 설정할 수 있다.

연속촬영장치에서는 일반적으로 1초당의 촬영매수와 펄스(pulse) 부하시간과 맞추어져 있으며 예로서 6매/sec에서는 펄스 부하시간은 0.04s이다. 정전압회로에서 그림 2-74와 같은 특성의 X선관을 사용해서 다음 조건으로 혈관조영(angiography) 검사를 시행하였다고 보면

부하조건 : 110kV, 500mA, 6매/sec, (0.04s)에서 합계 30매
입　　력 : 110×500 = 55kW

X선관 입력값 55kW에서 펄스 부하시간 0.04s일 때 N=30의 선보다 아래(작은점)에 위치하므로 고속연속촬영(혈관조영)을 안전하게 시행할 수 있다. 이와같이 연속해서 촬영을 반복하는 경우 평균입력이 X선관장치의 최대냉각률을 넘지 않도록 주의해야 한다.

제3장

의료용 X선 고전압장치

1. 고전압 발생장치
2. 고전압 정류회로

CHAPTER 03

의료용 X선 고전압장치

1. 고전압 발생장치

고전압 발생장치는 단권변압기에서 공급된 저전압을 X선 발생에 필요한 고전압으로 변화시키고 필요에 따라 정류시킨 후 X선관으로 공급하는 역할을 하는 부분으로 고전압변압기, 고압정류관(기), 필라멘트가열변압기, 고압절환기, 고압케이블 및 절연유로 이루어져 있다.

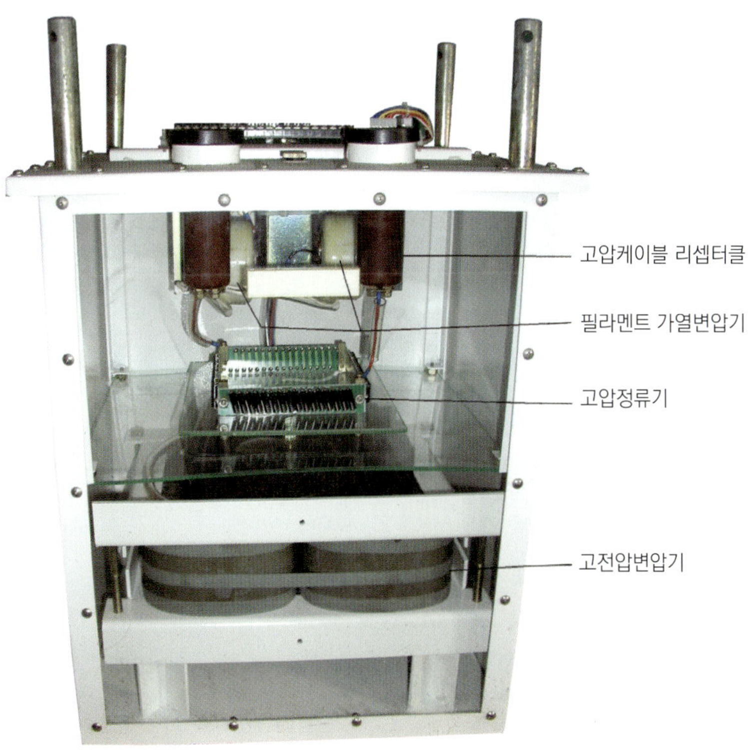

그림 3-1. 고전압 발생장치의 내부

1) 고전압변압기

고전압변압기는 220~380V의 교류전압을 상호유도작용을 이용하여 약 40,000~150,000V의 높은 고전압으로 변화시키는 역할을 하며, 1차측과 2차측의 권수비는 대략 1 : 500~600 정도를 이룬다. 고전압변압기는 입력전압에 대해 출력전압이 높기 때문에 승압변압기에 속하며, 높은 고전압에 따른 위험요소 때문에 절연유를 사용하여 고압절연을 한다.

(1) 구성 요소

① 철 심

고전압변압기는 변압기의 한 종류로 교류전압의 크기를 바꾸는 것으로 1차권선(입력측)과 2차권선(출력측)의 구리로 된 두 권선과 자력선의 이동을 원활하게 하기위한 철심으로 구성되어 있다. 권선중 전원에 연결된 쪽을 1차권선, 부하에 연결된 쪽을 2차권선이라고 한다.

일반적으로 변압기의 종류는 철심의 형태에 따라 권철심과 적철심, 내철형과 외철형으로 나누어 진다.

내철형은 철심이 내부에 위치하고 코일이 외부에 위치하기 때문에 표면냉각이 우수한 특징을 가지고 있으며, 외철형은 철심이 코일 외측에 위치하고 있어서 자속변동율이 적은 장점이 있다. 일반적으로 X선용은 외철형을 많이 사용한다.

철심 재료로는 주로 자기특성이 우수한 규소강판을 사용하고 있다. 규소의 함량은 3~4% 정도이며, 두께는 0.3~0.35mm 정도를 사용한다.

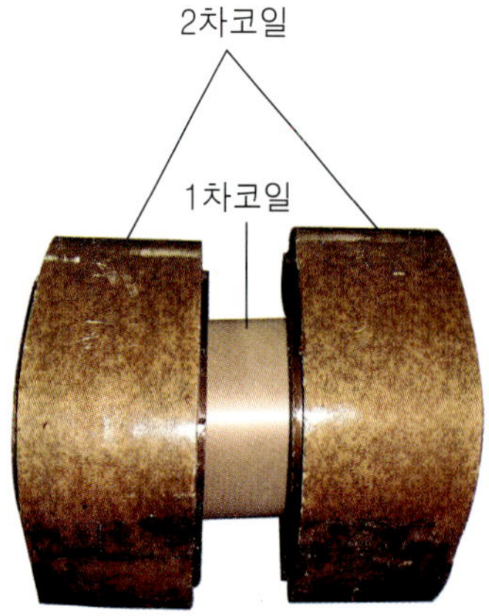

그림 3-2. **고전압변압기 1차권선과 2차권선**

적철심의 경우는 0.35mm 정도의 열간압연 규소강판을 알파벳 E자 형태로 절단하여 여러장을 서로 겹쳐서 쌓는다. 권철심은 0.3~0.35mm 두께의 냉간압연 규소강판 띠를 나선형으로 감은 후 고정시켜서 사용하며, 적철심과 비교해서 다음과 같은 장점이 있다.

작업공정의 단순화와 조립이 용이하며, 투자율이 높아 소요되는 자화력이 적어 여자전류가 적어지며, 철손실이 작아진다.

② 권 선

X선장치용 변압기의 1차측 권선에는 200~300A의 전류가 흐르기 때문에 평각동선을 사용하며, 2차측 권선은 포르말선이 사용되고 있다.

권선의 절연은 각 권선이 에나멜선에 면사를 감은 것 또는 면사를 여러겹 감은 절연선을 사용하며, 권선의 각 층사이에 절연지를 끼워 층간절연을 한다. 또한 1차권선과 철심사이는 프레스보드나 바니쉬(varnish)피복을 이용하여 질연시킨다.

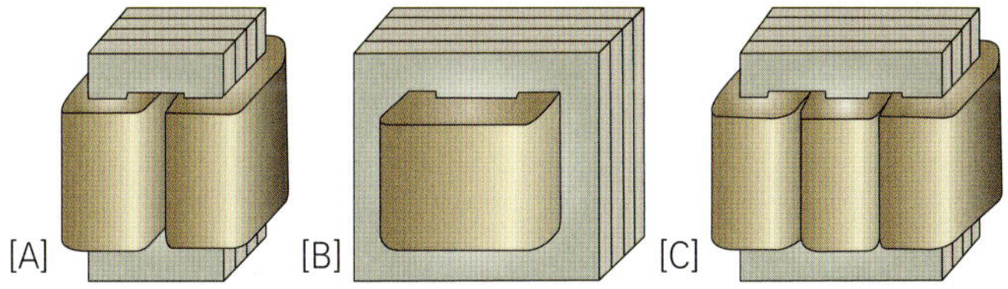

그림 3-3. **적철심 변압기**
[A] 단상 내철형 [B] 단상 외철형 [C] 삼상 내철형

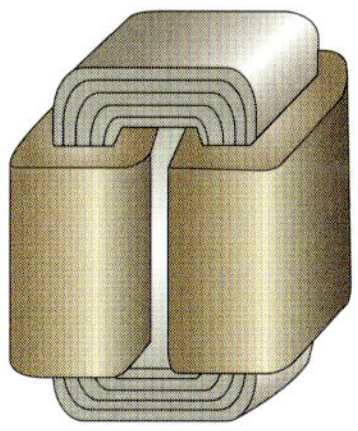

그림 3-4. **권철심 변압기**

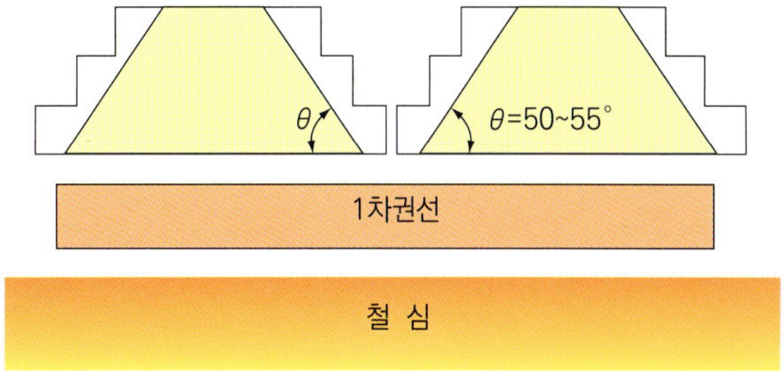

그림 3-5. **변압기 권선의 단면**

(2) 변압기의 원리

권선의 저항 및 철심의 철손이 0이고 철심 중에는 자기포화의 현상이 없고, 투자율이 일정한 이상적인 변압기로서 그림 3-6의 변압기를 생각한다.

그림 3-6과 같이 1차권선의 권수를 n_1, 투자율을 μ, 단면적을 A, 평균자장을 l로 하여 이 변압기의 2차측을 개방하고 1차권선의 단자 a, b에 정현파전압

$$v_1 = \sqrt{2}\ V_1 \sin\omega t[V]$$

를 가하면 1차권선에는 여자전류가 흐르고 다음식과 같이 자속이 발생한다.

$$i_0 = \frac{\sqrt{2}}{\omega L} V_1 \sin(\omega t - \frac{\pi}{2})\ [A]$$

$$\phi = \phi_m \sin(\omega t - \frac{\pi}{2})\ [Wb]$$

$$\text{단, } \phi_m = \frac{\sqrt{2}\ V_1}{2\pi f n_1}\ [Wb]$$

즉 단자 a, b에 $v_1 = \sqrt{2}\,V_1\sin\omega t[V]$ 정현파전압을 가하면 최대치가 $\phi = \phi_m\sin(\omega t - \frac{\pi}{2})$ [Wb]으로 위상이 전압보다도 90° 늦은 자속이 발생하고 이 자속의 변화에 의해 1차 및 2차권선에는 다음과 같은 기전력이 유도된다.

$$E_1 = 4.44\ n_1 f\ \phi_m(V)$$

$$E_2 = 4.44\ n_2 f\ \phi_m(V)$$

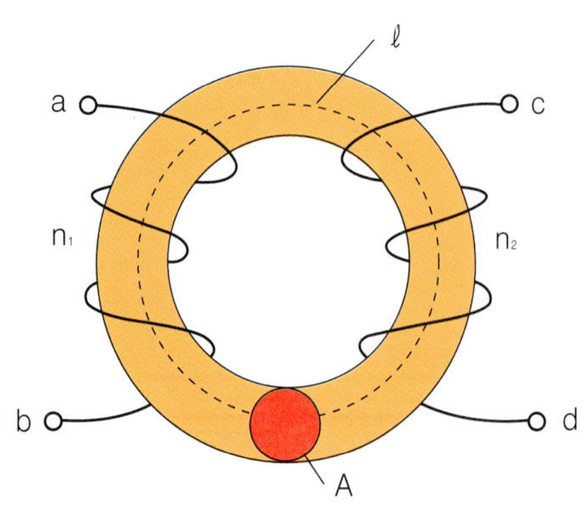

그림 3-6. 이상적인 변압기

이같이 기전력은 주파수 f, 권수 n_1, 또는 자속 ϕ_m에 비례한다. 다음 2차권선에 부하를 접속하면 부하전류 I_2가 흐르고 2차 기자력 n_2I_2가 새로이 자로에 전해져 1차권선에는 여자전류 I_0 외에 2차자력을 없애는 전류 I_1'가 1차권선에 유입되어 이 전류와 여자전류의 합이 1차전류가 되어 다음식이 성립한다.

$$n_1I_1' + n_2I_2 = 0$$

$$I_1 = I_0 + I_1' \text{ [A]}$$

여자전류는 변압기 철심에 자기포화 및 히스테리시스(hysteresis) 현상이 있으므로 그림 3-7과 같은 일그러진 파형이 된다. 이 히스테리시스 현상에 의해 자속과 여자전류의 사이에 위상차를 일으켜 전압과 여자전류사이에 전력을 소비하는 것이 히스테리시스손이다. 이외에 철심에서 와전류가 생기기 때문에 와전류손을 일으키고 와전류손과 히스테리시스손의 합이 철손이다.

또한 변압기 권선에는 저항이 있으므로 저항손(동손)을 일으켜 전압강하가 일어난다. 또 자속은 그림 3-7과 같이 1차·2차권선과 공통으로 쇄교하여 기전력을 유기하는 주 자속 ϕ_1, ϕ_2를 일으킨다. 이 누설자속에 의해서도 주자속의 경우와 같이 권선 중에 기전력이 유기되고 이것은 전류의 통과를 방해하는 역기전력으로 전압강하로서 생각하면 리엑턴스(reactance)강하를 주게 된다. 이것을 1차, 2차의 누설 리엑턴스라고 부르고 권선의 저항과 함께 1차 및 2차쪽에 임피던스(impedance)를 형성한다.

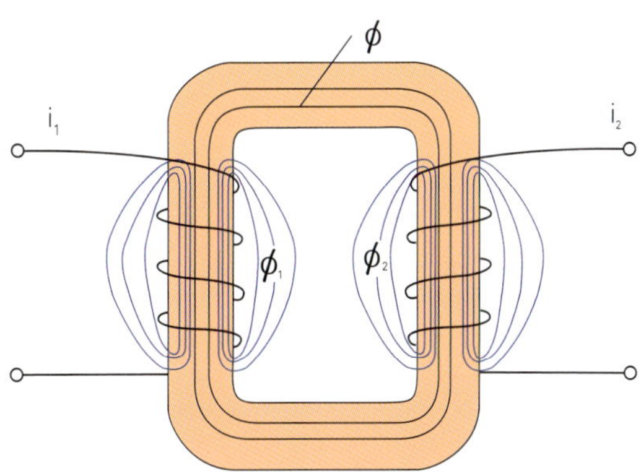

그림 3-7. 변압기의 누설자속

또한 고전압변압기의 2차권선은 권수가 많기 때문에 다층구조로 되어 있고 그 층 간에 절연지를 감은 구조를 취하므로 권선간에는 정전용량(부유용량)이 존재한다. 이것은 주파수가 높아질수록 여러 가지 특성에 주는 영향이 커지지만, 2peak형과 6 및 12peak형 장치의 경우는 주파수가 낮으므로 영향이 적다.

(3) 변압기의 법칙

변압기의 1차측 전압을 V_1, 1차전류를 I_1, 1차권선수를 N_1이라고 하고, 2차측 전압을 V_2, 2차전류를 I_2, 2차권선수를 N_2라고 하면 1차측과 2차측 사이에는 다음과 같은 법칙이 성립한다.

$$\frac{N_2}{N_1} = \frac{V_2}{V_1} = \frac{I_1}{I_2}$$

예를 들어 1차측 권선이 100회, 2차측 권선이 50,000회일 경우 1차회로에 200V의 전압이 가해지면 2차측에는 다음과 같은 전압이 발생하게 된다.

$$V_2 = \frac{50,000}{100} \times 200\,\text{V} = 100\,\text{kV}$$

또한 여기에서 교류의 경우는 실효값과 최대값 사이에는 다음과 같은 차이가 생긴다.

$$\text{실효값(S)} = \frac{\text{최대치}}{\sqrt{2}}$$

즉, 일반적으로 교류의 값은 실효값으로 표현되지만 X선관전압은 최대값으로 표시하기 때문에 위 예의 경우 X선관전압은 $100\,\text{kV} \times 1.41 \fallingdotseq 141\,\text{kV}_p$의 관전압이 발생하게 된다.

또한 1차측과 2차측의 전력은 같으므로

$$V_1 \cdot I_1 = V_2 \cdot I_2$$

1차회로의 전압이 200V, 전류가 100A이면, 2차회로의 전압이 100kV일 때 전류는

$$200 \times 100 = 100{,}000 \times I_2$$

$$I_2 = \frac{200 \times 100}{100{,}000} = 0.2A = 200mA$$

가 된다.

(4) 변압기의 효율 및 손실

변압기의 효율이라 함은 입력전력에 대한 출력전력의 비를 말하며, 이상적인 변압기는 입력과 출력의 비가 동일하겠지만 변압기에서는 손실이 발생하게 된다.

변압기의 효율(η)은 다음과 같이 나타낸다.

$$\eta = \frac{\text{출력전력}}{\text{입력전력}} \times 100\%$$

$$= \frac{\text{출력전력}}{\text{출력전력+손실}} \times 100\%$$

변압기에서 발생하는 손실은 크게 권선에서 발생하는 동손(copper loss)과 철심에서 발생하는 철손(iron loss)로 나누어지며, 철손은 다시 히스테리시스손(hysteresis loss)과 와류손(eddy current loss)으로 구분된다.

동손은 도선에 전류가 흐를 때 도체의 저항으로 인해 발생하는 열에 의한 전력손실을 말하며 일반적으로 i^2Rt[J] 만큼의 열손실이 발생한다.

히스테리시스 손실은 강자성체인 철심에 자계의 세기변화에 따른 자속밀도의 변화에 따른 자기이력 현상이 발생하게 되는 현상 때문에 생기는 손실을 말하며, 규소강이나 니켈강을 사용하여 감소시킬 수 있다. 또한 철심 내에 소용돌이 전류가 생기게 되면 열이 발생하게 되어 손실이 발생하는데 이것을 와류손이라고 하며 얇은 철심을 성층하여 사용하면 와류손을 감소시킬 수 있다.

2) 고압정류관과 고체정류기

고전압변압기에서 발생한 출력전압은 교류전압이며, X선장치의 종류에 따라 정류를 실행하는 경우가 있다. 정류란 교류를 직류로 바꾸는 것을 말하며, X선장치에서는 고압정류관 또는 고압정류기를 사용하여 정류를 실시한다.

(1) 고압정류관

고압정류관의 구조는 2극진공관의 형태를 가지고 있으며, 내부의 진공도는 약 10^{-6} mmHg 정도를 유지하고 있다.

작동원리는 정류관의 음극측인 필라멘트를 가열하여 열전자를 발생시킨 후 정류관의 양극측에 (+)의 전압이 발생하면 전류가 흐르게 되고, 반대로 음극측에 (+)의 전압이 발생하게 되면 전류가 흐르지 않아 최종적으로 교류를 한쪽 방향으로만 흐르게 하여 직류화 하게된다.

정류관 방식은 필라멘트 가열변압기가 필요하게 되어 전력소모가 많으며, 경우에 따라서는 X선이 발생하기도 한다. 또한 크기가 정류기에 비해 크고 수명이 짧은 등 단점이 많아 현재는 사용되지 않고있다.

(2) 고압정류기

현재 X선장치의 정류기는 모두 반도체정류기를 사용하고 있으며, 실리콘정류기와 셀레늄정류기가 있다.

셀레늄정류기는 기계적강도가 강하며, 과전압, 과전류에 강한 장점이 있지만 내부저항이 크기 때문에 전압강하가 커 전력손실이 많다. 이러한 특징 때문에 1965년 General Electric사에서 처음으로 X선고전압용 실리콘정류기를 사용하기 시작하였다.

셀레늄정류기에 대한 실리콘정류기의 장점은 순방향전압강하가 적으며, 역방향내전압이 500~1,000V 정도로 셀레늄정류기에 비해 10배 이상 높다. 또한 내열온도가 266℃인 셀레늄정류기에 비해 392℃ 정도로 높기 때문에 고온에서의 특성이 우수하여, 현재는 실리콘정류기를 사용하고 있다.

표 3-1. 고압정류관과 고체정류기의 특징

구 분 비 교	고압정류관	실리콘 정류기
구 조	2극진공관	고체반도체 소자(PN접합)
크 기	크 다	작 다
수 명	필라멘트 수명이 약 3,000 ~ 5,000 시간	반영구적
기계적 강도	매우 약하다	매우 강하다
순방향 전압강하	600 ~ 2,500 V	150 ~ 250 V
가열변압기	필요함	불필요함
전력소모	가열변압기 때문에 전력소모가 큰 편임	적 다
X선 발생	경우에 따라 X선이 발생함	없 다

3) 필라멘트 가열변압기

가열변압기는 필라멘트를 가열하여 열전자를 공급하는 역할을 한다. 가열변압기는 일반적으로 10~15V, 4.5~6A의 소용량 변압기이나 절연은 고압절연을 실시한다. 그 이유는 가열변압기 2차측 한쪽선이 고전압변압기 2차측의 음극쪽 권선과 연결되어 음(-)의 고전위가 되기 때문이다(그림 3-9 참조). 일반적으로 2중초점을 사용하기 때문에 가열변압기는 대초점용과 소초점용 2개를 사용한다.

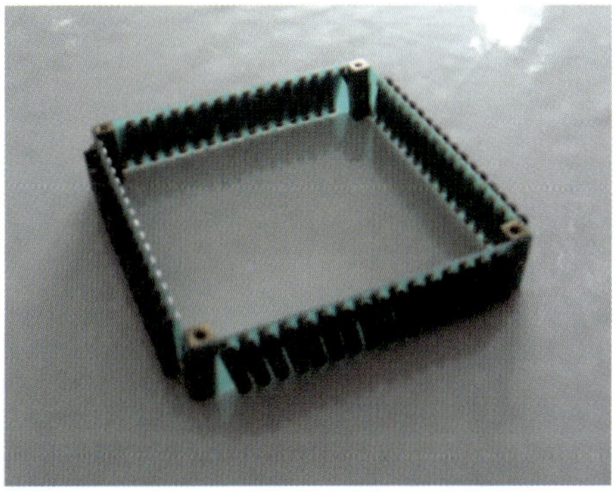

그림 3-8. **단상전파정류형 고압정류기 외형**

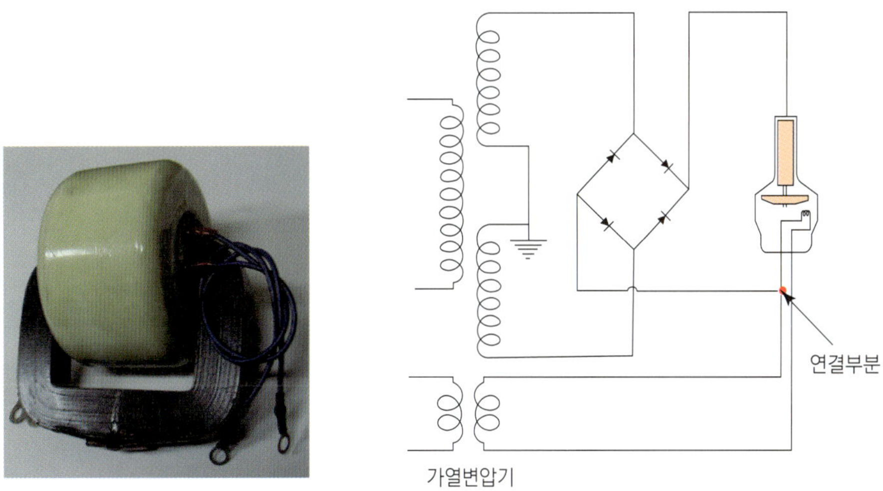

그림 3-9. **가열변압기의 외형 및 기본 결선회로**

4) 고압절환기

고압절환기는 한 개의 고전압변압기에 2개의 X선관을 연결하여 사용할 경우에 각각의 X선관을 연결해 주는 절환스위치 역할을 한다. 일반적으로 고전압발생장치 탱크 내부에 위치하지만 별도로 고압절환기만 절연유용기에 따로 사용하는 경우도 있다.

5) 고압케이블

고압케이블은 고전압발생장치에서 발생된 고전압을 X선관으로 전달하는 역할을 한다.

내부는 그림 3-10과 같이 3개의 동선이 있으며, 각 동선은 고무절연체로 싸여져 있고 그 외부에는 동심 sheet(금속편조)가 케이블 양쪽 끝에서 끝까지 연결되어 있다. 마지막으로 PVC피복이 외부를 이룬다.

고압케이블은 케이블길이 1m당 약 250pF 정도의 정전용량을 가지고 있기 때문에 투시검사 때와 같이 적은 전류를 사용할 경우 맥동파형이 평활한 정전압 파형에 가까워진다. 또한 정전차폐를 실시하기 위해 케이블 내부의 동심 금속편조(sheet)는 접지를 실시한다.

일반적으로 양극, 음극용 모두 3선의 구조를 이루고 있으며, 양극은 1개의 선을 사용하고, 음극의 경우는 2중초점 X선관에서 3선을 모두 사용하고 있다.

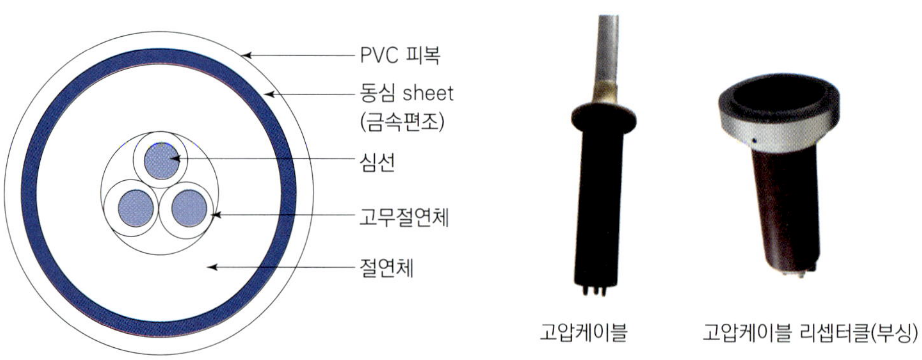

그림 3-10. **고압케이블의 단면 및 외형**

2. 고전압 정류회로

고전압정류회로는 결선방법에 따라 진단용 X선발생장치의 형식을 결정하는 기준이 된다.

일반적으로 변압기식, 인버터식, 콘덴서식으로 나누며, 변압기식에는 다시 단상정류방식과 3상정류방식으로 나눈다.

1) 단상1피크 정류

교류사인파 1개의 시간(1/60 sec)동안 X선 발생피크가 1개인 X선장치로 단상 자기정류와 단상반파정류 방식이 있다.

(1) 단상 자기정류(Single phase self rectification)

단상 자기정류는 X선장치의 가장 기본적인 방식으로 고압정류기 없이 X선관이 직접 정류기 역할을 하는 방식이다. 교류전압이 고전압변압기 1차측에 가해지면 2차측에서는 교류 사인파의 반주기가 X선관의 양극에 (+)전압, 음극에 (-)전압이 가해져서 X선 관전류가 흐르고 X선이 발생하게 된다. 또한 나머지 반주기가 양극에 (-)전압, 음극에 (+)전압을 가하게 되면 X선관에 역전압이 가해지므로 관전류는 흐르지 않고 X선도 발생하지 않게 된다.

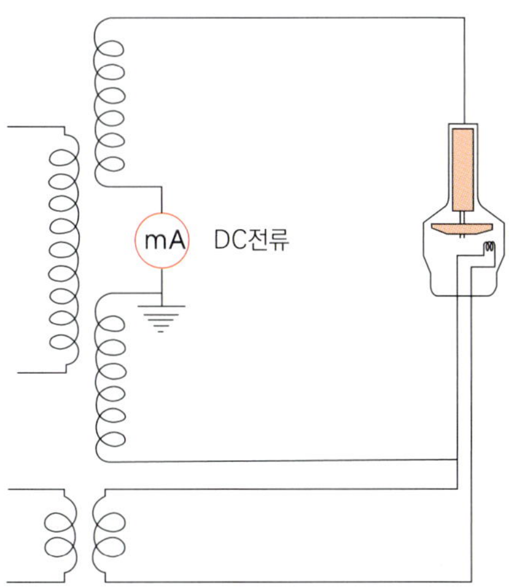

그림 3-11. 단상 자기정류의 기본 회로

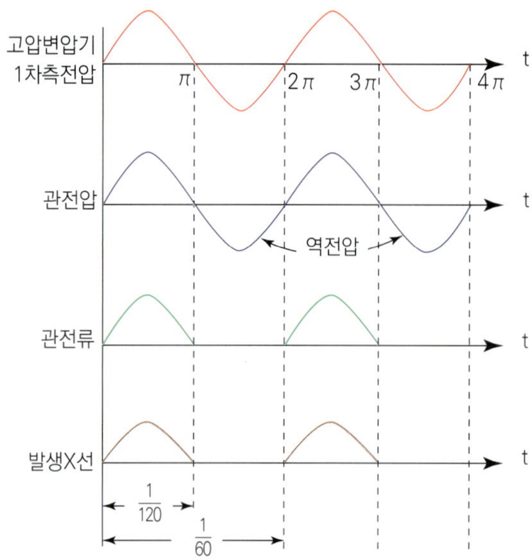

그림 3-12. **단상 자기정류의 파형특성**

이렇게 X선관이 정류기의 역할까지 하여 교류를 직류화하기 때문에 자기정류라고 한다.

장치의 특징은 다음과 같다.

① 고압정류기는 불필요하다.
② X선관에 역전압이 발생하여 수명이 짧다.
③ 고압케이블에 교류전압이 가해지므로 교류에 대한 절연내력을 가지고 있어야 한다.
④ 최단 X선 조사시간은 60Hz 시 1/60sec이며, 0.1sec X선조사시 spinning top의 흑점수는 6개가 된다
⑤ 고전압변압기 2차측 중성점에 흐르는 전류는 직류전류가 되므로 관전류계를 직렬로 연결하여 바로 측정하면 된다.
⑥ 주로 X선발생기(mono tank)로 많이 사용한다.

(2) 단상반파정류(Single phase half-wave rectification)

정류기 없이 X선관이 정류를 하게 되면 X선관의 수명이 짧아지고 역전류가 흐를수 있는 단점이 있다. 그래서 한 개 또는 두 개의 정류기를 사용하여 X선관의 역전압이 없이 교류 사인파의 반주기를 정류하는 방법을 반파정류라고 한다.

장치의 특징은 다음과 같다.

① 고압정류기는 1~2개가 필요하다.
② 자기정류와 달리 X선관에 역전압이 발생하지 않는다.
③ 고압케이블에 직류전압이 가해지므로 직류에 대한 절연내력을 가지고 있어야 한다.
④ 최단 X선 조사시간은 1/60sec이며, 0.1sec X선조사 시 spinning top의 흑점수는 6개가 된다.
⑤ 고전압변압기 2차측 중성점에 흐르는 전류는 직류전류가 되므로 관전류계를 직렬로 연결하여 바로 측정하면 된다.
⑥ 주로 X선발생기(mono tank)로 많이 사용한다.

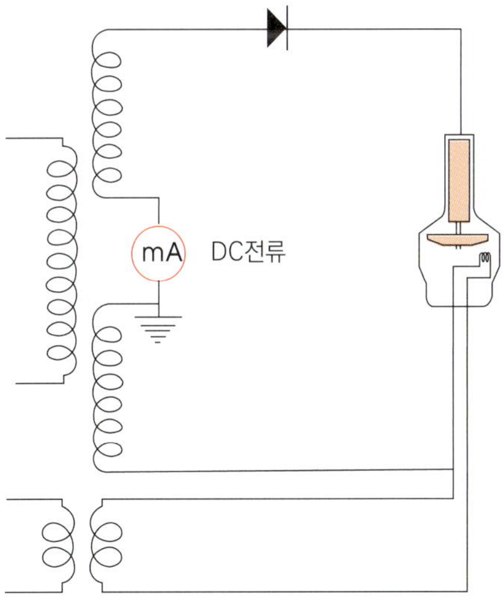

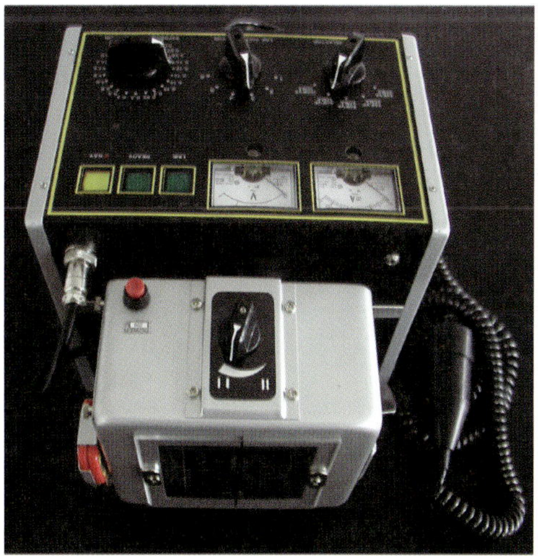

그림 3-13. 단상 반파정류의 기본 회로 및 X선발생기

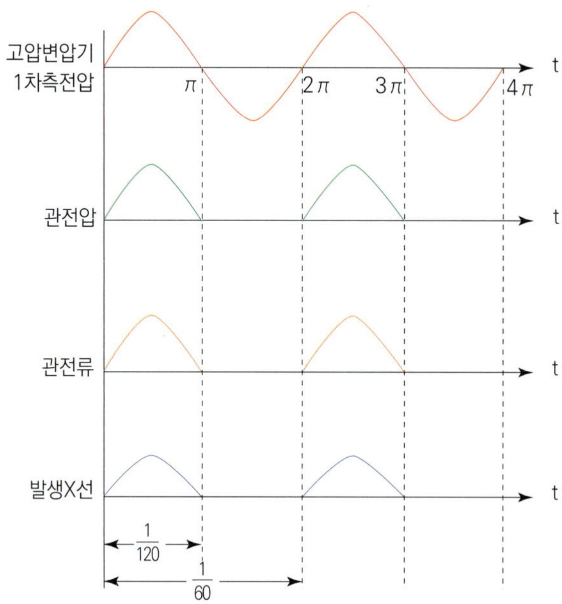

그림 3-14. **단상 반파정류의 파형특성**

2) 단상전파정류(Single phase full-wave rectification)

단상전파정류 X선장치는 고압정류기를 4개를 사용하여 교류 사인파 한주기의 전체 파형을 정류시키는 장치로 그림 3-15와 같이 고압변압기 2차측 중성점(접지점)에 대해 (+)의 고전압이 발생할 경우나 (-)의 전압이 발생할 경우 모두 X선관의 양극측으로 (+)의 고전압이 가해져서 X선이 발생되어 한 개의 사인파 주기 동안 2개의 X선 피크가 발생하게 된다. 즉, 단상2피크정류방식이라고도 부르며, 과거에 가장 많이 사용된 X선장치이다.

또한 X선장치의 형식명은 RF-500-150으로 나타낸다(단, R-촬영용, F-투시용, 500-공칭최대관전류[mA], 150-공칭최고관전압[kVp]).

장치의 특징은 다음과 같다.

① 고압정류기는 4개가 필요하다.
② X선관에 역전압이 발생하지 않는다.
③ 고압케이블이 직류에 대한 절연내력을 가지고 있어야 한다.
④ 최단 X선 조사시간은 1/120sec이며, 0.1sec X선조사시 spinning top의 흑점수는 12개가 된다.

⑤ 고전압변압기 2차측 중성점에 교류전류가 흐르기 때문에 별도의 관전류 측정용 정류기가 4개 필요하다.

⑥ 고전압변압기 2차측전압(실효치)과 X선관전압(최대치)과의 관계는 교류 정현파의 관계에서와 같이 X선관전압 = 2차측전압 × 1.41로 나타낼 수 있다.

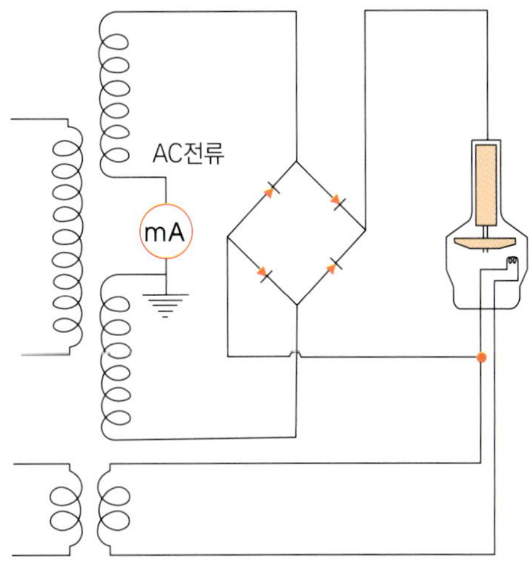

그림 3-15. **단상전파정류 X선장치의 회로**

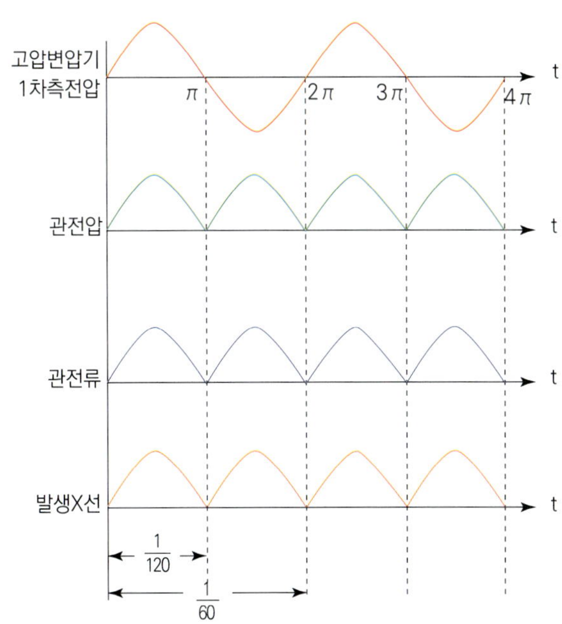

그림 3-16. **단상전파정류의 파형특성**

⑦ 입력전압과 출력 관전압과의 관계는 다음과 같다(단, 손실을 무시한 경우).

$$출력\ 관전압 = \sqrt{2} \cdot V_1 \cdot \frac{N_2}{N_1} \cdot 10^{-3}[kVp]$$

단, $\sqrt{2}$: 입력(1차)측 실효전압과 출력(2차)측 최고전압의 비,
V_1 : 입력 실효전압[V], N_1 : 1차 권선수, N_2 : 2차 권선수

3) 3상전파정류(Three phase full-wave rectification)

기존의 단상전원을 사용하지 않고 3상전원을 사용함으로 단상에 비해 더욱 평활한 X선출력 파형을 얻기 위해 1925년 독일에서 처음 제작되었고, 그 다음해인 1926년에는 정류관을 사용한 3상정류장치가 개발되었다.

3상교류는 주파수는 같고 위상이 서로 120°씩 차이나는 3개의 교류 사인파를 말하며, 결선방법에는 델타결선(△결선)과 스타결선(Y결선)이 있다.

3상교류의 장점은 단상장치에 비해 평활한 출력파형을 얻을 수 있으며, 단상장치의 X선출력은 간헐적인데 비해 연속적인 X선발생이 가능하며, 순간허용부하를 크게 할 수 있다. 또한 단상에 비해 단시간 제어가 가능하며, 연선이 적어져서 환자의 피폭선량도 감소될 수 있다.

3상장치의 형식명은 TRF-1000-150으로 나타낸다(단, T-3상, R-촬영용, F-투시용, 1000-공칭최대관전류[mA], 150-공칭최대관전압[kVp]).

(1) 3상교류의 발생

그림 3-17의 A와 같이 권선수, 선의 굵기 등이 꼭 같은 3개의 코일 AA′, BB′, CC′를 전기각 $\frac{2\pi}{3}$ [rad] = 120°의 간격으로 감고 코일을 시계방향으로 회전시키면 각 코일에는 크기가 같고 120°씩 위상이 늦은 3개의 교류, 즉 3상교류가 발생한다.

A코일의 기전력 ea를 기준으로한 각 상의 기전력은 다음과 같다.

$$\begin{aligned}
제1상\ e_a &= E_m \sin\omega t \\
제2상\ e_b &= E_m \sin(\omega t - 120°) \\
제3상\ e_c &= E_m \sin(\omega t - 240°) \\
&= E_m \sin(\omega t + 120°)
\end{aligned}$$

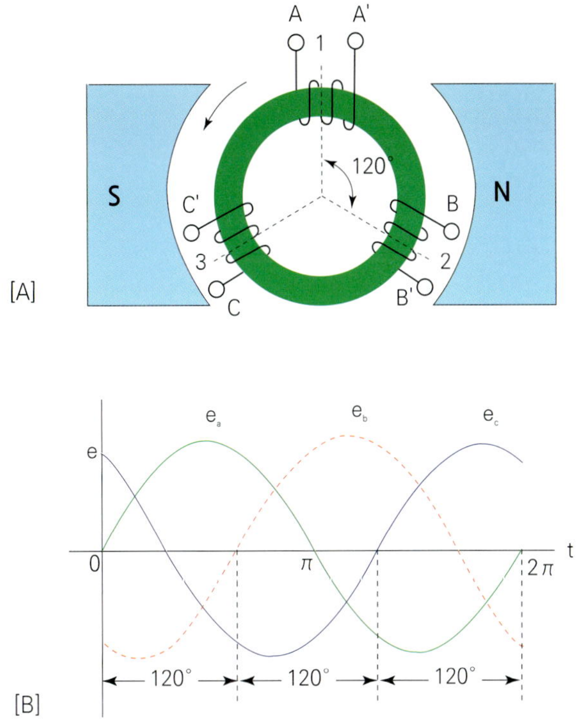

그림 3-17. **3상교류의 발생과 파형, 벡터도**

또한 3개의 기전력의 합은 항상 0이 된다. 즉,

$$
\begin{aligned}
e_a + e_b + e_c &= 0 \\
&= E_m\{\sin\omega t + \sin(\omega t - 120^\circ) + \sin(\omega t + 120^\circ)\} \\
&= E_m(\sin\omega t + \sin\omega t\cos 120^\circ - \sin\omega t\sin 120^\circ + \sin\omega t \cos 120^\circ \\
&\quad + \sin\omega t\sin 120^\circ) \\
&= E_m(\sin\omega t + 2\sin\omega t\cos 120^\circ) \\
&= E_m \sin\omega t\{1 + 2 \times (-\frac{1}{2})\} = 0
\end{aligned}
$$

(2) 삼상회로의 결선방법

발전기나 변압기 등의 3상교류 전원에 있어 3개의 코일에서 3상전압의 결선은 2개의 방법이 있다.

① 성형결선(Star connection) 또는 Y결선(Y-connection)

코일의 한 끝을 함께 접속하고, 다른 끝에서 3개의 전선을 인출시키는 결선방법으로 3개의 코일의 집합점을 중성점(neutral point)이라 하며 중성점을 접지시키는 경우가 많다(그림 3-18[A]).

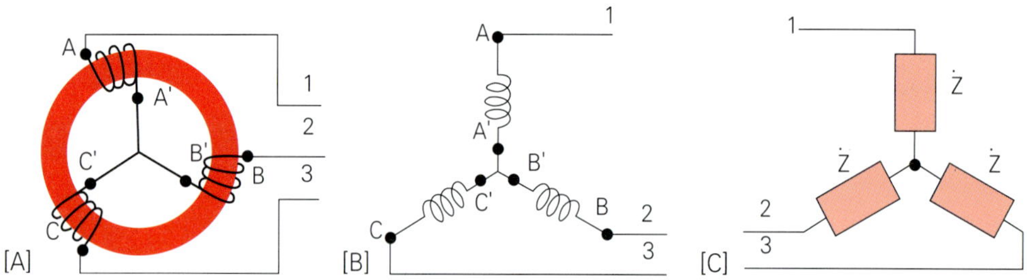

그림 3-18. **성형결선**

[A] 성형결선 연결방법 [B] 전원 [C] 부하

② 삼각결선(Δ-connection) 또는 Δ결선(delta connection)

각 상의 한쪽 끝선과 다른 상의 시작 선을 순차적으로 연결한 후, 그 접속점에서 3개의 전선을 인출하는 결선방식으로 X선장치에서는 고전압변압기 1차측의 결선방법으로 사용되고 있다(그림 3-19[A]).

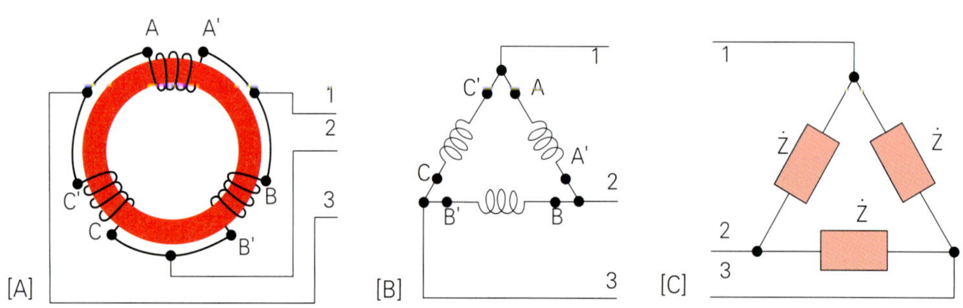

그림 3-19. **삼각결선**

[A] 삼각결선 연결방법 [B] 전원 [C] 부하

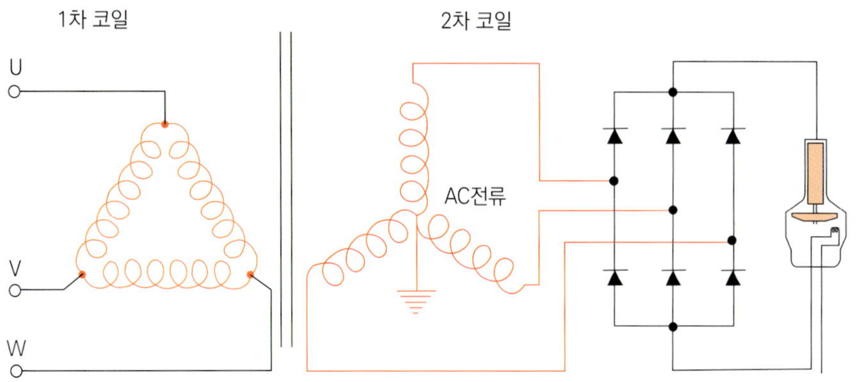

그림 3-20. **3상6피크 정류의 기본결선**

(3) 3상6피크 정류

3상6피크 정류 고전압변압기의 기본결선은 1차측에 △결선, 2차측에 Y결선을 하며, 2차측의 중성점은 접지를 실시한다. 기본회로는 그림 3-20과 같이 고압정류기 6개를 이용하여 전파정류 시킨다.

3상교류 각 상의 순간전압은 다음과 같다.

$$e_1 = E_m \sin \omega t$$
$$e_2 = E_m \sin(\omega t - \frac{2}{3}\pi)$$
$$e_3 = E_m \sin(\omega t - \frac{4}{3}\pi)$$

여기서 e_1이 최대일 때, 즉 $\omega t = \pi/2$ 인 경우의 각 상의 전압을 구해보면,

$$e_1 = E_m$$
$$e_2 = E_m \sin(\frac{\pi}{2} - \frac{2}{3}\pi) = E_m \sin(-30^\circ) = -0.5E_m$$
$$e_3 = E_m \sin(\frac{\pi}{2} - \frac{4}{3}\pi) = E_m \sin(-150^\circ) = -0.5E_m$$

즉, $e_1 = E_m$ 일때 접지전위에 대해 (+)전압은 E_m, (-)전압은 $0.5E_m$이 되어 양단의 출력전압은 $1.5E_m$이 된다.

또한 $e_1 = (2/3\pi)$에서

$$e_1 = E_m \sin(\frac{2}{3}\pi = 0.866E_m)$$

$$e_2 = E_m \sin(\frac{2}{3}\pi - \frac{2}{3}\pi) = 0$$

$$e_3 = E_m \sin(\frac{2}{3}\pi - \frac{4}{3}\pi) = 0.866E_m$$

즉, 최대값보다 $\pi/6$ 늦게 음과 양의 전압이 동일하게 되어 양단의 출력전압은

$0.866 \times 2 = 1.73E_m = \sqrt{3}\,E_m$ 이 된다. (3-1)

이상과 같이 1상의 전압이 최대일 때 정류된 출력전압이 1상전압의 1.5배가 되어 가장 낮고, 1상의 전압 최대값보다 $\pi/6$ 늦은 경우 정류출력전압은 최대가 되며 그 값은 1상전압의 $\sqrt{3}$ 배가 된다.

여기에서 3상6피크 정류장치의 관전압파형 피크백분율(관전압맥동율, ε)은 다음과 같이 나타낼 수 있다.

$$\varepsilon = \frac{E_{max} - E_{min}}{E_{max}} \times 100\% = \frac{1.73 - 1.5}{1.73} \times 100 = 13.4\%$$

3상6피크 정류는 그림 3-21에서와 같이 접지점에 대한 음(-)과 양(+)의 전압파형이 비대칭이므로 X선관의 수명이 짧아 1960년 이후에는 사용하지 않고 있다.

3상6피크 정류의 특징은 다음과 같다.

① 고전압변압기의 기본결선은 △ ∥ Y이다.
② 고전압정류기의 개수는 6개이다.
③ 최단 X선 조사시간은 1/360sec이다.
④ 고전압변압기 2차측 중성점에 교류전류가 흐르기 때문에 별도의 관전류 측정용 정류기가 6개 필요하다.
⑤ 관전압파형 피크백분율은 13.4%이며, 부하전력 P ≒ 0.95 × 관전압(최고값) × 관전류(평균값)으로 나타낼 수 있다.

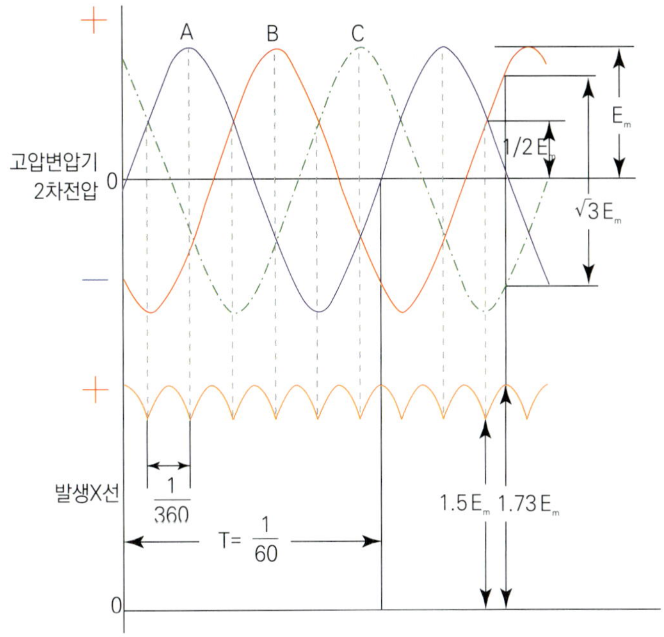

그림 3-21. **3상6피크 정류회로의 파형특성**

⑥ 접지점에 대해 음(-), 양(+)의 출력파형이 비대칭이 되어 장치의 수명이 짧다.

⑦ 입력전압과 출력 관전압과의 관계는 다음과 같다(단, 손실을 무시한 경우).

$$\text{출력 관전압} = \sqrt{3} \cdot \sqrt{2} \cdot V_1 \cdot \frac{N_2}{N_1} \cdot 10^{-3}\,[\text{kVp}]$$

단, $\sqrt{3}$(≒1.73) - E_m(상전압최고치)와 정류출력선간전압의 비(3-1참조),

$\sqrt{2}$: 입력(1차)측 실효전압과 출력(2차)측 최고전압의 비,

V_1 : 입력실효전압[V], N_1 : 1차 권선수, N_2 : 2차 권선수

(4) 3상2중6피크 정류

2중6피크 정류방식은 고전압변압기 2차측의 결선방법을 동일한 결선(Y결선) 2개를 직렬로 연결하여 제작한 방법이며, 이 경우 그림 3-22와 같이 음,양의 중성점은 고압 정류회로 중성점이 되며, 이곳에는 직류전류가 흐르게 된다.

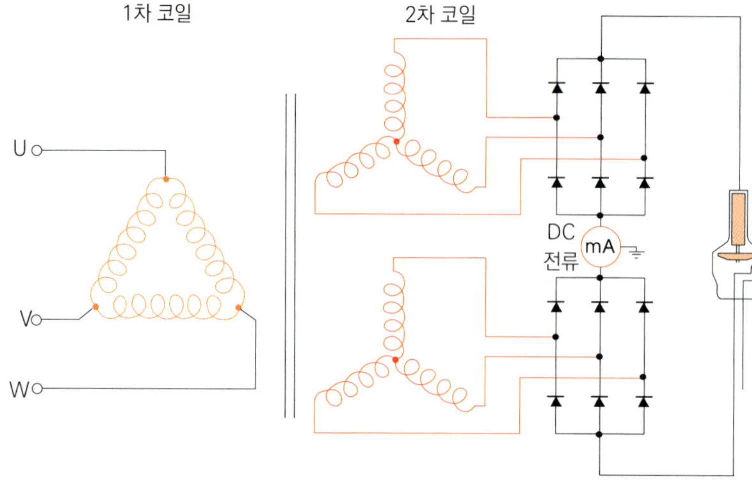

그림 3-22. **3상2중6피크 정류의 기본결선**

2중방식을 사용하는 이유로는 접지점에 대해 음(-)과 양(+)의 출력전압이 대칭을 이루므로 X선관의 수명을 길게 할 수 있으며, 2차측변압기(Y결선)를 2개를 직렬연결하기 때문에 출력전압을 2배로 높일 수 있는 장점이 있다.

3상2중6피크 정류의 특징은 다음과 같다.

① 고전압변압기의 기본결선은 △ ‖ YY이다.

② 고전압정류기의 개수는 12개이다.

③ 최단 X선 조사시간은 1/360 sec이다.

④ 고전압정류회로 중성점에 직류전류가 흐르기 때문에 별도의 관전류 측정용 정류기가 필요없다.

⑤ 관전압파형 피크백분율은 13.4%이며, 부하전력 P ≒ 0.95 × 관전압(최고값) × 관전류(평균값)으로 나타낼 수 있다.

⑥ 접지점에 대해 음(-), 양(+)의 출력파형이 대칭이 된다.

⑦ 입력전압과 출력관전압과의 관계는 다음과 같다(단, 손실을 무시한 경우).

$$\text{출력관전압} = 2 \cdot \sqrt{3} \cdot \sqrt{2} \cdot V_1 \cdot \frac{N_2}{N_1} \cdot 10^{-3} [\text{kVp}]$$

단, 2 - 출력측 동일 결선이 2개이므로,

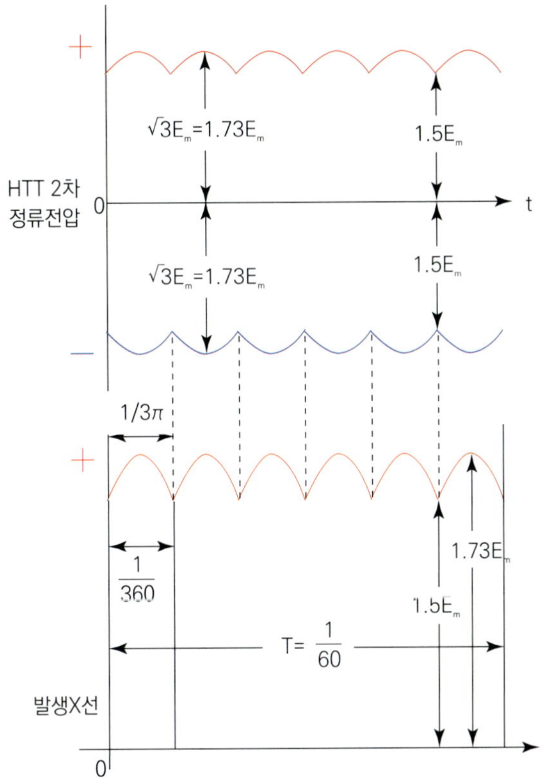

그림 3-23. **3상2중6피크 정류의 파형특성**

$\sqrt{3}$ (≒1.73) - E_m(상전압최고치)와 정류출력선간전압의 비,

$\sqrt{2}$: 입력(1차)측 실효전압과 출력(2차)측 최고전압의 비,

V_1 : 입력실효전압[V], N_1 : 1차 권선수, N_2 : 2차 권선수

(5) 3상12피크 정류

그림 3-24처럼 2차측 권선을 Y-△를 직렬로 연결하면 Y결선과 △결선의 출력위상차가 60° 차이가 나게 되어 정류 후의 파형은 30°의 위상차가 생기게 되어 12개의 출력피크가 발생하게 된다.

여기서 Y와 △출력 전압은 같고, 정류출력 파형은 그림 3-25와 같이 양(+), 음(-)에서 30°의 위상차가 있고, 출력전압의 합은 12피크가 된다. 이 출력 파형은 접지점에 대해 음(-)과 양(+)의 파형이 비대칭이 되나 그 합은 거의 정전압에 가깝다.

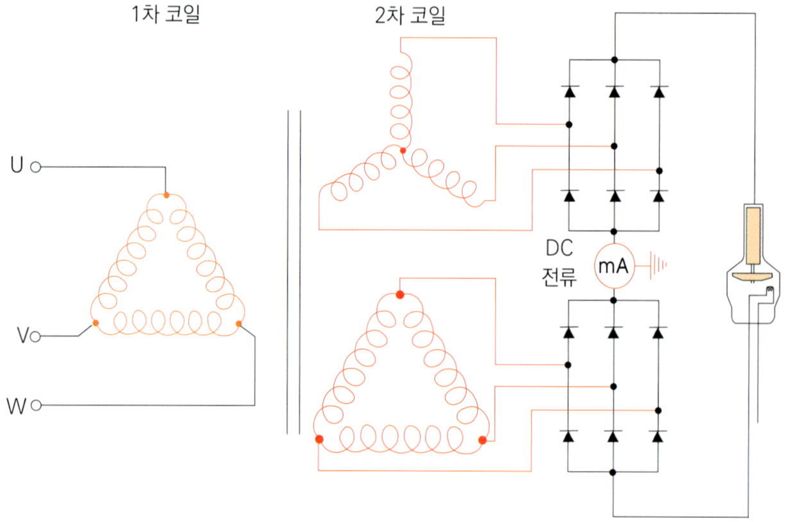

그림 3-24. **3상12피크 정류의 기본결선**

양(+) 측 Y 결선의 전압을 기전력 e_1로 하면,

$$\text{기전력 } e_1 = E_m \sin\omega t$$

이고, 음(-) 측 △ 결선의 전압을 기전력 e_2로 하면,

$$\text{기전력 } e_2 = E_m \sin(\omega t - \pi/6)$$

가 되며, $\omega t = \pi/2$, 즉 기전력 e_1이 최대가 될 때의 출력 전압은

$$(1 + 0.866)E_m = 1.866E_m$$

이다. 또 15° 늦은 $\omega t = \pi/2 + \pi/12$가 될때

$$\text{기전력 } e_1 = E_m \sin(\pi/2 + \pi/12) = 0.966E_m$$
$$e_2 = E_m \sin(\pi/2 + \pi/12 - \pi/6) = 0.966E_m$$

이 되어 $\omega t = 7/12\pi$가 될 때 기전력 e_1 = 기전력 e_2가 되고 그 출력전압은

$$2 \times 0.966E_m = 1.932E_m \qquad (3\text{-}2)$$

이 된다. 따라서 출력전압의 최대치는 Y, △결선의 최대치의 합 96.6%가 된다. 또 관전압 피크 백분율 ε는,

$$\varepsilon = \frac{1.932-1.866}{1.932} \times 100\% = 3.4\%$$

가 되어 평활 파형에 가깝다. 이 회로의 출력은, 근사적으로

$$P \fallingdotseq \text{관전압 최고치} \times \text{관전류 평균치}$$

가 된다.

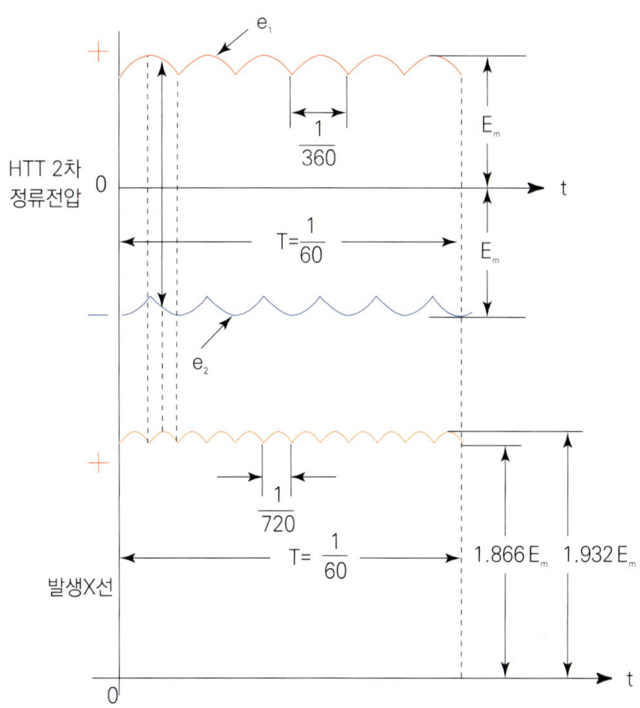

그림 3-25. **3상12피크 정류의 파형특성**

3상12피크 정류의 특징은 다음과 같다.

① 고전압변압기의 기본결선은 △ ∥ Y△이다.
② 고전압정류기의 개수는 12개이다.
③ 최단 X선 조사시간은 1/720sec이다.
④ 고전압정류회로 중성점에 직류전류가 흐르기 때문에 별도의 관전류 측정용 정류기가 필요없다.
⑤ 관전압파형 피크백분율은 3.4%이며, 부하전력 P ≒ 관전압(최고값) × 관전류(평균값)으로 나타낼 수 있다.
⑥ 접지점에 대해 음(-), 양(+)의 출력파형이 비대칭이 되어 장치의 수명이 짧다.
⑦ 입력전압과 출력 관전압과의 관계는 다음과 같다(단, 손실을 무시한 경우).

$$\text{출력 관전압} = 1.932 \cdot \sqrt{2} \cdot V_1 \cdot \frac{N_2}{N_1} \cdot 10^{-3}\,[\text{kVp}]$$

단, 1.932 - E_m(상전압최고치)와 정류출력선간전압의 비(식 3-2 참조),
$\sqrt{2}$: 입력(1차)측 실효전압과 출력(2차)측 최고전압의 비,
V_1 : 입력실효전압[V], N_1 : 1차 권선수, N_2 : 2차 권선수

(6) 3상2중12피크 정류

3상12피크 정류장치 또한 음(-)과 양(+)의 출력파형이 비대칭이 되므로 이것을 보완하기 위한 것이 3상2중12피크 정류이다.

3상2중12피크 정류의 2차측 결선(Y△)을 두 개로 직렬 연결하여 Y△Y△형태로 만들며, 기본 특징은 다음과 같다.

① 고전압변압기의 기본결선은 △ ∥ Y△Y△이다.
② 고전압정류기의 개수는 24개이다.
③ 최단 X선 조사시간은 1/720sec이다.
④ 고전압정류회로 중성점에 직류전류가 흐르기 때문에 별도의 관전류 측정용 정류기가 필요없다.
⑤ 관전압파형 피크백분율은 3.4%이며, 부하전력 P ≒ 관전압(최고값) × 관전류(평균값)으로 나타낼 수 있다.
⑥ 접지점에 대해 음(-), 양(+)의 출력파형이 대칭이 된다.
⑦ 입력전압과 출력 관전압과의 관계는 다음과 같다(단, 손실을 무시한 경우).

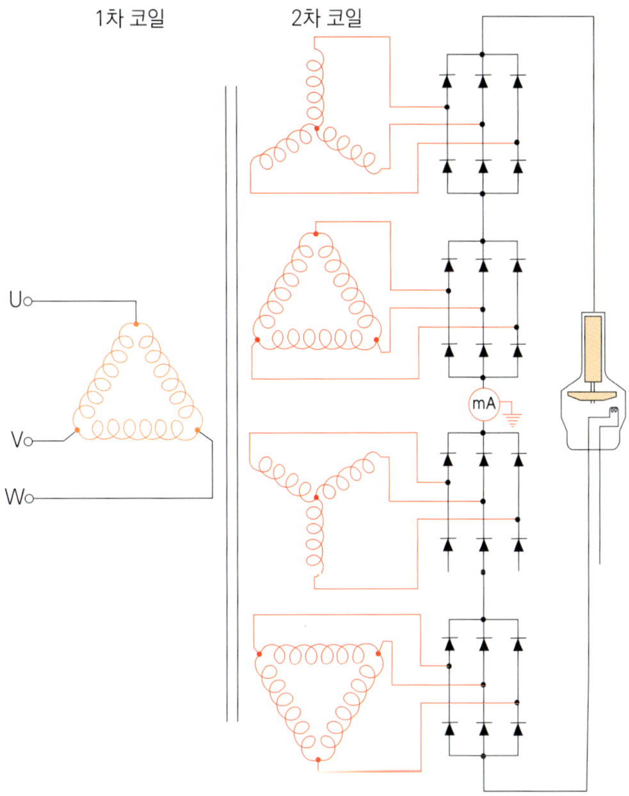

그림 3-26. **3상2중12피크 정류의 기본결선**

$$\text{출력 관전압} = 2 \cdot 1.932 \cdot \sqrt{2} \cdot V_1 \cdot \frac{N_2}{N_1} \cdot 10^{-3}[\text{kVp}]$$

단, 2 : 출력측 동일 결선이 2개이므로,

1.932 : E_m(상전압최고치)와 정류출력선간전압의 비(식 3-2 참조),

$\sqrt{2}$: 입력(1차)측 실효전압과 출력(2차)측 최고전압의 비,

V_1 : 입력실효전압[V], N_1 : 1차 권선수, N_2 : 2차 권선수

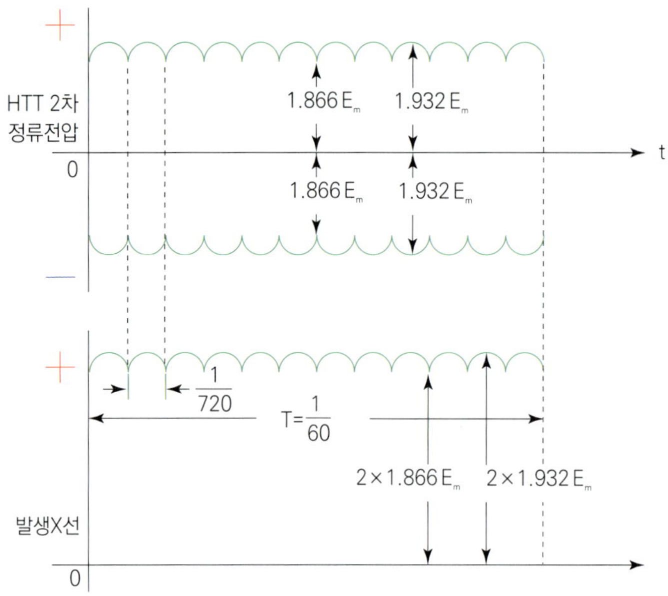

그림 3-27. **3상2중12피크 정류의 파형특성**

4) 콘덴서(Condenser)장치

콘덴서의 방전에 의해 X선을 발생시키는 방법은 소용량 전원으로 X선촬영을 할 수 있다는데서 많은 연구가 있어왔으며, 1925년 Siemens사에서 최초로 상용화되기 시작하였다. 하지만 현재는 선질특성이 나쁘고 연속촬영 등이 어려워 점차 사용량이 줄어들고 있다.

장치의 형식명은 CRF-1-120으로 나타낸다(단, C-콘덴서식, R-촬영용, F-투시용, 1-공칭최대충전용량[㎌], 120-공칭최대관전압[kVp]).

(1) 고전압발생장치

① 고전압발생의 원리

그림 3-28은 J.D. Cockcroft와 E.T.S. Walton의 연구에 의한 변압기 출력전압의 최대치 E_m의 6배로 승압하는 회로도로 6개 정류기와 6개 콘덴서가 각각 적당히 절연하여 사용되고 있다. 전원변압기의 (+)주기(실선)와 (-)주기(점선)에서 각각의 콘덴서는 정류기를 끼워두고 충전시켜 임의의 고전압을 얻을 수 있다. 즉, (+)주기 때에 정류

기 1을 두고 콘덴서 C_1으로 E_m이 충전되고 b_1의 전위는 E_m이 된다. 전원전압의 극성이 교번하여 (-)주기로 되면 전원전압의 최대치 E_m과 콘덴서 C_1으로 충전된 E_m의 합인 $2E_m$이 정류기 2를 두고 콘덴서 C′1에 충전되고 a_1의 전위는 $2E_m$이 된다.

이하 동일하게 정류기 3~6을 두고 콘덴서 C_2~C'_3로 순차적으로 충전되고, a_3의 전위는 전원전압의 최대치 E_m의 6배가 된다. 이 방식에서 각 콘덴서의 절연은 $2E_m$에 견디면 되고 각 정류기도 $2E_m$에 견디면 된다.

이상은 부하가 없는 경우이지만 부하가 a_3에서 취해지면 정류기의 순전압강하와 배선저항에 의한 전압강화 등에 의해 $6E_m$보다 작아진다. 실리콘 정류기는 전압강하가 작아 Cockcroft · Walton회로에는 좋은 정류이다.

이 접촉에서 아래쪽의 콘덴서 2개, 정류기 2개의 조합 즉 a_1점까지를 1단이라 한다. 단수는 임의이지만 부하에 의한 전압강하는 단수가 많을수록 크고, 또 변압기에서 먼 콘덴서일수록 크다.

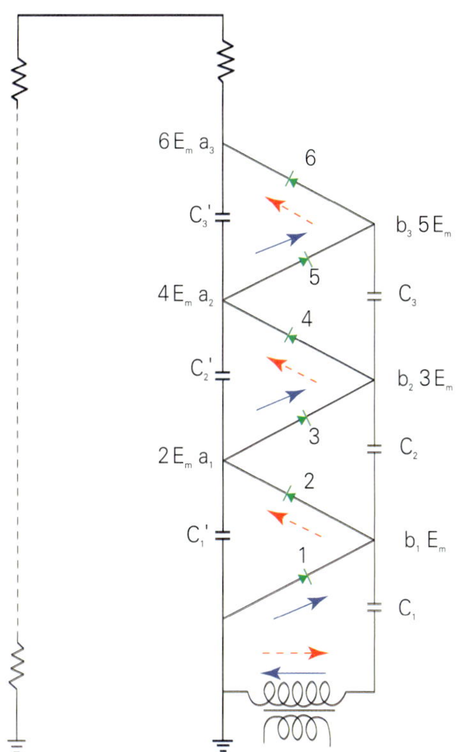

그림 3-28. Cockcroft·Walton회로

② 고전압 충전회로

그림 3-28에서 설명한 Cockcroft · Walton회로방식을 각각 +쪽과 -쪽에 설치한 충전회로를 그림 3-29에 나타낸다. 그림 3-29는 최고 관전압이 150kV, 한쪽이 75kV인 16단의 예이다. 그림 R_1, R_2는 방전시의 이상진동을 억제하여 X선관을 보호하기 위한 보호저항을 2~5kΩ×2 정도의 저항이 사용되고 있다.

따라서 방전 시는 저항에 의한 전압강하가 있어 관전류가 많아질수록 충전전압과 방전전압의 차이가 커진다. 10kΩ의 경우 100mA당 1kV의 전압강하가 일어난다. 그림 3-30은 이 관계를 나타낸 것으로 저전압 대전류일수록 사진효과의 영향은 커진다.

R_5, R_6는 잔류전하 방전저항으로 스위치 SD는 전원투입전 항상 닫혀져 있다. 따라서 과잉전하를 방전시키는 경우는 전원을 일단 끄고 충전전압계가 원하는 전압까지 강하하면 다시 전원을 넣어도 된다.

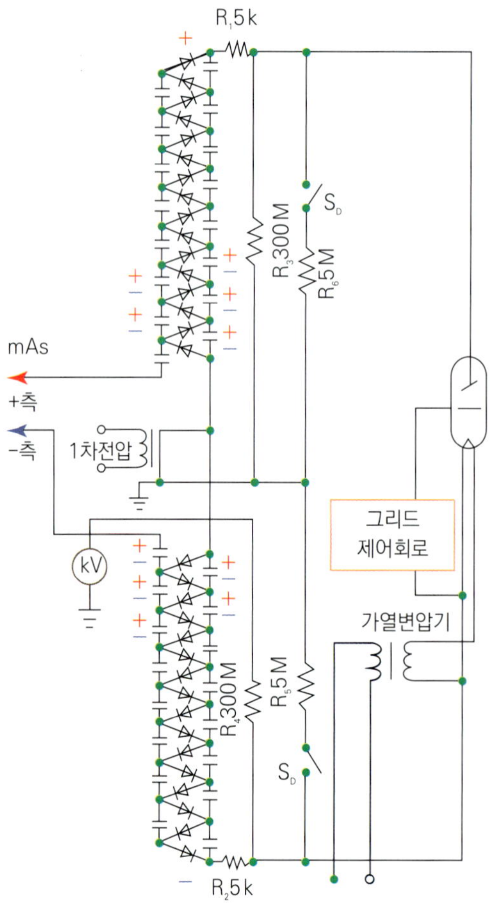

그림 3-29. Cockcroft 충전회로

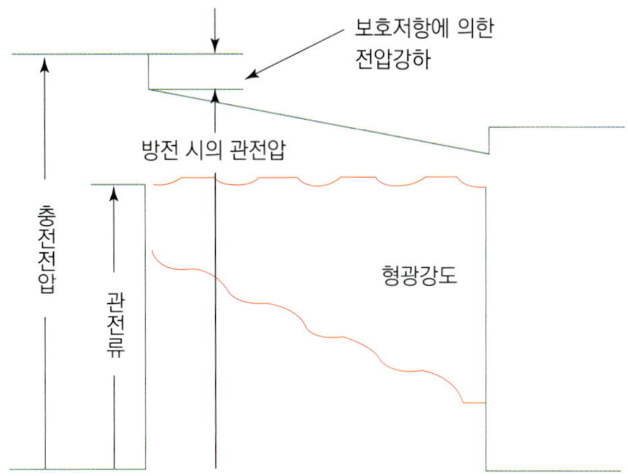

그림 3-30. **보호저항에 의한 관전압 강하**

콘덴서용량 1μF, $R_5 + R_6$ = 10MΩ로 하면 충전전압의 1/2 전압까지 방전시키는 시간은 약 7초가 된다.

③ X선의 조사, 차단

3극X선관의 그리드(grid) 전압을 제어함에 의해 X선의 조사, 차단을 행한다. 즉 3극X선관의 그리드와 음극(cathode)간을 거의 단락상태로 하면 X선관에는 관전류가 흐르고 X선이 방사된다. X선의 차단은 음극과 그리드간에 약 3kV 전압을 가하여 그리드를 음극에 대하여(-)로 함으로써 이루어진다.

그림 3-29의 그리드 제어회로는 이 같은 기능을 가진 회로이고 제어회로는 X선관 필라멘트와 같은 전위로 되기 때문에 고전압절연을 해야 한다.

(2) 제어장치

① mAs와 X선량의 관계

콘덴서에 축적된 전하 Q는

$$Q = CV$$

C : 콘덴서 용량
V : 충전전압

으로 표시된다. 여기서 C를 μF, V를 kV로 나타내면 Q는 mAs가 된다.

콘덴서용량 1μF의 장치에서 100kV로 충전하면 콘덴서에 축적된 전하는 100mAs로 되고 이 값은 최대 mAs이다. 이것은 100kV로 충전하고 전방전(全放電)한 경우이다. 만일 이것을 90kV로 파미절단한 경우는 위의 식에 충전전압과 방전전압의 차(差) 10kV를 대입하면 Q = 10mAs가 된다. 즉 콘덴서 용량이 1μF의 경우 1mAs당 전압강하는 1kV가 된다. 그러나 콘덴서식 장치의 mAs는 축적 전기량이 유한하기 때문에 변압기식 장치의 mAs와 동일하게 생각할 수는 없다. 예를들어 용량 1μF의 장치에서 100kV로 충전하여 2mAs 방전하면 98kV에서 절단되어 그 차는 2kV이다.

이 같은 미세한 전위차의 경우 사진효과는 근사적으로 mAs에 비례하지만 mAs가 증대함에 따라서 관전압은 저하하기 때문에 점차 변화는 적어지고 50mAs에 비례하지만 50mAs 이상이 되면 더 이상 사진효과는 변하지 않게 된다.

그림 3-31은 이 관계를 나타낸 것이다(알루미늄 A1의 두께 10mm와 20mm의 종축 눈금은 A). 제어 방식으로는 파미절단전압을 미리 설정하여 방전전압이 설정치에 달하였을 때 방전을 정지하는 kV 제어방식과 mAs를 미리 설정하여 방전전기량이 설정치에 달하였을때 방전을 정지하는 mAs 제어방식이 있다. 현재는 mAs 제어방식이 일반적으로 이용되고 있다.

3극X선관은 cut off 상태에서도 미세한 X선이 방사되는데 이것을 암류 X선이라고 하며 충전시킨채로 방치하면 필요없는 X선이 외부로 방사되므로 콘덴서식 장치에는 암류X선 방지의 차폐납(shutter)이 설치되어 있다.

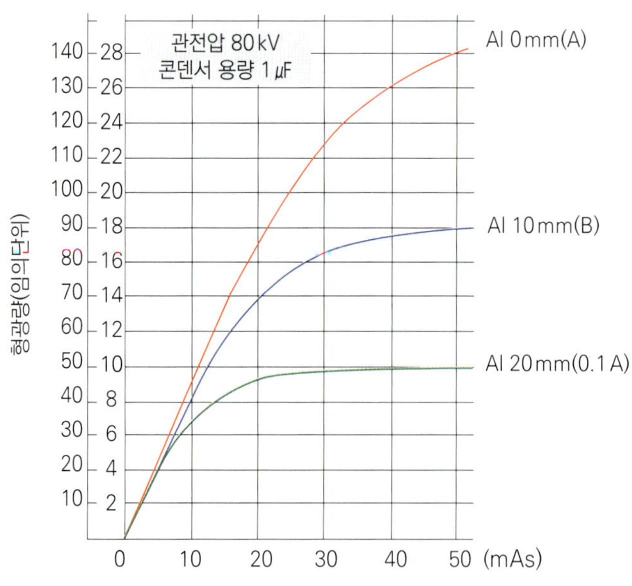

그림 3-31. **mAs와 X선량의 관계(콘덴서용량 1μF)**

② 조사시간과 특성

방전 개시 시 관전압을 E_0, 관전류를 I_0, t초 후에 관전압을 E, 그리고 X선관을 단순한 저항이라고 생각하면

$$E = E_0 \varepsilon^{-t/RC}$$

$$\therefore t = RC \log\frac{E_0}{E}$$ 가 된다.

콘덴서 X선장치에 있어서 관전류의 대소는 직접 X선 출력에는 관계없지만 조사시간에 반비례하기 때문에 X선관의 부하가 허용되는 범위내에서 관전류가 큰 쪽이 조사시간은 짧아지고 유리하게 된다.

그림 3-32는 60~100kV의 각 방전파형이다. 그림 3-32[A]에 있어서 관전압이 높은 쪽은 mAs가 적음에도 불구하고 조사시간은 길어져가는 것은 관전류가 60kV와 비교히여 100kV에서는 약 1/2로 억제되고 있기 때문이다. 그림 3-32[B]는 5mAs 이하 경우의 파형으로 관전류는 약 2배(240mAs peak)가 되기 때문에 조사시간은 8mAs의 경우보다 1/2로 단축된다.

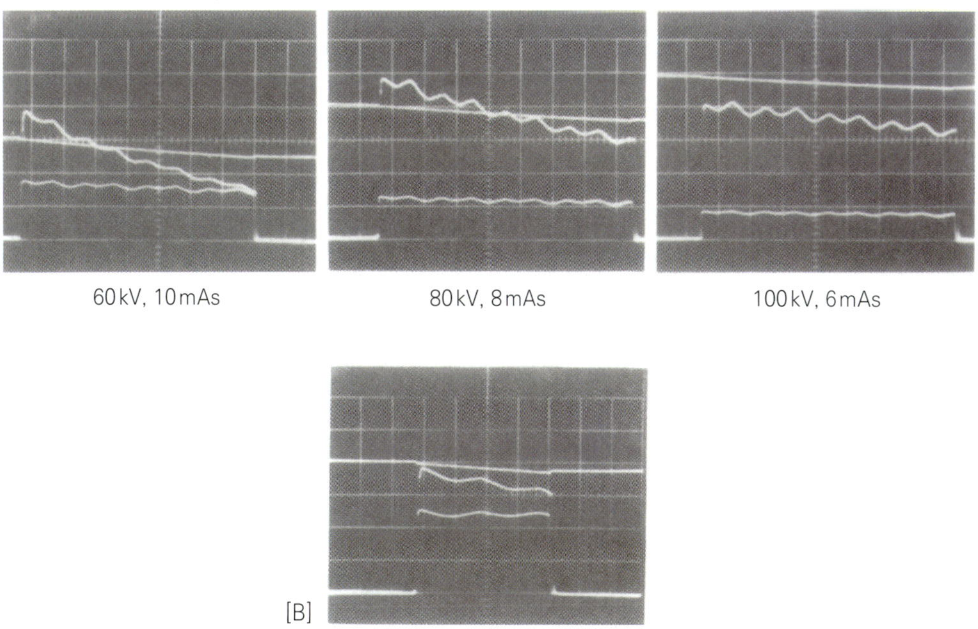

[A]

60kV, 10mAs　　80kV, 8mAs　　100kV, 6mAs

[B]

80kV, 5mAs

그림 3-32. 콘덴서식 X선장치의 관전압, 관전류파형
(관전압 20kV/div, 관전류 100mA/div, A1 10mm 투과 후의 형광강도, 콘덴서용량 1μF)
[A] H : 10ms/div　　[B] H : 5ms/div

이 같은 관전류가 많아질수록 조사시간은 짧아져 가지만, 한편 보호저항에 의한 관전압의 강하를 무시할 수 없어 보호저항이 10kΩ의 경우, 전압강하는 약 2.5kV가 되기 때문에 충전전압이 낮을수록 사진효과의 영향은 크게 변화한다.

콘덴서식 X선장치의 선량, 선질은 콘덴서의 용량 1μF에서 100kV, 5mAs 정도의 방전에서 거의 12피크형 장치에, 10~15mAs로 6피크형 장치에 상당하고 20~25mAs 방전으로 거의 2피크형 장치와 같아진다.

콘덴서장치의 특징은 다음과 같다.

① 관전압이 낮은 상태로 X선을 조사하면 환자피폭선량 증가 등의 문제가 발생하기 때문에 방전파형 저관전압 부분에서의 X선발생을 중지시키는 파미절단방식을 이용한다.
   파미절단방식의 장점은 연선(장파장 X선)이 적어 피폭선량이 줄어들고, 운동 불선예도의 감소 및 재충전시간이 짧아지게 된다.
② 관전류는 피크계(mAp)를 사용한다.
③ 소용량 전력사용이 가능하므로, 전력사정이 나쁜 지역에서 또는 이동형으로 X선을 사용 할 수 있다.
④ 재현성이 양호하며, 전원주기와 상관없이 X선을 제어할 수 있다.

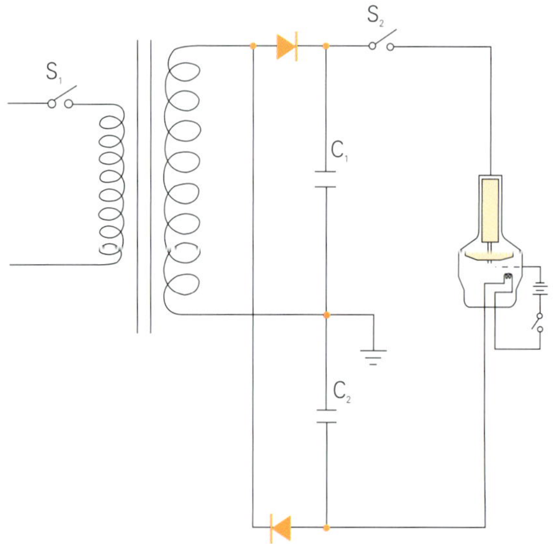

그림 3-33. 콘덴서방전식 X선장치의 회로(고압인가방식)

5) 인버터식 X선장치

진단용 X선장치는 40~150kV의 관전압과 50mA~1,000mA의 전류가 필요하며, X선 조사시간은 1msec에서 5sec 정도까지의 변화가 필요하다. 또한 가능한 단시간 제어가 필요하며, 직류에 가까운 X선의 발생이 필요하다. 이러한 관점에서 볼 때 콘덴서식 장치는 대전류에서의 문제점이 있고, 단상장치는 단시간제어 및 펄스파의 출력이 문제가 되며, 3상장치의 경우는 장치의 소형화에 문제가 있다.

인버터식 X선장치는 이러한 문제점을 해결한 장치로 단상 및 3상의 전원을 이용하여, 직류에 가까운 X선을 발생시킬 수 있으면서 장치의 소형화가 가능하다는 것이 가장 큰 특징이다.

인버터식 X선장치는 인버터(inverter)라는 직류를 교류로 변환시키는 변환기가 있어서 부르는 말로써 다른 이름으로는 고주파식(high frequency) X선장치라고도 하며, 상용 주파수인 60Hz를 수백~수십kHz의 고주파루 변환시켜서 X선을 발생한다.

인버터식 X선장치의 종류는 촬영시 X선 에너지를 전원설비에서 공급하는 변압기형과 축전지 또는 콘덴서에서 공급하는 에너지 축적형 방식으로 나눌 수 있다.

(1) 인버터식 X선 고전압장치에 필요한 기술

전력은 기본적으로 에너지량이지만 그 형태는 주파수(직류도 포함해서), 상수(常數), 전압, 전류라고 하는 정보량도 포함되어 있다. 전력의 변환이라 일컫는 경우에 이 전력의 형태 중 한 가지 이상을 실질적으로 전력손실이 생기지 않고 바꾸는 것을 의미하고 있다. 이것을 나타낸 것이 그림 3-34[A]로 전력 변환에서는 전원에서 출력쪽으로 에너지의 흐름이 중시된다.

이에 비하여 전력제어라는 경우에는 그림 3-34[B]에 나타낸 것 같이 제어입력에 대하여 출력의 관계, 즉 정보의 흐름이 중요하게 된다. 따라서 단순히 교류를 직류로 바꾼다면 전력의 변환이지만 동시에 직류의 전압·전류를 조정하는 경우에는 전력의 변환과 제어를 동시에 행하고 있는 것으로 생각된다.

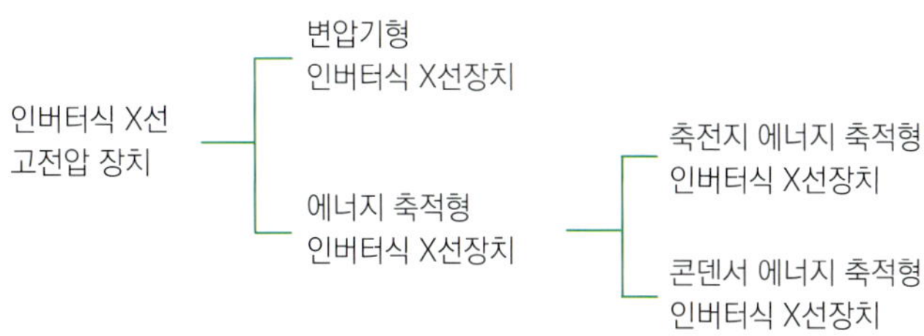

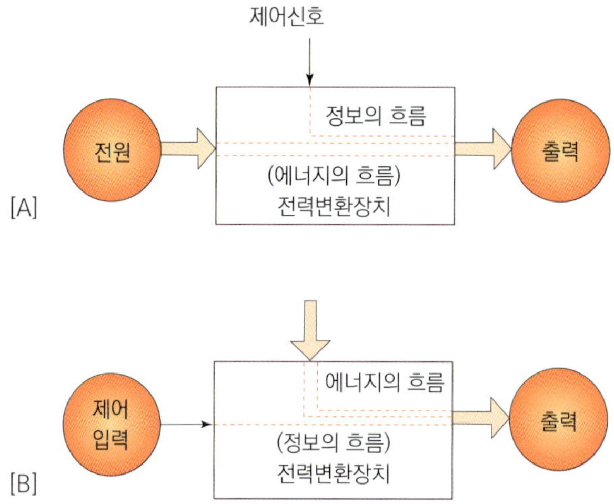

그림 3-34. **전력의 변환과 제어의 기본기능**

① 전력용 반도체 device의 종류와 특성

전력의 변환과 제어의 가장 기초적 동작인 on/off switching 동작에는 thyristor(제어정류소자) 등의 전력용 반도체 설비가 사용된다. 이것은 완전히 정지화(静止化)된 전자 switch이고 수 kHz, 수백 kHz라는 고속 on, off switching 동작도 가능하고 on과 off의 시간비를 제어함에 따라서 전력을 미세하게 고효율로 변환·제어할 수 있다. 이같은 방법으로 전력의 제어를 행하는 전력용 반도체 설비에는 많은 종류가 있지만 표 3-2에 나타낸 최근의 inverter식 X선 고전압장치에 사용되고 있는 on/off 기능과 제어 설비를 취급한다.

A. Bipolar power transistor : Bipolar power transistor는 이름과 같이 동작을 정공(正孔)과 전자 두가지 극성의 carrier가 담당하는 것이다. Emitter, Base, Collector의 3영역으로 구성되고 각각 영역의 도전형에 따라서 pnp transistor와 npn transistor로 분류되는데 각각 2개의 pn접합을 가지고 증폭작용을 하는 것이 특징이다. 각 영역에서 밀도가 높은 쪽의 carrier는 다수 carrier(P형 반도체에서는 정공(正孔), n형반도체에서는 전자), 낮은쪽의 carrier는 소수 carrier라고 불리고 있다.

표 3-2. X선고압장치에 사용되고 있는 주된 on · off 기능 가능한 제어 device

device의 종류		on·off		
device 명칭		bipolar transister	power MOSFET	절연 gate형 bipolar transister IGBT
device의 기호		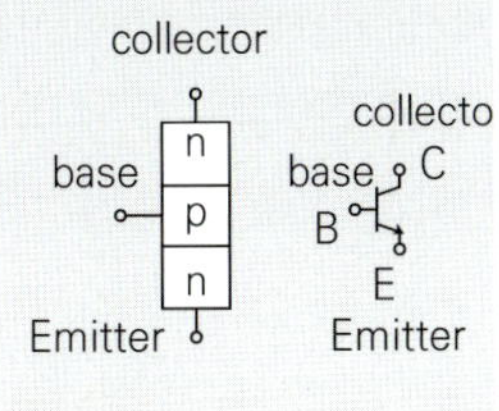	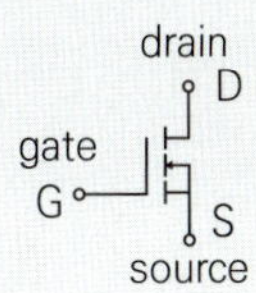	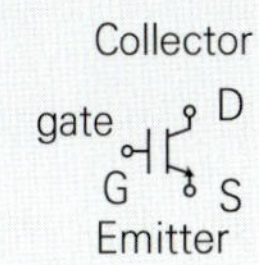
전압·전류파형		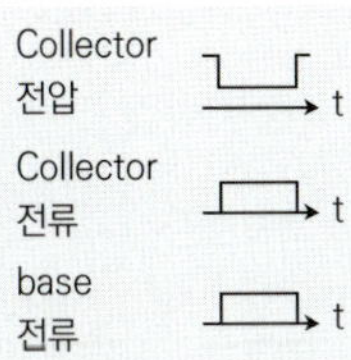	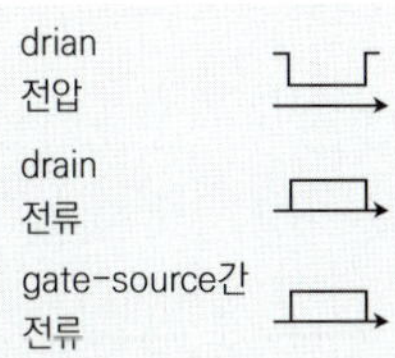	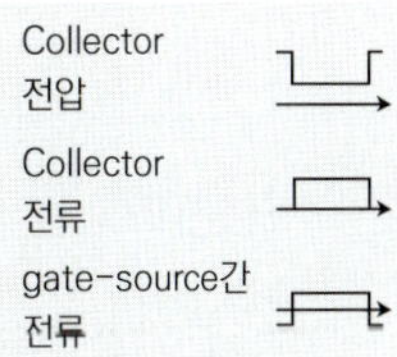
스위치조작	turn on	base 전류가 흐른다	gate 전압을 가한다	gate 전압을 가한다
	on 유지	gate 전압을 가하고 계속한다	gate 전압을 가하고 계속한다	gate 전압을 가하고 계속한다
	turn off	gato 전압을 0으로 한다	gate 전압을 0으로 한다	gate 전압을 0으로 힌다

Bipolar power transistor는 본래 선형 증폭기능을 가진 device이지만 이것을 차단영역과 포화영역에서 이용함에 따라서 전력 switch로써 이용한다. 정지전력 변환(靜止電力變換)을 위해서는 collector와 emitter간 전압이 수백 V, collector 전류가 수 A인 것이 필요하게 되고, 이러한 것이 power transistor라고 불리고 있다. 이 설비는 인버터의 동작주파수는 수 kHz에서 소자의 병렬접속에 의해 100kW의 대용량장치에까지 사용되고 있다.

B. Power MOSFET : MOSFET는 metal oxide semiconductor field effect transistor(MOS형 전계효과 transistor)의 약자이다.
전계효과 transistor는 drain·source 양전극간의 전류통로(channel)의 전기 전도 특성은 gate전극이 미치는 전계효과에 의해 제어되는 transistor로서 동작에 관여하는 carrier가 한 종류이기 때문에 unipolar transistor라고도 불린다. gate 구조의 종류에 따라서 MOS형과 접합형이 있다.

MOS형에서는 전류를 제어하는 gate 전극부는 금속(metal) - 산화물(oxide) - 반도체(semiconductor)로 구성되어 있다. source는 하전입자(n channel의 경우는 전자, p channel의 경우는 정공)의 공급원으로 drain은 그 배출구이다. power MOSFET는 gate전극 바로 아래의 유기되는 channel의 전도도변조(傳導度變調)를 이용하는 다수 carrie device이기 때문에 소수 carrier 설비인 bipolar transistor에 비하여 고속 switching이 가능하고 2차항복(降伏)이 잘 일어나지 않고 구동전력이 적지만 on 전압은 bipolar transistor에 비하여 약간 크다.

switching 주파수는 높게 할 수 있으나 전류용량이 작기 때문에 중소용량이 장치에 사용되고 있다.

C. IGBT : IGBT는 insulated gate bipolar transistor의 약자이고 MOSFET, transistor 및 thyristor의 특성을 겸비한 MOS gate turn on/off·bipolar power transistor이다. 설비의 입력 impedance가 높은 것은 MOSFET 수준이고 on 전압이 낮은 것은 bipolar transistor 수준이다. 따라서 고속성과 낮은 손실의 특징을 살려서 최근 급속히 보급되어 bipolar transistor를 대신할 말한 것으로 발전하고 있고 최근의 고전압장치에는 이 소자를 사용한 것이 많다.

② 전력변환 회로 방식

전력변환의 기본적인 생각은 상기한 바와 같지만 알기쉬운 전력형태인 직류와 교류의 사이의 변환으로서 표시한 것이 표 3-3이다. 또 표 3-4는 같은 관계를 변환장치에 관하여 나타낸 것이다.

A. 순변환(順變換)(AC → DC 변환) : 교류전력을 직류전력으로 변환하는 것을 순변환이라고 하며 정류라고도 부른다. 상용전원을 직류로 변환하거나 2피크형 장치와 6 및 12피크형 장치에서 설명한 고전압변압기의 출력을 직류로 변환하는 회로가 이에 해당한다. 단상교류전압을 전파정류하는 회로이며 예를들면 그림 3-35와 같다.

소자에 diode를 이용한 경우 전압제어는 불가능하여 단순한 정류가 되지만 thyristor를 이용한 경우에는 그 점호위상(点呼位相)을 변환시킴에 따라서 직류 출력전압을 제어할 수 있다. 이같은 경우를 제어정류라고 부르며 전력의 변환과 제어를 동시에 하게 된다.

B. 직류변환(DC→ DC변환) : 이것은 변환이라고 하기보다 직류전력의 제어라고 해야 하며 DC chopper라고 부르고 있다. 이 회로에 의해 관전압의 조정이 이루어지고 그 출력을 인버터 직류전원으로 하는 장치도 있다.

표 3-3. 전력변환의 기본방식

입력 전원 / 출력	AC	DC
DC	순변환(정류)	직류변환
AC	교류전력조정 주파수변환	역변환

표 3-4. 전력의 변환장치

입력 전원 / 출력	AC	DC
DC	정류장치	DC chopper
AC(f_0)	교류전력조정장치 cyclo converter	inverter

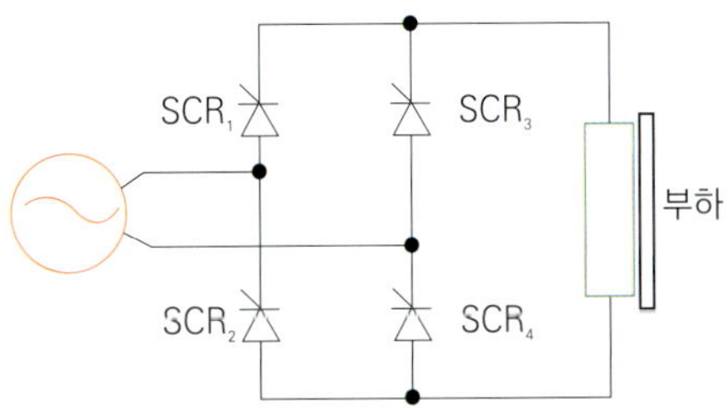

그림 3-35. 정류의 기본회로(단순전파회로)

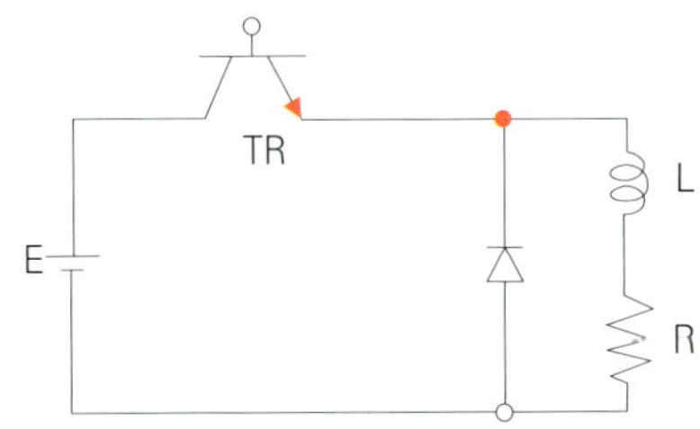

그림 3-36. DC chopper 기본회로

그림 3-36은 transistor에 의한 chopper회로의 기본 회로도이다. 이 DC chopper에 의한 전력 제어는 transistor의 on시간과 off시간을 제어하여 평균 전력을 조정하는 시간비율제어(time ratio control)가 기본이 된다.

가장 기본적인 DC chopper에 있어서 시간비율제어는 그림 3-37과 같은 pulse 변조에 의해서 실현된다. 즉

- pulse폭 변조(PWM ; pulse width modulation) : 주기 T를 일정하게 하고 switch on시간 t_{on}(pulse 폭)을 변화시키는 변조방식이다.
- pulse 주파수변조(PEM ; pulse frequency modulation) : on시간 t_{on} 또는 off시간 t_{off}의 어느쪽을 일정하게 하고 pulse의 반복 주파수 f(주기 T의 역수)를 변화시키는 방식이다(그림 3-37은 ton 일정의 예).

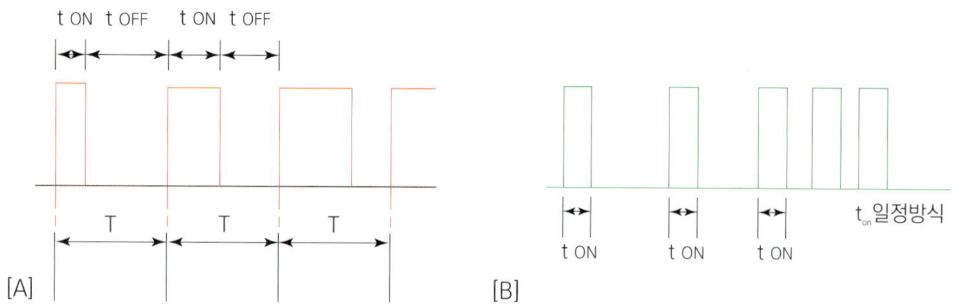

그림 3-37. **pulse 변조에 의한 직류전력의 제어**
[A] PWM(pulse width modulation : pulse폭 변조)
[B] PFM(pulse frequrncy modulation : pulse 주파수 변조)

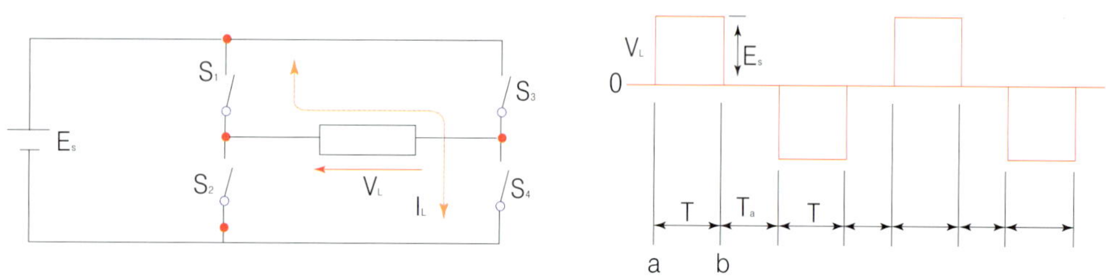

그림 3-38. **인버터의 기본회로와 동작 설명도**

C. 역변화(DC → AC 변환) : 정류를 순변환이라 함으로 역이라는 것에서 직류를 교류로 변화하는 것을 역변환이라 부르고 영어로는 inversion이라 하며 이것을 행하는 역변환장치는 인버터(inverter)라 일컫는다.

그림 3-38에 기본회로와 동작 설명도를 나타낸다. E_s는 직류전원전압이고, 시간 a에서 switch S_1과 switch S_4를 on하여 이것과 마주보고 switch S_2와 switch S_3를 off하면 부하에 그림의 방향으로 직류전압 E_s가 인가된다(이때 부하의 전압극성을 (+)로 한다). 다음에 T시간 경과의 시간 b에서 switch S_1과 S_4를 off로 한다. 그리고 전원꺼짐을 방지하기 위해서 T_a시간 경과후(이것을 인버터의 휴지시간이라 부른다)에 switch S_2와 switch S_3를 on하면 부하에는 이제까지와 반대 방향, 즉 (-)의 전압이 발생한다. 이 같이 switch S_1, S_4와 switch S_2, S_3를 T시간 경과마다 번갈아 on, off함에 따라서 부하에는 파고치 E_s의 방형파 교류전압이 발생한다.

이들의 switch에 전력용 반도체 설비를 이용하여 고속으로 switching함에 따라서 고주파의 전력변환이 이루어지는 것이다.

(2) 기본원리

고압변압기의 유도기전력 e는 다음과 같이 나타낼 수 있다.

$$e = k \cdot f \cdot B \cdot A \cdot n[V] \qquad (3\text{-}3)$$

k : 상수, f : 주파수, B : 자속밀도, A : 철심의 단면적, n : 권선수

위 식에 의해 주파수를 높게 함에 따라서 권선수, 철심의 단면적을 작게 할 수 있으므로 변압기는 소형이 가능해 진다. 그러나 고전압 절연 때문에 1차 권선과 2차 권선에는 절연 거리를 유지해야 하기 때문에 전계강도에 따른 소형화에 제약이 따르기도 한다. 또한 주파수를 올리면 변압기는 작게 만들 수 있지만 주파수가 너무 높아지면 철심의 손실이 증가하기 때문에 주파수를 높이는데도 어려움이 따른다.

현재 인버터장치의 출력주파수는 20~30kHz인 것이 보통이며, 최근에는 100kHz까지 개발되어 있다.

인버터는 사각형파(방형파) 인버터방식과 공진형 인버터방식으로 만들어진다.

① 사각형파(방형파) 인버터 방식

그림 3-39는 사각형파 인버터 방식의 개략도이며, 기본 작동원리는 다음과 같다.

A. AC/DC converter : 이 회로에 단상교류 또는 삼상교류입력전원이 입력되면 직류로 정류시킨 후 콘덴서회로를 통해 평탄화시킨다. 단, 단상교류 입력전원일 경우는 최대 출력이 제한되기도 한다.

B. DC/DC converter : 이 회로는 고전압변압기의 1차전압을 조절하여 X선관전압을 변화시키는 부위이다. 약 5kHz의 chopper 주파수가 사각형파 필터에 가해진다.

직류출력전압 V_2는

$$V_2 \fallingdotseq \frac{1\text{펄스의 시간}}{1\text{주기의 시간}} \times \text{정류 출력 전압}$$

이 되며, X선관전압은 펄스폭의 변화로 조절한다.

이렇게 필터에 의해서 평활화 된 직류전압이 인버터부에 가해진다.

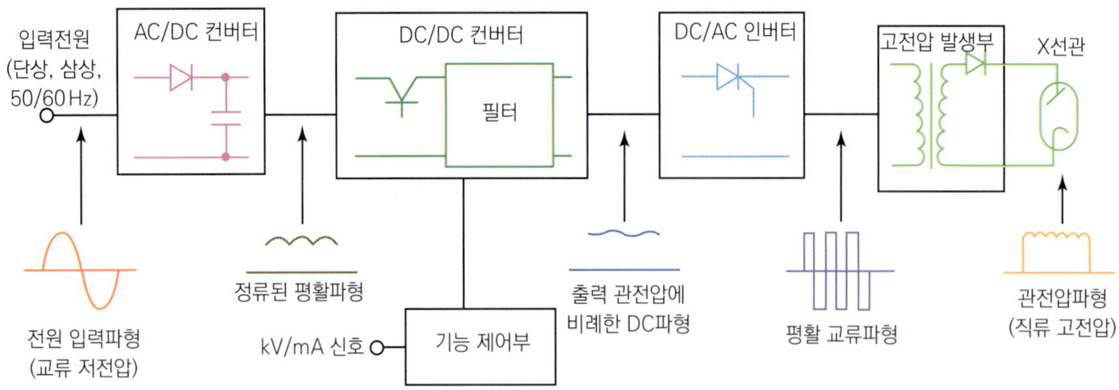

그림 3-39. **사각파형 인버터방식의 개략도**

C. 인버터 : 평활화된 직류전압이 입력되면 인버터부에서는 직류전압을 교류전압으로 역변환시킨다. 평활화된 교류파형이 고전압변압기의 1차측에 가해지면 고전압변압기의 1, 2차측의 높은 권수비에 의해 X선 발생에 필요한 높은 전압으로 승압된 후 전파정류 후 X선을 발생한다.
이때 발생되는 X선은 관전압맥동률이 수 %대로 3상12피크장치보다 평활한 X선을 발생시킨다.

② 공진형 인버터방식

그림 3-40은 공진형 인터터장치의 개략도이며, 다음과 같은 원리로 작동한다.

A. AC/DC 변환 : 입력전원으로 단상교류 및 삼상교류를 사용하며, 입력된 교류를 직류로 정류한 후 평활화 한 다음 부하크기에 의한 직류전압 출력을 조절한다.

B. 인버터 : 평활화 된 직류전압이 인버터부에 입력되어 주파수를 변화하여 평활화 된 교류 출력전압을 조절한다. 평활화 된 교류전압은 고전압변압기의 1차측 권선에 직렬로 연결되어 있는 콘덴서에 입력되고 이 회로는 공진회로의 역할을 하며 공진 주파수 f_0는

$$f_0 = \frac{1}{2\pi\sqrt{LC}}$$

이 되며 이 때 출력전압은 최대가 된다.

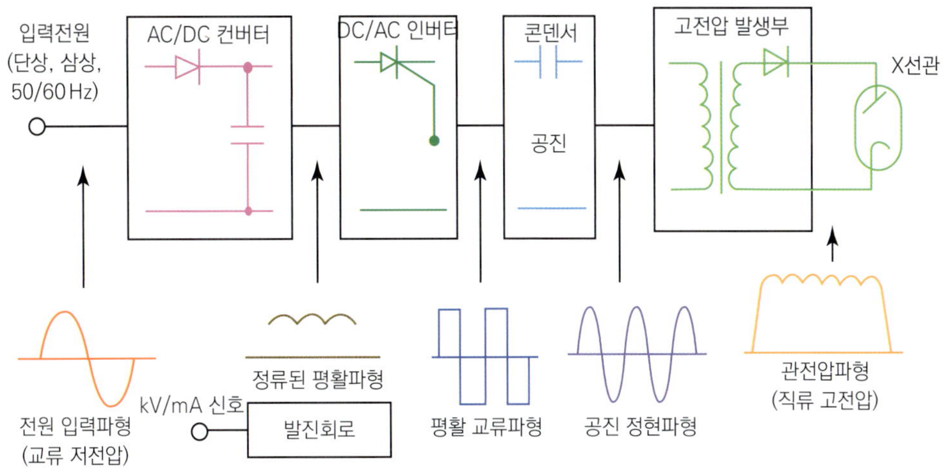

그림 3-40. **공진형 인버터장치의 개략도**

공진회로를 거친 교류 정현파가 고전압변압기의 1차측에 입력되어, 고전압으로 변한 후 전파 정류되어 X선관에 입력되게 된다.

(3) 에너지 축적형 인버터장치

축전지 또는 콘덴서에 축적된 직류전력을 인버터 회로의 직류전원으로 하는 X선고전압장치이다. 소형화나 고성능의 장점을 살려 병원내 회진용과 집단검진용(위장부, 흉부) 등에 이용되고 있다.

① 축전지 에너지 축적형

원내 회진차에 탑재함으로써 전선의 간소화가 가능해진다. 축전지는 공진형의 경우에는 인버터 회로의 직류 전원부에 비공진형의 경우는 chopper 회로의 입력쪽에 접속하여 사용한다. 축전지의 용량, 탑재 공간의 입장에서 최대출력을 32kW인 것까지 있다.

② 콘덴서 에너지 축적형

주로 위장부, 흉부집단 검진용에 사용되고 있는 분야의 X선장치는 종래 콘덴서식이 주류였지만 점차 인버터식으로 이행되어가고 있으나 인버터 회로방식은 공진형, 비공진형 모두 실용화되어 있다. 그림 3-41은 공진형 회로방식으로 교류 전원쪽에 접속된 역병렬 thyristor의 gate 위상을 제어하여 전원변압기를 두고 정류하여 콘덴서 C_1에 촬영조건에 적당한 전압을 충전한다. X선 조사시는 이 전압을 chopper 회로에 입력하여 관전압, 관전류의 제어를 한다.

위장부 집단검진용의 경우는 설치 공간의 제약으로 콘덴서용량은 15만μF, 출력은 5 kW 정도이다.

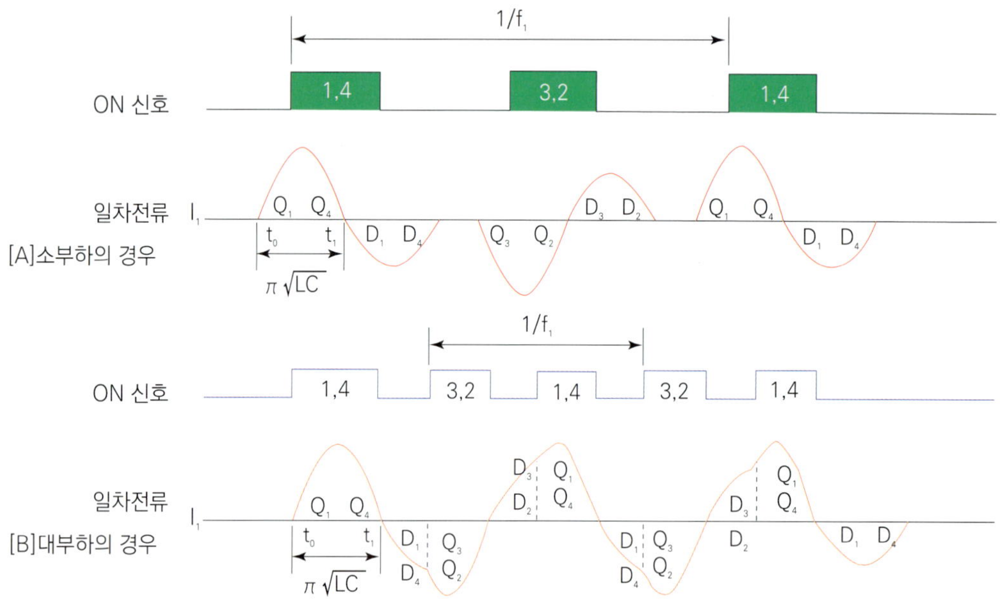

그림 3-41. 주파수가변공진형 인버터식 X선장치의 IGBT동작과 1차전류의 관계

(4) 인버터식 X선장치의 일반적인 특징

① 단상 및 3상전원으로 직류에 가까운 균등한 X선 출력을 얻을 수 있다.

② 고압변압기의 유도기전력은 $e = \kappa \cdot f \cdot B \cdot A \cdot n$[V](단, κ : 상수, f : 주파수, B : 자속밀도, A : 철심의 단면적, n : 권선수)이므로 주파수가 높은 인버터 X선장치는 철심의 단면적 [A]과 권선수[n]을 줄일 수 있기 때문에 3상장치는 물론 단상장치보다 고압변압기의 크기를 작게 할 수 있어 소형 경량화가 가능하다.

③ 직선성 및 재현성이 우수하다.

④ 주파수 주기와 상관없이 단시간제어가 가능하다.

⑤ X선의 발생량이 단상에 비해 1.5~2배 가까이 높으며, 선질도 단파장이 많은 경선이 된다.

⑥ 관전압파형의 오름시간 및 내림시간이 짧다.

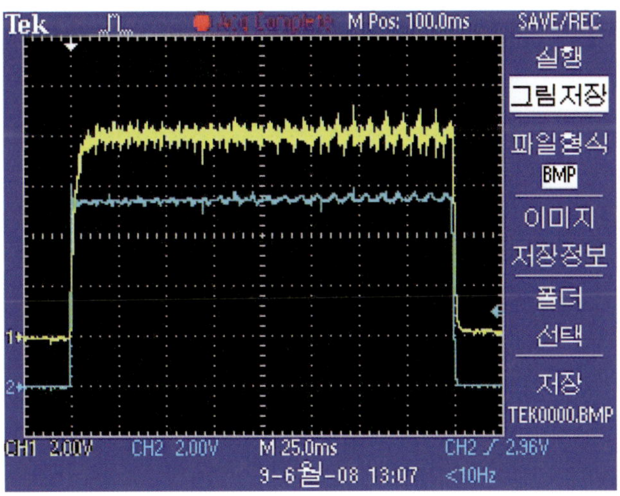

그림 3-42. 인버터식 X선장치의 출력 파형(80 kV, 150 mA, 0.2 sec)
1) 관전압 파형 2) 관전류 파형

제4장

의료용 X선 제어장치

Medical X-Ray Control Unit

1. 단상 2peak 제어장치
2. 삼상12peak 제어장치
3. 인버터식 제어장치
4. 한시장치
5. 조작 panel 장치

CHAPTER 04

의료용 X선 제어장치

X선사진을 촬영하기 위해서는 촬영 목적에 따라 최적의 선량과 선질을 가진 X선의 발생이 필요하므로 촬영조건인 관전압, 관전류, 촬영시간을 임의로 제어할 수 있는 장치가 필요하며 이것을 X선 제어장치라고 한다. 따라서 X선 제어장치는 X선관, 고전압장치 또는 이들 부속장치들을 통합하여 조절하는 곳이라 할 수 있다.

제어장치는 대표적으로 단상 2peak, 삼상전파, 인버터(inverter)장치로 나눌 수 있으며 현재 대부분은 인버터(inverter)에 의한 고주파방식이 채용되고 있다.

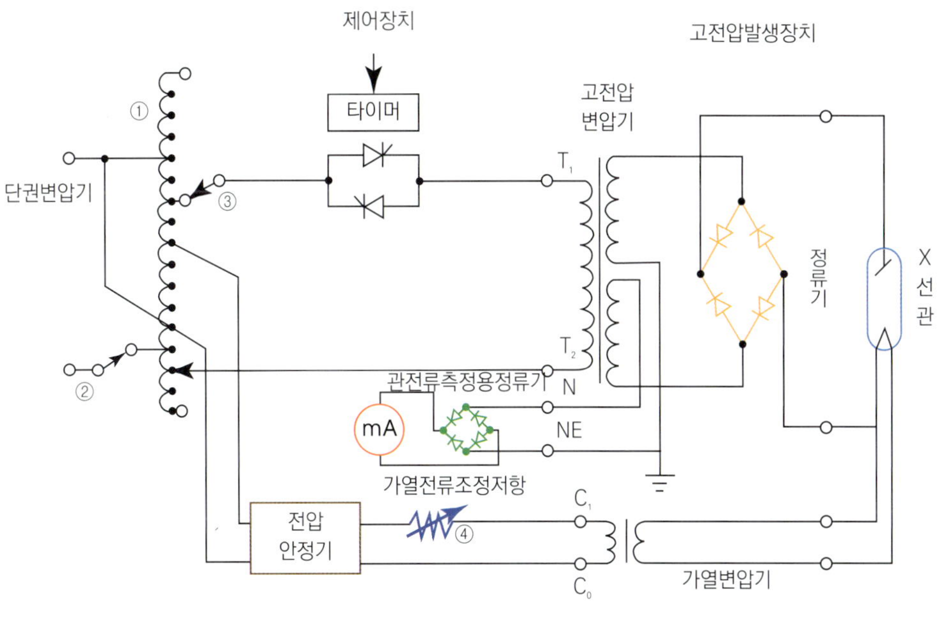

그림 4-1. 2peak형 장치의 전체 회로도

① 단권변압기 ② 전원전압조정기 ③ X선 관전압조정기 ④ 관전류조정저항

1. 단상 2peak 제어장치

그림 4-1은 2peak형 장치의 전체구성을 나타내는 회로도로 제어장치는 아래 그림과 같이 구성되어 있다.

전원전압 및 X선 관전압의 조정은 단권변압기에 의해 행해진다. 또한 이 변압기의 출력은 X선관 필라멘트 가열, 릴레이(relay), 그 외 보조회로의 전원으로써 사용된다..

1) 단권변압기(auto-transformer)

변압기는 반드시 서로 절연하고 독립해서 권선을 갖출 필요는 없으며 하나의 연속한 권선으로 1차, 2차 회로의 일부를 공통으로 사용할 수 있다. 이와 같은 변압기를 단권변압기라 하며 보통 변압기와 같이 권선비에 비례하여 2차전압을 조정할 수 있다.

단권변압기의 원리는 입력전압보다도 출력전압을 높게도 낮게도 할 수 있는 경우이다. 이 같은 단권변압기에 있어서는 입력전압보다도 출력전압이 높아지면 임피던스(impedance)가 증가되므로 X선장치의 1차전압은 최대부하가 정격 전원전압에 가까워지도록 설계되어 있다. 즉 단권변압기(autotransformer)는 하나의 권선으로 1, 2차 권선(코일)을 공통으로 하는 변압기로 1차와 2차의 전압비가 1에 가까울수록 전압 변환효율이 좋아 경제적이라 할 수 있으며, 용량도 크게 하는 것보다는 적게 하는 것이 바람직하다.

(1) 단권변압기의 특징

그림 4-2[A]는 $n_1 > n_2$, $V_1 > V_2$ 일때 강압변압기의 역할을 하며 입력전압이 출력전압보다 높다. 또한 그림 4-2[B]는 $n_1 < n_2$, $V_1 < V_2$ 일때 승압변압기의 역할을 하며 입력전압이 출력전압보다 낮다.

단권변압기는 강압변압기나 승압변압기로 사용할 수 있으며 일반적으로 X선장치에 사용하는 단권변압기는 단자(tap)식과 접동(연동)식이 있는데, 접동식은 전압을 연속 가변할 수 있고, 보조기구에 의해 자동제어가 용이하므로 3상 장치에 많이 쓰여지고 있으나 브러시를 사용하기 때문에 단자식 보다는 손실이 많은 결점이 있다.

(2) 단권변압기의 역할

X선장치에 가해지는 전원전압은 단권변압기 입력전압으로 가해지고, 장치의 모든 부분에 공급되는 전력은 단권변압기 출력전압으로 공급되어 X선장치에 전원을 공급한다.

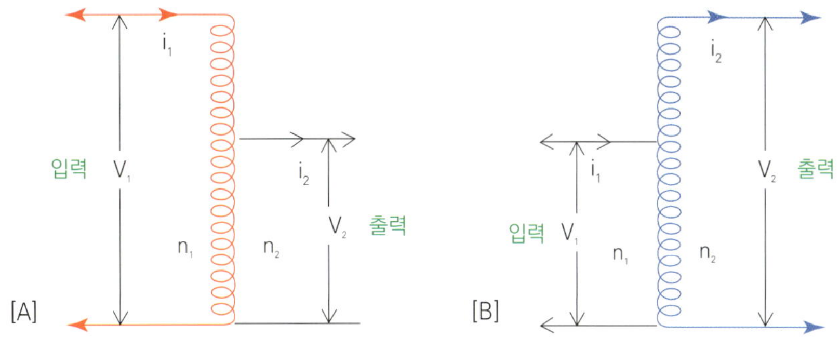

그림 4-2. 단권변압기의 입력과 출력

단권변압기의 역할로는 전체 X선장치의 각 부분에 전력 공급, 전원전압 보정, 단권변압기 출력측 단자를 변화시켜 관전압을 조절한다.

2) 전원전압 조정(line voltage regulator; LVR)

장치 내의 전압을 항상 일정하게 유지되도록 조정하기 위하여 200V 전원의 경우는 일반적으로 기준전압이 200V가 유지되도록 그림 4-1의 ②에 의해 조정한다. 전원전압 조정은 단권변압기 입력측에서 시행하고 있다. 즉 전원전압의 변동에도 불구하고 장치에 가해지는 입력전압을 일정히 유지시키는 것이 전원전압 조정회로이다.

전원전압은 주위의 전력사정에 의해 다소 변동되고 있으므로 장치의 성능을 제대로 발휘시키려면 우선적으로 기준의 전원전압이 일정하게 공급되어야 한다. 용량이 큰 3상장치나 X선 TV장치에서는 전원전압의 변동을 자동적으로 보정하여 장치에 공급한다.

3) X선 관전압 조정(tube voltage regulator)

X선 관전압은 일반적으로 50~150kV의 범위를 1~2kV의 단계의 간격으로 조정할 수 있도록 하는 기구가 필요하기 때문에 단권변압기의 권선에서 많은 단자(tap)가 필요하며 관전압 조절기로 임의 선택할 수 있도록 되어 있으나 최저 전압에서 최고 전압까지 전 범위에 단자를 부착하려면 그 수가 대략 100여 개 정도가 필요하므로 제작이 곤란한 정도이다. 그러므로 관전압 조절기 단자를 미세조정(minor)과 큰 조정(major)으로 나누고, 1~2kV 단자와 10kV 단자를 따로따로 설치하는 것이 많다(그림 4-3).

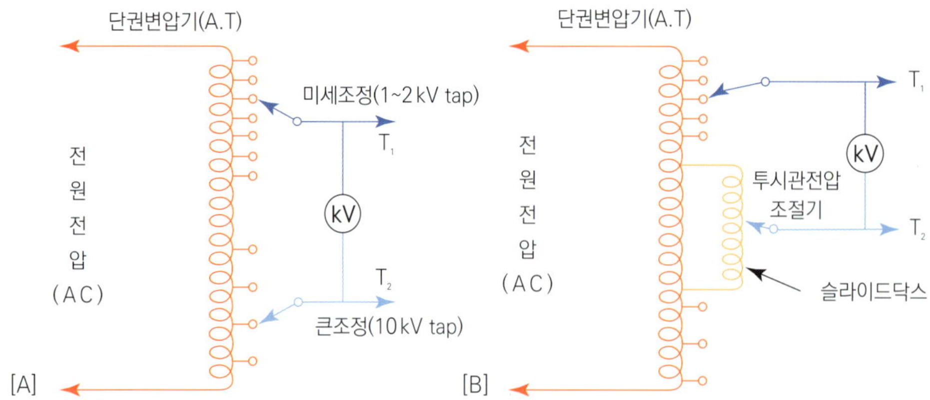

그림 4-3. 관전압 조절 촬영, 투시 회로도

투시시 관전압 조절은 연속적으로 조절할 수 있도록 접동변압기(슬라이닥스)를 일반적으로 쓰고 있다.

단권변압기는 접동 브러쉬의 위치를 조정할 수 있도록 설치하며, 관전압 측정은 고압변압기 1차 전압을 측정하여 파고치, kV로 나타내는 간접 방식을 주로 시행하고 있다. 그러나 테트로드관을 사용하여 고압변압기 2차측에서 제어하는 직접 방식도 있다. 또한 단권변압기의 출력전압을 조절하여 고압변압기의 입력전압으로 관전압을 조절한다. 그러므로 관전압 조절기는 단권변압기의 출력측에 있다.

(1) 전시식 관전압계 회로(pre-reading kV meter circuit)

① 관전압은 파고치(최고치)로 나타내고 kV로 표시한다.

② 관전압 표시치(무부하시 관전압) = 고압변압기 1차 전압(V_1) × 권선비(a) × $\sqrt{2}$ × 10^{-3}[kV]

촬영조건을 설정할 때 관전압의 조절은 X선이 발생하기 전, 즉 무부하상태에 나타내고 있으므로 이러한 방식을 전시식 관전압계 회로라고 한다.

X선이 발생할 때는 부하전류가 흐르고 있으므로 장치의 임피던스에 의해 전압강하가 발생하여 전압이 떨어지게 된다. 즉, 그림 4-4에서 보면, 1차 전압이 120V일 때 무부하시에는 95kV가 되나, 100mA가 흐르면 90kV가 되고, 300mA가 흐르면 75kV가 되는 것처럼 떨어지는 전압의 크기(전압강하 크기)는 관전류가 클수록, 즉 부하전류가 많이 흐를수록 더 많이 떨어지게 된다. 따라서 이를 보정해 주어야 실제 관전압을 관전압계에서 오차없이 나타낼 수가 있다(그림 4-4).

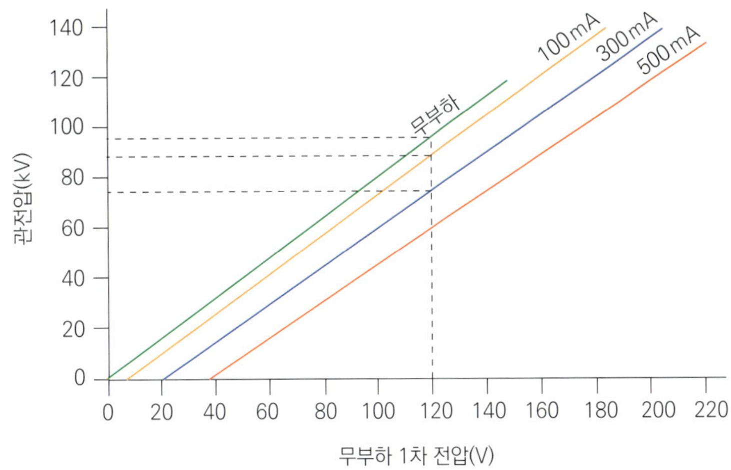

그림 4-4. 1차 전압과 관전압과의 관계

③ 전시식 관전압계 지시값 $= \sqrt{2} \cdot a \cdot (V_1 - V_a) \cdot 10^{-3}$ [kV]

$\sqrt{2}$: 최대치로 나타내기 위한 파고율

a : 고압변압기 권선비

V_1 : 고압변압기 1차 전압(실효치)

V_a : 관전류의 크기에 따라 변화하는 전압강하(보상전압)

10^{-3} : kV로 나타내기 위한 값

④ 촬영조건 설정에서 관전류를 먼저 조절하고 관전압을 후에 조절하는 것이 바람직하다. 만약 관전압을 먼저 조절하고 나중에 관전류를 조절하면 또 다시 관전압을 조절해야 하는 결과가 된다.

(2) 관전압 표시회로

접동식 단권변압기를 사용한 3상장치에서는 보통 제어기 내에 관전압 설정 회로만 설치하고, 이 설정전압에 의해 접동자를 상하로 이동시켜 관전압을 조절하고 있다. 또한 관전압계는 전시식 관전압계로 최고치를 지시하고 교류형 계기이며 가동철편형으로 고압변압기 1차 측에 병렬로 접속되어 있다. 최근의 장치는 거의가 디지털의 표시회로를 사용하여 관전압, 관전류, 조사시간 등을 숫자로 나타내고 있다.

4) X선 관전류 회로

단권변압기 출력측과 가열변압기 입력측에 가변저항을 조절하여 관전류를 조정하는 회로이다. 가열변압기 1차전압을 가변하는 방식으로서 그림 4-1의 ④에 나타내는 것 같이 1차측에 직렬로 가변저항을 넣어서 관전류를 조정한다.

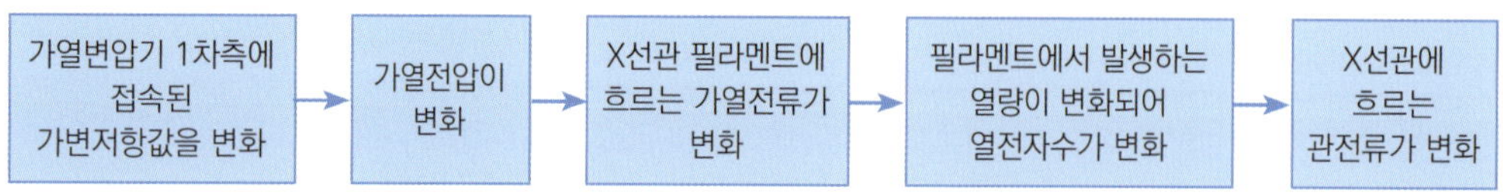

관전류는 X선량을 나타내는 지표이므로 관전류의 평균치로 나타내어야 한다. 따라서 교류의 1주기 평균은 0(zero)이므로 관전류계에는 직류가 흘러야 한다. 관전류계는 직류전용인 가동 코일형계기를 쓰고 평균치를 지시하며 mA로 나타내고 각 눈금 간격의 폭이 같은 평등눈금으로 되어 있다.

관전류계 접속부위로 고압변압기 2차 코일 중성점에 연결되어 있는 방식에 해당되는 종류로는 자기정류, 단상반파정류, 3상6피크정류 장치가 있으며 고압정류회로의 중성점 연결방식은 3상2중6피크 정류, 3상12피크 정류, 3상2중12피크 정류장치로 이러한 방식의 경우에는 관전류계 접속부위는 중성점이 되므로 전위차가 영이 된다. 그리고 접지를 하고 있다.

관전류계는 제어판에 장착되어 있어 수시로 인체가 접촉하게 되므로 만약 고압이 관전류계에 누전된다면 접촉된 인체에 전격으로 인한 위험성이 있게 된다. 이처럼 전격을 방지하기 위해 관전류계의 접속부위인 고압변압기 2차 코일 중성점, 고압정류회로 중성점은 항상 접지를 시키고 있다.

고압변압기 2차 코일 중성점이나 고압정류회로 중성점에 교류가 흐르면 관전류계의 지시를 위해 계기용정류기가 필요하게 되는데, 단상전파정류회로는 계기용정류기가 4개, 3상6피크정류 회로는 6개가 필요하다(그림 4-1).

(1) 전압안정기

가변저항 방식에서는 전원전압이 변동하면 관전류도 변동한다. X선관 필라멘트 가열전압은 전원전압 변동, 부하전류에 의한 전압변동, 기타 원인에 의해 변동될 수 있다. 가열전압이 변동되면 설정된 관전류가 제대로 흐르도록 할 수 없으며, 이에 따라 X선량에 변화를 초래하여 적절한 조사 조건의 설정이 이루어지지 못하게 된다.

따라서 어떠한 전압변동에도 관전류 선정기에 가해지는 가열전압은 일정하게 유지되어야만 한다. 따라서 가열전압 안정기는 전압변동(V_a)에도 불구하고 가열전압(V_0)을 일정히 유지시키는 것으로 철공진형 안정기(static stabilizer)를 사용하고 있다.

설정전압보다 낮은 전압(V_a)이 안정기에 들어올 때는 콘덴서의 앞선 전류가 흘러서 출력전압(V_i)을 좀 높여주고, 설정전압보다 높은 전압(V_a)이 안정기에 들어올 때는 코일의 늦은 전류가 흘러 출력전압(V_i)을 낮춰주어, 안정기의 입력전압(V_a)이 변동하여도 출력전압(V_i)은 항상 일정하게 유지시키고 있다.

철공진형 안정기의 장점으로는 첫째, 전압을 정도(精度) 높게 보상할 수 있다. 즉 입력전압의 ±20% 변화에 대해 출력전압은 ±1% 이하로 용이하게 보상한다. 둘째, 응답이 빠르다. 즉 입력전압 혹은 부하전력이 급변함에도 불구하고 전원 주파수 1주기 정도의 시간으로 정규 출력전압이 회복된다. 셋째, 수명이 길고 구조가 간단하여 반영구적이다.

또한 철공진형 안정기의 단점으로는 첫째, 주파수 변동의 영향을 많이 받는다. 이것이 철공진형의 안정기의 약점이다. 전원 주파수 60Hz용으로 1Hz 변화하면 출력전압은 ±2~3% 변화한다. 그러나 최근에 생산되는 장비들의 상용 주파수의 안정도는 높아져서 ±0.3% 이하로 되어 있기 때문에 거의 문제없이 사용할 수 있다. 둘째, 출력파형의 간격이 크다. 포화 리액터를 사용하기 때문에 파형의 간격에 있어 사용하는 기기에 의해 문제가 되기도 하나, X선장치 가열회로에 사용하는 경우 정현파보다는 오히려 방형파에 가까운 파형이 유리하므로 가열회로의 전압안정기로서 큰 문제는 없다.

(2) 주파수보상기

철공진형 안정기(static stabilizer)를 사용할 때 주파수 변동에 의한 가열전압 변동을 일정하게 유지시키는 것이 주파수보상기(frequency compensator)로 수동식과 자동식이 있다. 수동식은 안정기 출력측에 단권변압기를 사용하는 것이고 자동식은 코일과 콘덴서 회로를 삽입하는 것이다. 주파수보상기는 코일과 콘덴서가 병렬로 조합된 기구로 되어 있다(그림 4-5).

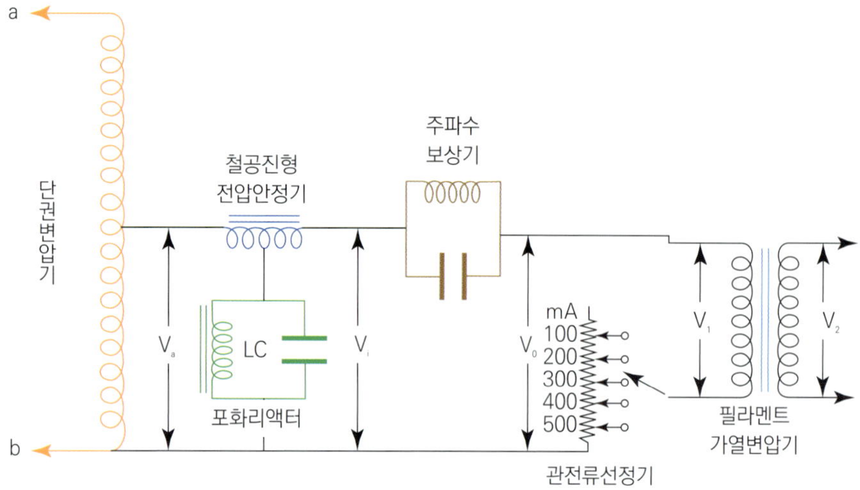

그림 4-5. X선관 필라멘트 가열회로

철공전형 안정기를 사용할 때 주파수가 증가해서 안정기의 출력전압(V_i)이 커졌을 때는 주파수보상기의 임피던스가 커져 큰 전압을 흡수하도록 하고, 주파수가 감소해서 안정기의 출력전압(V_i)이 적어졌을 때는 주파수 보상기의 임피던스가 적어져 적은 전압을 흡수하도록 하여 주파수 변동에 따라 변화되는 안정기 출력전압을 일정한 가열전압(V_o)으로 유지시키는 것이 주파수보상기이다.

(3) 공간전하보상기

X선관의 관전류 특성은 관전류가 많아지면 동일한 가열이라도 관전압에 의해 관전류는 대폭 변화할 수 있다.

그림 4-6은 X선관에서 이 관계를 나타낸 것으로 가열전압을 안정화하여도 X선관 자신의 특성으로 관전압이 변화하면 관전류도 변하게 된다. 이것을 일정하게 유지하려면 관전압의 상승과 함께 필라멘트의 전류를 그림 4-7과 같이 제어하지 않으면 안 된다. 이것을 X선관의 공간전하보상이라 부르며 관전류에 의해 가열전압의 보상전압을 관전류 설정치와 연동하여 변하게 하면 각 관전류에 있어서 관전압에 관계없이 거의 일정하게 조정할 수 있다. 이 보상은 현재의 인버터(inverter)를 이용한 가열방식에서는 마이크로 컴퓨터(micro computer)에 의해 고정도의 제어가 이루어지고 있다.

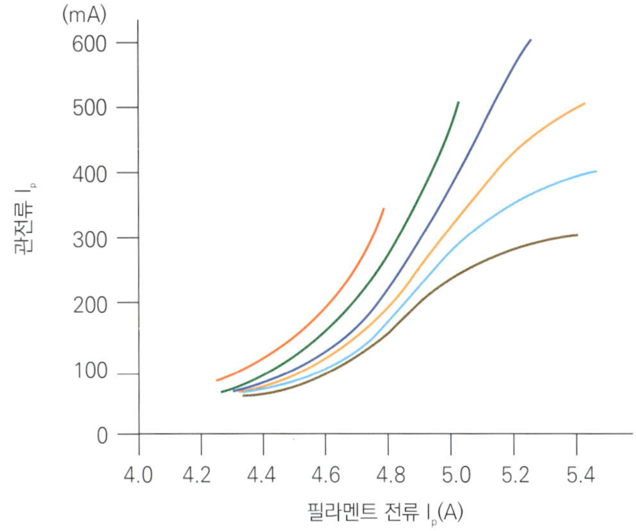

그림 4-6. X선관 필라멘트 가열특성

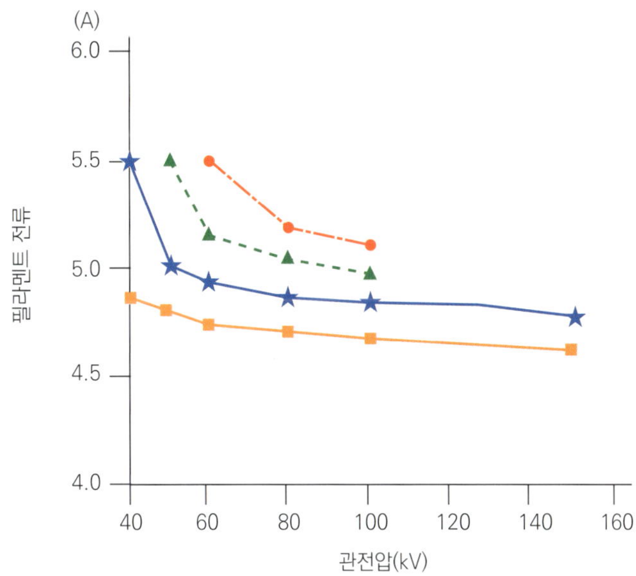

그림 4-7. 공간전하보상 시의 관전압과 필라멘트 전류의 관계

(4) X선관전류 측정 회로

X선관전류는 X선관에 직렬로 전류계를 접속하여 측정할 수 있지만 고전압의 영향 때문에 그림 4-8에 나타낸 것 같이 고전압변압기의 중성점에서 측정하고 있다.

그러나 중성점에서 관전류를 측정하는 방식으로는 고전압변압기 권선에 분포용량이 있기 때문에 누설전류가 흐른다. 이 누설전류는 관전압에 비례하므로 1차전압에 비례한 전압을 중성점 전류와 역위상으로 가하여 보정하고 있다. 또한 최근에 빛으로 직접 측정하는 방식도 개발되고 실용화되고 있다.

(5) mAs계 회로

관전류는 중성점에 mA계를 접속하여 측정할 수 있으나 통전시간이 짧게 되면 기존의 mA계로서는 응답이 느리게 된다. 일반적으로 판넬용 계기로는 0.5초 정도가 한계이고, 그 이하의 시간이 될 경우에는 정확한 수치를 지시하지 않는다. 그래서 조사시간이 짧을 때는 mAs계를 사용하게 된다.

mAs는 일종의 탄동검류계로서 가동부분을 무겁게 하여 관성을 크게 하고 있으며, 전류와 통전시간에 비례하여 지침이 움직이도록 하고 있다. 때문에 0.5초 이하의 짧은 조사시간에는 mAs계가 동작하고, 0.5초 이상에서는 mA계가 동작하도록 하고 있다. 일반적으로 mA와 mAs계는 타이머와 연동하여 0.5초 정도로 절환된다.

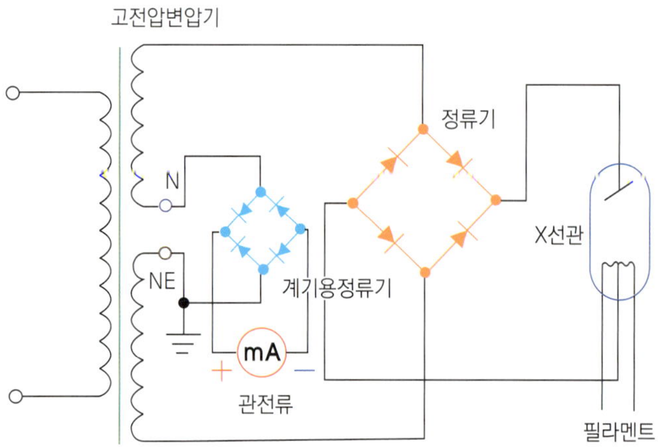

그림 4-8. 2peak형 장치의 관전류측정 회로

2. 삼상12peak형 제어장치

그림 4-9는 12peak형 X선고전압장치의 기본회로를 나타낸 것이다. 단권변압기는 일반적으로 Y결선방식이 접속되고 접동식으로 되어 있는 것은 servo기구에 의한 자동조절이 용이하기 때문이다. 일반적으로 전원전압은 자동조정으로 되어 있으며 기준전압에 대하여 전원전압이 변동하는 전위차를 검출하여 차가 0이 되도록 servo기구가 동작하여 항상 장치내의 전압이 일정하게 유지되도록 되어 있다.

X선관의 조정도 위와 같이 servo기구에 의해 이루어지고 관전압에 비례한 전시관전압을 설정했을 때 이 전압과 1차전압과의 사이에 전위차가 있는 경우는 그 차가 0이 될 때까지 servo기구가 동작하여 관전압의 조정이 이루어진다. 가열회로는 2peak형 장치에서 설명한 저항가변방식을 이용하여 전원주파수의 교류로 가열하면 전원의 2배 주파수로 맥동하는 교류분이 관전류에 중첩된다.

특히 12peak형에서는 관전압의 매동이 저어 최근의 장치는 inverter식에 의해 고주파의 교류로 변환하여 가열하는 방법이 취해지고 있다.

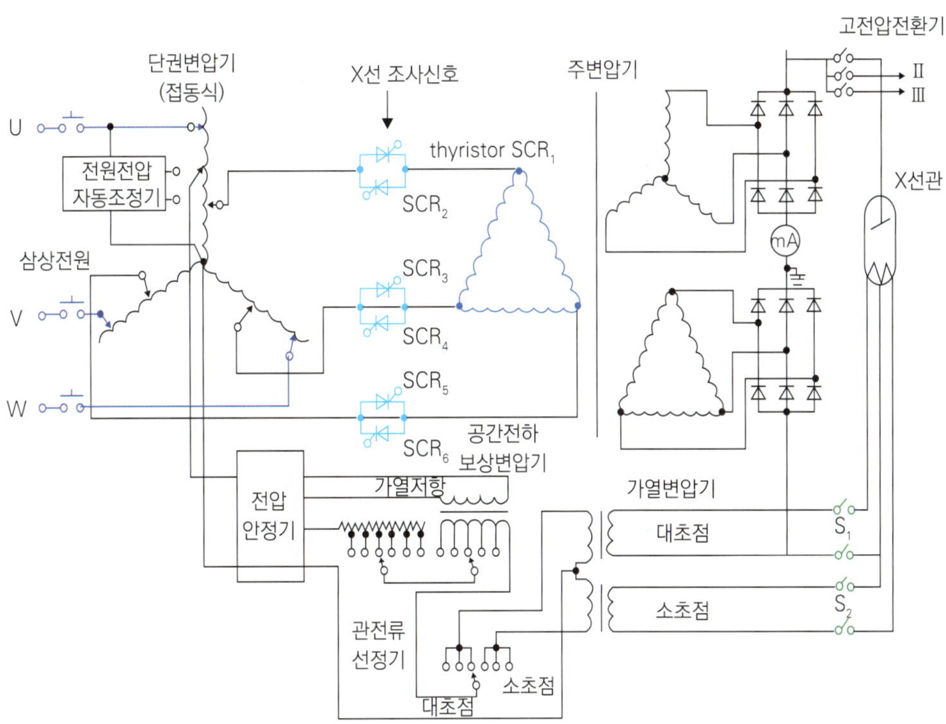

그림 4-9. 12peak형 X선고전압장치의 기본회로

X선의 개폐는 thyristor 제어로 되어 있으며 극단시간의 제어도 가능하다. 정류회로의 중성점에는 관전류계가 접속되어 그 한 쪽 끝은 접지된다. 고전압절환기는 일반적으로 고전압발생장치에 내장되어 3tube 절환이 가능하다. 고전압이 발생하면 고전압절환기에 의해 선정된 X선관에 고전압케이블을 통하여 고전압이 가해지고 관전류가 흘러 X선방사가 이루어진다.

1) 전원전압 제어회로

전원전압은 무부하로 ±10%정도 변동하고 또한 부하를 취하면 변동한다. 이들의 변동에 대하여 장치는 안정적으로 동작하지 않으면 안 되기 때문에 전원전압을 임의의 범위로 조정할 수 있는 기구가 필요해진다. 이것은 그림 4-9에 나타낸 단권변압기의 tap를 장치에 입력하는 전압이 일정하게 되도록 자동전원전압 조정기구에 의해 제어된다. 즉 실제의 전원전압을 검출하여 기준치에 일치하도록 서보 모터(servo machanism)에 의해 브러쉬를 접동시켜 자동제어를 한다.

2) X선관전압 제어회로

관전압도 접동식 3상단권변압기의 브러쉬를 접동시켜서 행한다. 회로의 동작원리는 전원전압 조정회로와 거의 같으며 기준전압이 되는 설정전압이 변화하게 된다. 관전압전시 기구도 2peak형과 같이 부하전류에 대한 보상이 이루어진다.

3) X선관전류 제어회로

종래 filament 가열방식은 12peak형 장치의 경우에도 2peak형 장치에서 설명한 직렬저항 가변방식을 채용하고 있었다. 그 때문에 관전류는 가열전원이 2배 주파수로 맥동함으로 관전압이 변동하여 X선강도가 12Hz(전원주파수가 60Hz의 경우)로 변동한다. 이 영향은 저전압, 대전류일수록 크고 또 직렬저항가변방식에 있어서는 관전류의 자동제어가 곤란하기 때문에 현재의 filament 가열은 inverter방식에 의한 고주파 교류가열방식을 사용하고 있다.

공간전하보상의 기본적인 원리는 2peak형과 같다. 앞에서와 같이 filament 가열은 inverter에 의한 고주파 교류가열방식이 일반적이고 micro computer를 이용하여 보상이 이루어지고 있다.

3. 인버터식 제어장치

1) 공진형 인버터

(1) 관전압 제어

이 방식은 어떠한 부하조건에서도 1차전류를 연속적으로 넓은 부하범위에 대응하기 위해서 inverter의 switching 소자를 절연 gate형 bipolar transistor(IGBT)를 사용한다.

그림 4-10에 이 방식의 회로구성을 나타낸다. 관전압의 제어는 넓은 부하범위에 대응하기 위하여 thyristor로 구성되는 정류회로에서 inverter의 직류전원전압을 대략 조정하여 다음의 inverter 회로에서 관전압 feedback 자동제어를 행하고 안정화하는 방식이다.

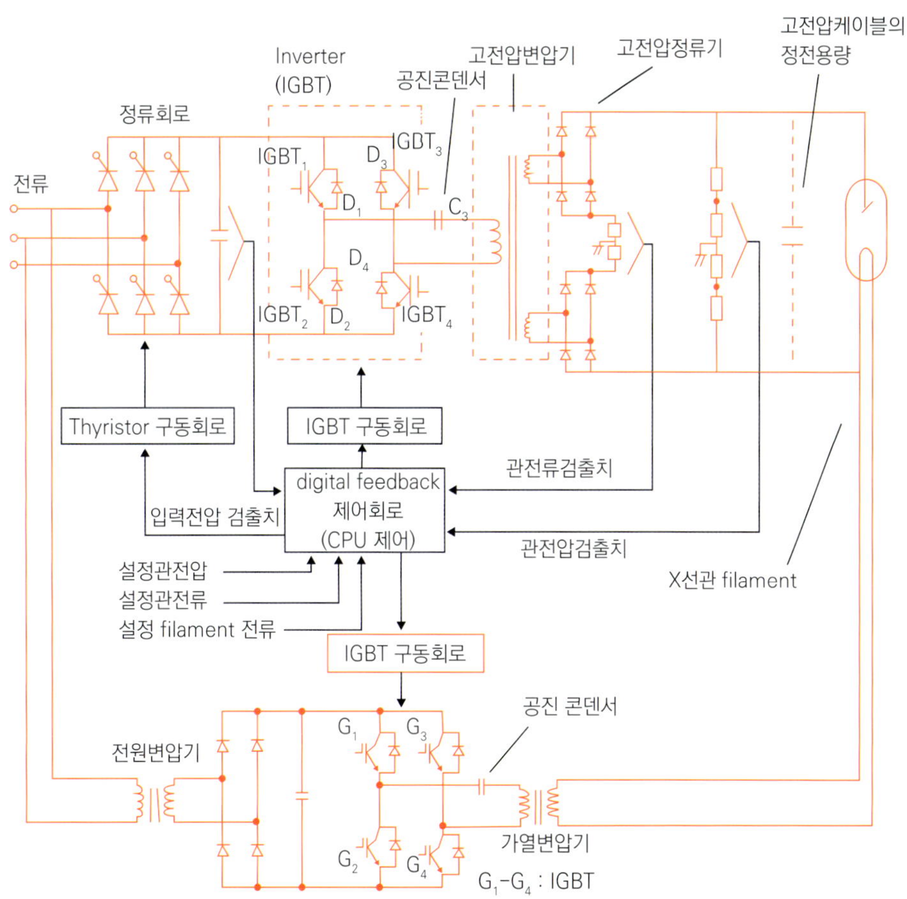

그림 4-10. 공진형 inverter식 기본회로(주파수 고정방식)

관전압은 병렬로 접속된 콘덴서와 저항으로 구성된 분압기에서 검출하고, 설정치와 비교하여 두 가지를 일치하도록 inverter의 위상차를 feedback 제어한다.

이 공진형은 고전압변압기의 누설 inductance L1와 직렬로 접속한 Cs로 공진시켜 1차권선에 정현파상의 전류를 흐르게 하고 고전압변압기로 승압하여 고전압을 발생시킨다.

(2) 관전류제어

filament의 가열제어에서도 관전압제어와 동일한 주파수고정 공진형 inverter방식을 이용하고 있다. 교류전원을 정류하여 inverter회로에서 고주파의 교류에 교환하고 가열변압기로 절연하여 그 출력전압을 filament에 가하여 가열한다.

2) 비공진형 인버터

그림 4-11에 비공진형 inverter를 이용한 장치의 회로구성을 나타낸다.

교류전원을 3상전파 정류회로에서 정류하고 콘덴서로 평활하여 직류변환한다. 이 직류전압을 chopper 회로에 입력하여 IGBTc로 chopper의 pulse폭을 가변하여 관전압 조정하고 $IGBT_1$~$IGBT_4$로 구성된 inverter 회로에서 높은 주파수의 교류로 변환한다. 이 inverter 회로의 출력을 고전압 변압기로 정해진 전압으로 승압하고 그 출력을 정류하여 직류 고전압을 X선관에 가하는 것이다. 관전압은 병렬로 접속된 콘덴서와 저항으로 구성된 분압기로 실제 관전압을 검출하여 설정치를 비교하고 두 가지가 일치하도록 chopper의 pulse폭을 feedback 자동제어한다.

초기에는 chopper 회로 및 inverter 회로의 전력용반도체 switch에는 bipolar transistor가 이용되고 inverter 주파수는 수백Hz~수kHz 정도였지만, IGBT을 사용하므로 15kHz로 고주파화되었다. 이 방식은 기능분담이 명확하고 알기 쉽지만 고전압 변압기의 1차쪽에는 정류, chopper, inverter 3개의 전력변환요소가 필요하다.

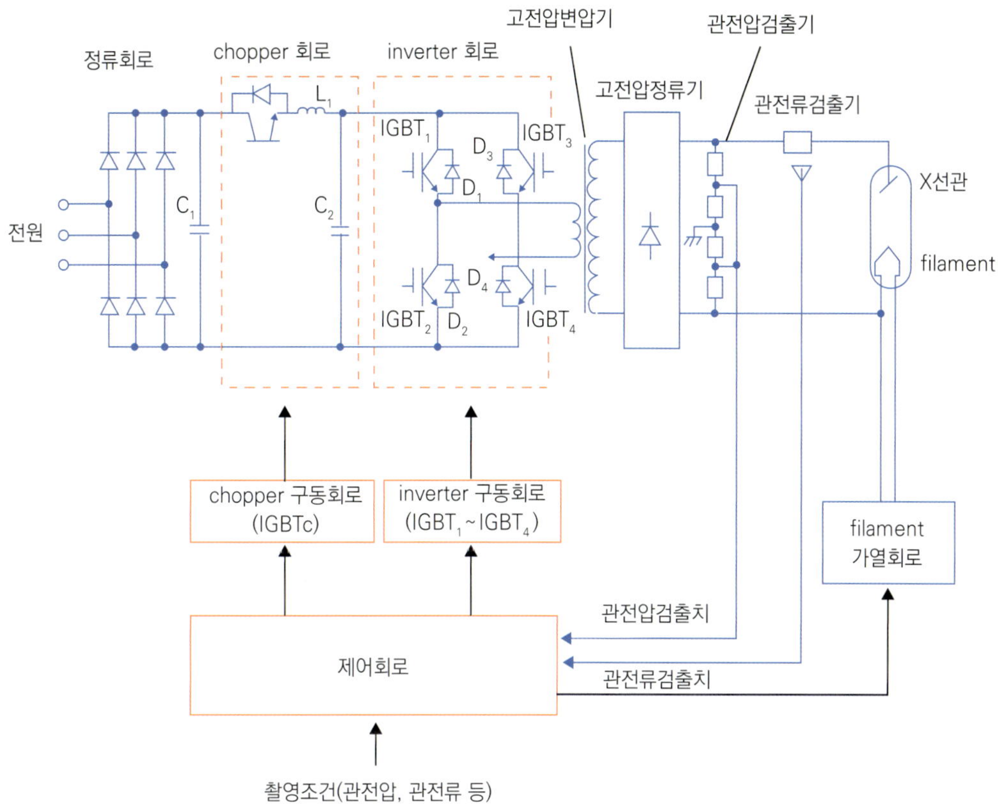

그림 4-11. 비공진형 inverter식 기본회로

4. 한시장치

X선장치에서 조사시간, 즉 촬영시간을 제어하는 장치를 한시장치라고 하며 이는 타이머에 의해 조정하고 있다. 일반적으로는 주변압기의 1차측에서 제어하는 방식으로 전자개폐기를 이용하는 방식과 SCR를 이용하는 방식이 있고, 고압변압기 2차측에서 시행하는 방식으로는 그리드제어를 하는 3극 X선관과 tetrode관을 사용하여 고전압측에서 제어하는 것이 있다.

한시장치는 보통 타이머라고 부르고 있으며 대부분의 경우 타이머는 조사시간 신호회로이며 최종적으로 X선 개폐기를 결정하는 것은 주회로의 개폐기이다. 그 종류도 시계식, 전동기식, 전자식 등 여러 가지가 있지만 현재는 대부분 반도체 한시장치 또는 자동노출장치를 사용하고 있다.

1) 시계식 타이머(clock timer)

시계태엽을 감는 것과 동일방식의 간단한 타이머로 태엽과 기어를 조합시켜서 레버를 촬영하고자 하는 시간에 해당되는 눈금까지 감아 올려 스위치를 누르면 1차회로가 닫히고 태엽이 원래대로 복귀하는 동안 충전하는 구조로 되어 있다. 즉 태엽의 힘으로 레버는 복귀하기 시작하고 영점에 도달하면 1차회로는 다시 열려져서 X선 조사가 정지된다.

주로 치과용 저용량 X선장치나 이동형 X선장치에 많이 이용하였으며 사용범위는 0.5~5초 정도로 정밀도가 낮고 온도나 기온 등에 의하여 영향을 받는 일이 많다.

2) 전동식 타이머(motor timer)

동기전동기(synchronous motor)에 의해 작동하는 타이머로서 원리적으로는 시계태엽식과 같다. 이것은 교류전동기의 하나인 동기전동기를 사용하여 일정속도로 원판을 회전시킨다. 다음에 레버를 조사하고자 하는 시간 눈금에 맞추어 X선 스위치를 닫으면 클러치에 의해 회전원판과 레버가 연결된다.

레버가 영점에 도달하는 다른 한쪽의 스위치에 의해 회로가 열리고 전자개폐기는 복귀하여 X선 조사는 정지된다. 이것이 동작원리인데 0.05~5초까지 정확하게 기능을 발휘한다. 0.1초 이하가 되면 눈금의 폭이 좁아지고 정밀도가 저하될 뿐만 아니라 또 동기투입도 곤란하므로 현재는 거의 사용하지 않는다.

3) 전자관 타이머(electronic timer)

전동식 한시장치는 전력사정이 나빠져서 전압이 강화되거나 주파수가 저하되면 정확하게 동작되지 않는다. 따라서 동기전동기 대신 3극방전관을 사용한 전자관 한시장치가 사용된다. 이것은 비교적 고장이 적고 사용 진공관도 가격이 싸고 교환도 용이할 뿐만 아니라 1/60~7초까지는 정확하게 동작한다.

전자관 한시장치의 기본원리는 제어방전관(thyratron)의 빠른 동작특성을 이용하는데, 격자전압을 양(+)으로 함으로써 전자개폐기를 닫음과 동시에 콘덴서와 저항을 조합시킨 CR회로의 방전시간으로 노출시간을 결정하는 원리를 이용한 것이다.

콘덴서에 충전이 안 된 상태에서 전기를 통하면 저항을 통해 충전이 시작되면서 전압은 영에서부터 점점 상승하여 특정전압까지 상승한다. 이때 특정 충전용량을 갖는 콘덴서가 특정전압까지 충전되는 시간은 충전용량과 저항값에 비례한다. 즉 충전용량 1μF인 콘덴서가 $10^5\Omega$의 저항기를 통해 충전되면서 200V까지 도달하는 시간이 0.1초라면, 저항값을 $3\times10^5\Omega$으로 증가하면 200V까지 도달하는데 0.3초가 소요될 것이다. 이와 같이 충전 저항값을 변화시켜 노출시간을 변경시킬 수 있으며 노출이 시작되면 동시에 충전이 시작되면서 콘덴서전압이 특정 값에 도달하여 노출이 종료되는 원리이다.

전원주파수를 60Hz로 하면 1/60~7초 정도의 시간을 정확히 조절할 수 있다.

4) 반도체 타이머(semiconductor timer)

과거에는 전동식 타이머, 전자관 타이머 등이 쓰였으나 최근의 전자기기들은 거의 반도체화되어 있으며 전자관식은 특수한 목적을 제외하고는 대부분 사용되지 않고 있다. X선장치의 한시장치에 대해서도 종전에는 3극방전관 또는 4극관을 사용하던 것이 전자관을 대신하여 반도체에 의한 한시장치가 보급되었다. 또한, 주회로의 개폐도 전자접촉기 대신 반도체 소자를 주회로에 삽입하여 직접 제어하는 방식이 많아졌다.

반도체를 이용한 타이머는 아래와 같은 장·단점이 있는데 장점으로는 첫째, 전원을 넣으면 즉시 동작한다. 둘째, 가열전력이 필요 없으므로 그만큼 사용전력이 아주 적다. 셋째, 동작전압도 전자관의 100~300V에 비해 보통 10~20V 정도로서 소비전력이 절약된다. 넷째, 부피가 적고 가벼운 장점이 있다

반면에 단점으로는 첫째, 주위온도와 자기가열 등에 의해 특성이 변하기 쉽다. 둘째, 동작전압이 낮기 때문에 외부로부터 잡음(noise)에 의해 소자가 파손되기 쉽다. X선장치와 같이 장치의 동작전압이 200~300V로 장치가 구성되어 있는 경우에는 주의가 필요하다.

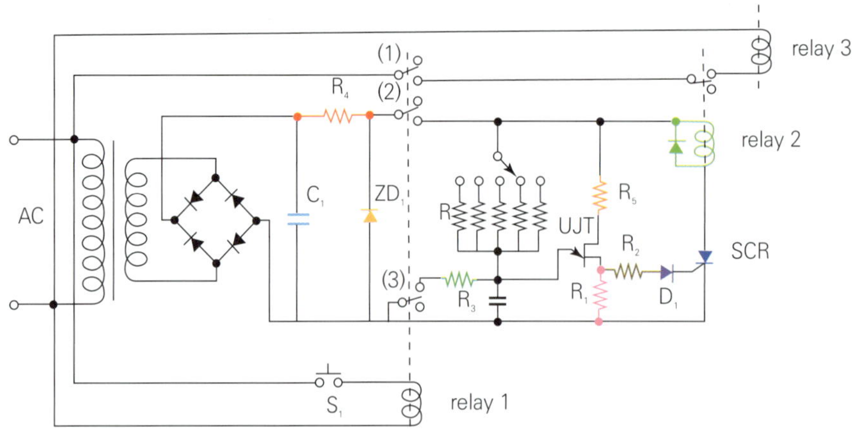

그림 4-12. 반도체 타이머의 회로도

그림 4-12는 UJT(Unijunction Transistor)와 SCR(Silicon Conrolled Rectifier)를 사용한 가장 간단한 반도체 한시장치 회로도이다.

반도체 타이머의 동작원리로는 X선 스위치 S_1을 닫으면 $relay_1$~$relay_3$이 동작하여 X선조사가 이루어진다. 동시에 저항 R을 통해 콘덴서 C_1이 충전된다.

콘덴서 C_1의 단자전압, 즉 UJT에 이미터(Emittor)전압이 피크점 전압 nV_1까지 상승하면 축전기 C_1은 방전하고 저항 R_1의 양쪽 끝에 전압을 발생시킨다. 이에 의해 저항 R_2와 정류기 D_1을 통해 트리거가 SCR의 게이트에 흘러서 SCR은 점화하여 $relay_2$가 동작한다. 따라서 $relay_3$의 회로가 끊어지므로 $relay_3$이 복귀하고 조사가 정지된다.

조사시간은 저항 R과 콘덴서 C_1의 곱으로 결정되므로 저항 R을 적당히 선택함으로써 임의시간을 설정할 수 있다. 정류기 D_1은 외부 노이즈에 의한 SCR의 잘못된 점화를 방지하기 위한 것이다. 정류기 D_1은 SCR 점화시에 $relay_2$의 양쪽 끝에 발생하는 이상전압을 방지하는 것이다. 이 한시장치는 동기성이 없기 때문에 투입위상이 일정하지 않다. 그 때문에 투입시에 이상전압을 발생하기도 하고, 또한 10ms 정도의 오차도 피할 수 없다. 다만 전자관식에 비하여 상당히 작게 제작할 수 있다는 이점이 있을 뿐이다.

현재 X선장치에 쓰이고 있는 한시장치는 대개가 동기식이며 항상 0위상에서 X선 개폐가 이루어진다. 따라서, 투입시 이상전압을 방지할 수가 있고 단상전파정류장치에서는 1/120초(60Hz), 즉 1펄스의 조사도 정확히 할 수 있다. 3상장치에서는 1/1,000초(60Hz)까지 조사가 가능하다.

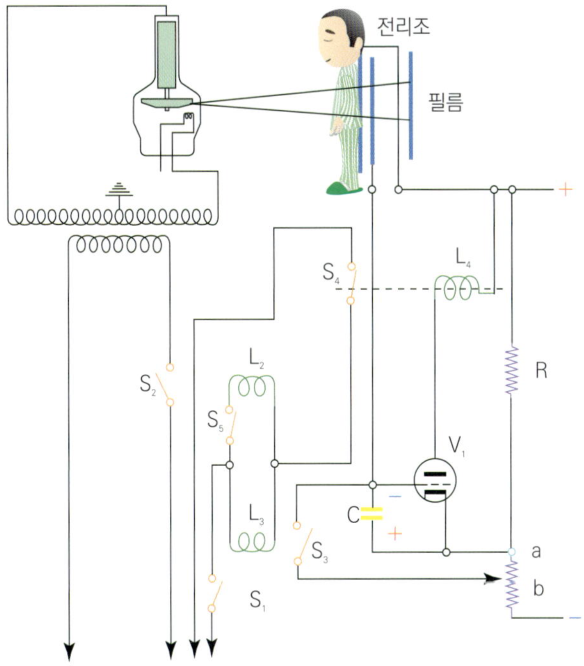

그림 4-13. 전리조식 타이머의 회로도

5) 자동노출장치(automatic exposure control system)

자동노출장치(AEC)는 조사시간의 설정 없이 조사하여도 필름에 적정 농도가 되면 자동적으로 X선발생을 중지시키는 자동식 타이머이다. 이는 환자를 투과한 X선의 량을 측정한 다음 투과선량이 미리 설정한 량에 도달하면 노출을 자동적으로 종료시키는 방법을 이용한 것이다. 자동노출장치에 이용하는 방사선의 검출장치는 여러 가지가 있으나 일반적으로 많이 사용하는 전리조식 타이머(ionization timer)와 포토타이머(photo timer)에 대하여 알아보고자 한다.

(1) 전리조식 타이머(ionization timer)

전리조식 타이머의 기본구성으로는 전리조, 축전기(C), 스위치(S)와 제어방전관(thyratron)으로 되며 포토타이머와 동작원리는 같은데 단지 광전관 대신 전리조를 사용한 것이 다르다. X선 조사시간을 자동 제어해서 필름에 일정한 흑화도가 만들어졌을 때 조사시간이 정지된다. 포토타이머보다 간단해서 유방촬영 및 일반촬영장치에 이용되고 있다(그림 4-13).

전리조식 타이머의 동작원리로는 S_1의 X선 스위치를 닫으면 S_2, S_3가 닫혀 X선이 발생하고, 피사체를 투과한 X선은 전리조를 통해 필름에 노광된다. 또한 전리조에서 발생한 2차 전자는 콘덴서 C를 충전시키고 필름에 적정 농도가 될 때 콘덴서 C를 충전 완료하도록 해주고 있다. 그리고 콘덴서 C가 충전완료되면 전자관 V_1의 바이어스 전압이 높게 되어 전자관 V_1에 양극전류가 흐르며 전자관 V_1이 도통하면 릴레이 L_4에 전류가 흘러 자석이 되어 S_4의 접점을 끊게 되고, 즉 S_4가 열린다. S_4가 열리면 L_2에 전류가 흐르지 않아 S_2가 열리고 S_2가 열리면 X선 발생이 정지된다.

X선이 발생하는 시간은 콘덴서 C가 충전하는 시간으로 피사체를 투과하는 X선이 많으면 빨리 충전되고, 적으면 긴 시간동안 충전하므로 충전 전하량과 적정 농도를 일치해 놓으면 언제나 자동노출이 가능하다.

(2) 포토타이머(photo timer)

인체를 투과한 X선은 환자두께와 각 부위의 흡수차에 따라 강도가 달라진다. 그에 따라 일정농도를 내기위해서는 투과강도와 조사시간의 곱이 일정하여야 할 것이다. 필름의 농도를 D라하고, X선강도를 I, 조사시간을 t라고 한다면 $D = I \times t$가 항상 일정해야하고, I와 t가 모두 틀리는 일반적인 경우를 생각하면 $I_2 \times t_1 = I_1 \times t_2$가 성립하여야 할 것이다. 이 경우 환자의 두께나 피사체의 흡수가 변화되어도 일정한 농도를 낼 수 있을 것이다.

이 원리는 그림 4-14와 같다. 횡축은 노출시간을 나타내고 종축은 투과 X선 강도를 나타내고 있다. 어느 경우에나 빗금친 부분의 면적이 같으면 농도는 항상 같게 된다.

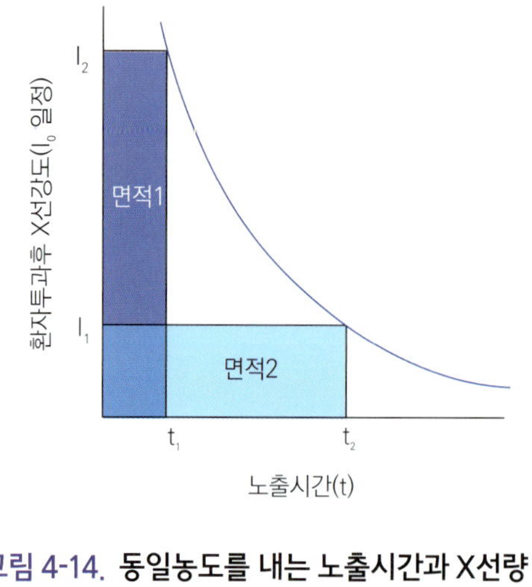

그림 4-14. 동일농도를 내는 노출시간과 X선량

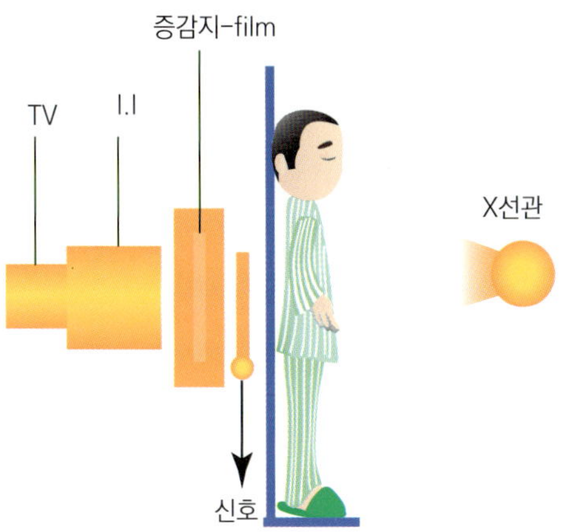

그림 4-15. **카세트 전면 검출 방식**

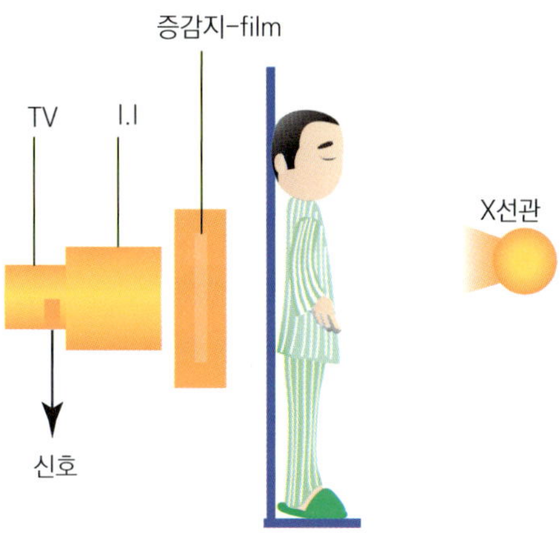

그림 4-16. **카세트 후면 검출 방식**

① 카세트 전면 검출법

일반촬영용 포토타이머로서는 거의 이 방식이 사용되고 있다. 전면검출의 경우 검출부의 X선 흡수가 크면 이 발광량에 대한 카세트 내의 증감지 발광량의 비가 피사체 흡수의 대소에 의해 변화하기 때문에 사진농도도 변하게 되며 이 영향은 피사체의 흡수가 적고 관전압이 낮을수록 크게 되어 사진농도는 저하하게 되는 것이다(그림 4-15).

② 카세트 후면 검출법

이 방식은 카세트리스(casseteless) 필름 자동송환장치(film changer)에 부착하거나 소화기계의 진단에 많이 사용되고 있는 X선형광증배관의 출력으로 동작하는 I.I(Image Intensifier)포토타이머에 사용되고 있다. 후면 검출의 경우 카세트 후면의 흡수가 크면 특성에 크게 영향을 미쳐 피사체의 흡수가 적고, 관전압이 낮을수록 카세트 내의 증감지 발광량에 대해 검출용 형광체의 발광량이 저하하기 때문에 사진농도는 높아진다. 특히 필름 자동송환기구의 증감지 압착판의 흡수를 적게 하지 않으면 특성은 현저하게 저하하게 된다(그림 4-16).

5. 조작 panel장치

조작 panel이란 X선 시스템 중에서 주로 X선제어에 관한 각종 매개변수를 설정하기 위한 조작기 및 표시기를 갖춘 합리적인 방식(unit)이고 일반적으로는 X선 시스템 전체의 controller로써 역할을 한다.

따라서 대상으로 하는 X선 시스템이 어떠한 목적의 시스템인가, 또한 구체적으로 인체의 어떤 부위를 어떠한 검사기술로 어떠한 영상을 만들고 싶은가라는 사항에 따라서 각각 필요로 하는 기능이나 사양이 변한다. 그래서 조작성의 관점에서 이것들을 인간공학적으로 보았을 때 형상, 배치, 크기를 배려하지 않으면 안된다.

조작 panel은 이것들을 고려해서 컴퓨터 및 주변의 회로기술, 장착기술 및 각종정보의 통신과 제어기술 등에 의해 실현되고 있다.

1) 주된 조작기능

(1) 전원개폐기

전원의 각상을 동시에 개폐 또는 차단할 수 있다.

(2) 긴급X선 차단기

장치의 고장 등으로 보통의 X선차단장치가 작동하지 않을 때라도 긴급으로 안전하게 X선차단을 할 수 있다.

(3) X선조건의 표시

촬영의 경우는 X선촬영에 앞서 선택한 관전압, 관전류 및 촬영시간 또는 mAs를 표시한다.

(4) 준비완료상태의 표시

준비완료 상태를 조작 panel 위에 보통 녹색으로 표시한다.

(5) X선조사중의 표시

X선의 조사 중이라는 것을 조작자가 통상 조작하는 위치에서부터 식별할 수 있도록 표시한다. 촬영의 경우는 종료를 조작자에게 소리에 의해 알리는 수단을 설치할 필요가 있다.

(6) 선택한 X선원장치의 표시

복수의 X선원장치가 조합되어 있는 경우에는 X선원장치에 부하를 걸기 전에 선택되어 있는 X선원 장치를 표시한다.

(7) 자동제어의 표시

자동제어 system에 의해서 작동되는 X선고전압장치에 관해서는 선택한 동작 mode를 제어 panel에 표시한다.

(8) dead man switch

X선조사의 경우는 dead man형이 아니면 안 된다. 다만 투시시에 있어서 진단행위가 곤란해질 경우에 한하여 자기유지형의 개폐기를 사용해도 좋지만 이 경우라도 전원이 차단되었을 경우에는 자동적으로 유지를 풀지 않으면 안된다.

(9) 투시용 적산 timer

조작자나 피검자의 피폭선량을 증대시키지 않기 위해서 투시용 적산 timer를 설치할 필요가 있다. 투시용 적산 timer는 설정시간의 종료 30초 전에는 조작자에게 소리에 의해 알림과 동시에 설정시간이 다 되었을 때에 투시를 자동적으로 종료시키지 않으면 안된다.

2) 조작 panel의 종류

조작 panel의 형상과 배치로서 사용시에 조작자가 어떠한 자세로 조작하는가 특히 서 있는 상태인가, 앉아서 조작하는가에 따라서 크게 다르다.

그림 4-17에 stand형 조작 테이블, 그림 4-18에 desk형 조작 테이블을 나타낸다. 또한 조작 panel내의 각 조작기, 표시기에 관해서는 각각 시스템의 사용목적이나 사용방법에 따라서 종류나 중요도가 다르게 된다.

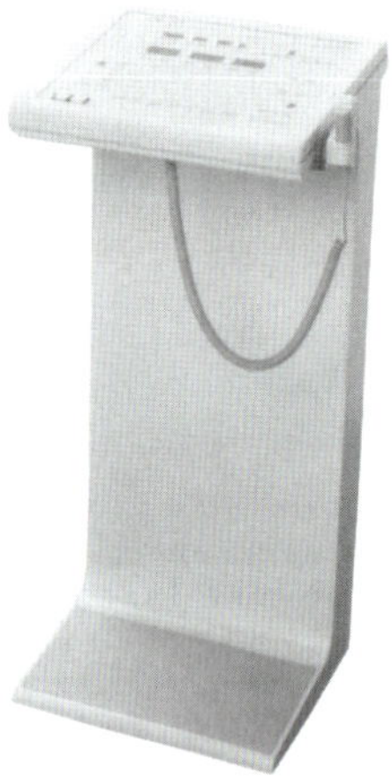

그림 4-17. stand형 조작 table

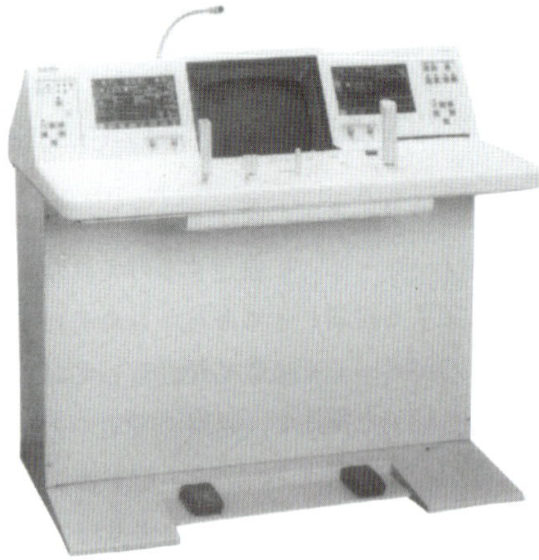

그림 4-18. desk형 조작 table

3) 프로그램 촬영

각종 매개변수의 설정에 즈음하여 개개의 매개변수마다 설정하는 것이 아니고 촬영하려고 하는 목적마다 미리 그것들의 조립 모형을 여러 가지 종류 설정해두고 필요한 때에 간단한 조작으로 빠르게 설정할 수 있는 전용의 조작기(프로그램 촬영조작기)를 갖추고 있는 것이 보편화되어 있다.

프로그램을 하는 parameter의 종류로서는 다음과 같은 것들이 있다(①~⑧).

① 촬영관전압
② 촬영관전류
③ 촬영시간(back up timer)
④ 사용X선관 장치
⑤ 사용초점
⑥ 자동노출제어장치 사용상태
⑦ 자동노출제어장치 농도조절
⑧ 해설

조작방법으로서는 촬영부위, 목적마다 미리 조건을 입력해두고 필요한 때에 이것을 선택하는 anatomical 프로그램과 ID번호 등에 대응시켜서 상기와 같은 각종 조건을 기억시켜 필요한 때에 번호와 입력내용의 대응표 등을 참조하면서 번호로 선택하는 단순프로그램 등으로 대변할 수 있다. 최근에는 anatomical 프로그램이 주류가 되어 있다.

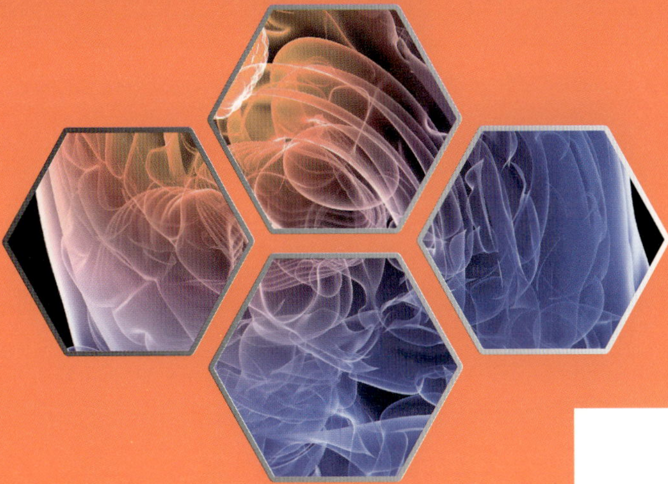

제5장 의료용 X선 영상장치

CHAPTER 05

의료용 X선 영상장치

1. 영상증배관(image intensifier tube)

1) 원리(principle)

영상증배관(image intensifier tube : I.I)은 X선 영상장치 시스템에서 맨 앞 부분에 위치하는 부분으로 X선에 의해서 형성된 영상의 휘도를 증배시키는 대형 진공관이다. 즉, 진단학적 가치가 높은 의료영상을 만들어 내기 위해 초기 영상신호를 증폭하여 주는 기구라고 할 수 있다.

X선 I.I는 1952년 네델란드의 필립사에 의해 상품화 되었으며, 개발당시는 입력면에 입상형광체가 사용되고 있었기 때문에 감도, 해상도에 문제가 있었는데 1970년 미국의 베리안사에 의해 CsI 결정형광면이 개발되어 비약적으로 성능이 향상되었다. 그 이후 급속하게 보급되었으며 현재는 TV 카메라로 시스템화 되어있는 투시장치, spot 카메라와 결합된 간접촬영에, cine 카메라와 결합하여 심장용 고속촬영에 세계적으로 널리 사용되고 있다.

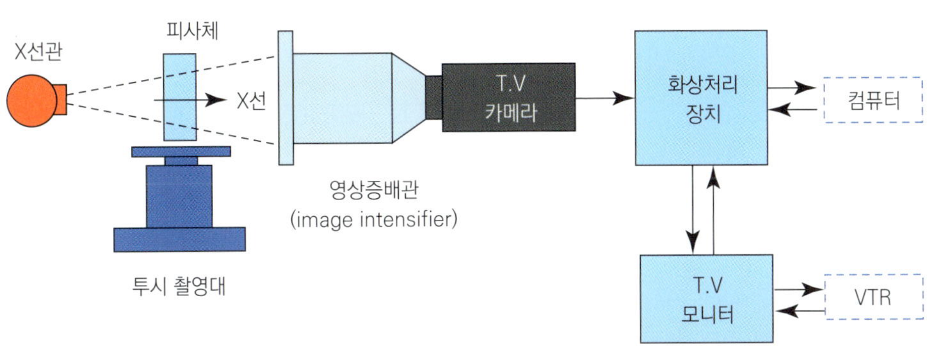

그림 5-1. X선 영상장치의 구조

X선 영상증배관의 동작원리를 설명하면 다음과 같다.

X선관에서 X선이 발생되어 피사체를 투과한 후 X선 영상증배관의 입력형광면에 입사하여 형광상을 형성한다. 형성된 형광상에 의해 입력형광면의 뒤에 부착되어 있는 광전면(광전음극면)에 형광이 작용하여 광전자가 형광의 강도에 비례하여 방출된다. 광전면에서 방출한 광전자는 정전 집속렌즈에 의해 집속되어 출력형광면에 축소 형광상 만드는데 여기에서 광전자는 25~30kV의 높은 전압으로 가속되며 출력형광면에 충돌하여 고휘도의 영상신호를 출력한다. 이때 휘도 증폭이 입력형광면보다 1,500~2,000배 증가된다. 이렇게 입력형광면에 비해 출력형광면의 휘도가 증가된 것은 영상의 축소에 의한 전자밀도의 증가와 전자가속에 의한 전자에너지 증가에 기인한다.

그러므로 과거에 어두운 방에서 실시하던 영상조작을 밝은 방에서도 투시와 같은 영상조작이 가능하도록 할 수 있으며 검사의 용이성과 질병 진단기술의 진보로 인해 영상 조작에 소요되는 시간을 단축할 수 있었다. 그 결과 질병 진단검사의 정확성과 환자 피폭선량을 대폭 줄일 수 있는 계기가 되었다.

2) 구조(structure)

X선 I.I의 외부구조는 누설 X선 방어용 납 및 외부자기 차폐를 포함한 관용기로 되어 있고 내부구조는 그림 5-2와 같이 X선관의 입력측으로부터 입사창, 입력형광면과 광

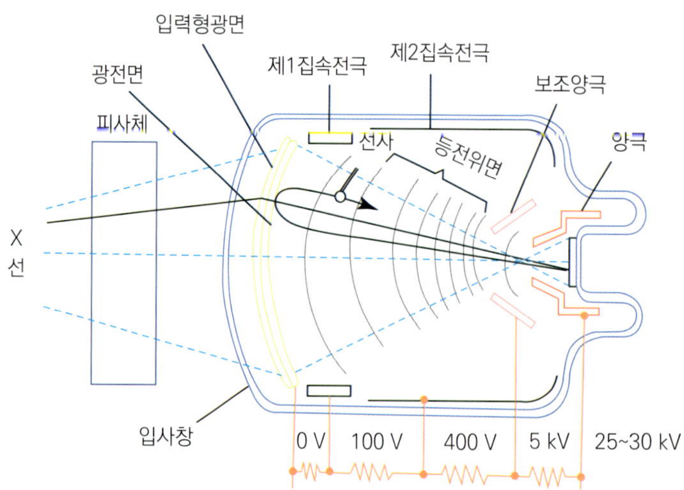

그림 5-2. 영상증배관의 구조

전면, 정전집속렌즈, 가속양극 및 출력형광면으로 구성되어 있다. 내부전극으로 고전압을 공급하기 위한 전원을 갖추고 있다. 각 전극에는 입력면 0V, 집속전극에 100V, 400V, 양극 25~30kV가 인가된다.

X선 I.I의 기본적인 기능은 X선을 가시광으로 변환하고, 상을 축소하여 휘도를 증배시키는 것이다.

(1) 입사창

입사창은 유리(경질유리) 입사창보다 금속(1.0mmAl 이하) 입사창을 사용하고 있는데 이것은 자체의 흡수 및 산란을 적게하여 피폭선량을 줄이고 대조도와 해상력을 높이기 위한 것이다.

(2) 입력형광면과 광전면

① 입력형광면

입력형광면은 알루미늄과 같은 기판 위에 그림 5-3과 같은 구조의 요오드화세슘(CsI)을 100~200㎛ 두께로 증착한 것이다. 요오드화세슘의 증착층은 수십 마이크로미터의 섬유소로 구성되어 있어서 X선과의 상호작용에 의하여 이 섬유소 중의 한부분에 형광을 발생했을 경우 이 섬유소 내부 결정을 따라 진행하고 섬유소 내부로부터 측면으로 나오는 형광량은 기존의 형광체 보다 적어진다. 그러므로 주로 고해상력의 의료영상을 얻는 장치에서 많이 응용하여 현재 디지털 의료영상획득 장치의 핵심 부품인 디텍터(검출기) 앞에 설치하여 인체 정보 신호를 획득하는 부분에 활용하고 있다.

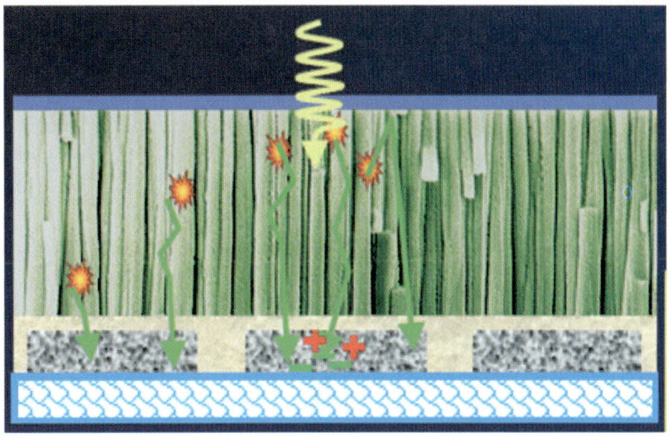

그림 5-3. 요오드화세슘(CsI) 결정 구조

또한 이러한 바늘모양의 구조로 인하여 보통의 X선 형광체에 비해 해상력과 대조도가 우월한 것이 특징이다.

요오드화세슘(CsI)을 사용하는 이유로는 수직으로 배열하여 빛의 전달 효율이 탁월하고 입력신호 대비의 출력신호로 정의되어지는 변조전달함수(MTF : Modulation Transfer Function)가 우수하며 구성물질의 원자번호가 투시 관전압인 80~120kV에 적합하기 때문에 현재 임상에서 많이 사용하고 있다.

입력형광면과 광전면은 전달과정에서 발생하는 해상도의 손실을 최소화하기 위하여 밀착되어야 하지만 광전면의 화학 반응으로부터 형광면을 보호해야 하므로 얇은 층으로 분리되어 있다.

② 광전면(광전음극)

광전면은 광전자 방출금속인 안티몬(Sb)과 세슘(Cs)의 합금을 이용한다. 광전면은 입력형광면으로부터 빛을 받아 광전자를 방출하게 되는데 그 방출량은 형광량에 비례한다. 광전면은 광전자 방출 외에 영상증배관에서 음극의 역할(광전음극)도 담당하기 때문에 항상 고전압이 가해지므로 접지를 하게 된다.

(3) 정전집속렌즈

유리관 내측에 나란히 배열되어 있는 양전위의 전극이다. 정전집속렌즈의 역할은 각각의 전극에 양전위의 적당한 직류전압을 인가함으로써 영상증배관내의 공간에 정전계를 발생시켜 전자를 집속하여 전자 영상을 맺도록 하는 것이다.

영상증배관의 구조에서 입력형광면과 광전면이 둥근 구(ball)면 형태로 되어 있는 것은 이 정전렌즈의 왜곡을 보정하기 위한 것이다. 만약 형태가 평면으로 구성되어 있다면 극단적인 왜곡이 발생되어 진단학적 가치가 손상된 의료영상을 얻을 수밖에 없을 것이다.

이론적으로는 입력형광면을 구부러지게 하고 반대편 양극도 구부러지게 하면 전자영상의 화면도 이와 같이 구부러진 출력 영상을 나타나게 되는데 실제로는 이것을 적절하게 변형한 정전렌즈가 사용 되고 있다. 다시 말하면 출력면의 영상을 평면으로 만들어 사용하므로 이때 영상의 왜곡이 약간 일어나는데 기술적으로 보정하거나 무시하고 사용하게 되는 것이다.

정전렌즈는 출력형광면으로 이동하는 전자선속을 집속하는 전극으로 렌즈라고 하지만 집속한다는 의미에서 렌즈라고 부르기도 한다. 전자들은 집속되면서 그 영상은 뒤바뀌게 된다. 이것은 사진관에서 사진을 촬영할 때 상하가 바뀌는 원리와 같은 것이다.

(4) 가속양극

영상증배관의 목(neck) 부위에 위치하며 광전면에서 방출된 광전자를 가속하는 기능을 하는 부위이다. 양극은 25~30kV의 고전위가 주어져서 가속전자는 더욱 큰 운동에너지로 출력형광면을 향해 이동하게 되는 것이다.

(5) 출력형광면

출력형광면은 분말 형광체(황화아연카드뮴, ZnCdS : Ag)를 얇은 유리기판 위에 균등하게 도포한 것이다. 출력형광면의 영상은 출력형광면 영상의 축소율에 관계하여 영상의 흐트러짐을 형성하는데 입력형광면 보다는 현저히 적게 일어난다. 이 때문에 미세한 입자의 형광체를 사용하고 또 입자의 분포가 균일하고 두께도 균등하게 도포된 것이 이용되고 있다. 전자는 비교적 얇은 곳에서 최고의 발광 휘도가 얻어지므로 출력형광면의 두께는 두껍지 않아도 된다.

그러나 구조적인 잡음을 보완하기 위하여 두께를 형광체 직경의 130%보다 두껍게 도포하고 있다. 이에 따라 두께의 증가로 변조전달함수(MTF)는 저하하게 된다.

출력형광면 내측은 얇은 알루미늄판을 부착하여 빛이 역행하는 일이 없도록 하는데, 이 때의 알루미늄 두께는 얇게 하여 고에너지 광전자가 쉽게 통과하여 출력형광면에 도달할 수 있는 구조이며 영상증배관 내부에 잔여전자가 없도록 하는 접지 역할도 담당하고 있다. 출력형광면의 외측에는 납유리를 부착하여 영상증배관을 지나온 방사선을 흡수하도록 한다.

3) 성능(performance)

X선 I.I의 성능은 휘도증가계수, 해상력(MTF), 대조도(contrast) 저하, 왜곡 등으로 나타낸다.

(1) 휘도증가계수(brightness gain)

휘도 증가계수를 평가하는 인자는 다음과 같이 3가지 방법이 있다.

① 휘도증가계수

동일한 방사선으로 노출하여 과거 투시용 형광판과 영상증배관의 출력형광면의 빛의 밝기를 비교하는 방법이다. 즉, 영상증배관의 밝기를 투시형광판의 밝기로 나눈 몫이다.

휘도증가계수 = 영상증배관의 밝기 / 투시 형광판 밝기

② 변환계수(conversion factor)

영상증배관에서 입사면에 입사하는 입력 X선량이 출력형광면에서 얼마만큼의 빛으로 변환되는가 하는 비율을 나타낸 것이다. 입력 X선노출량에 대하여 출력빛의 밝기 몫으로 나타낸다. 단위는 [(cd/m^2) / (mR/sec)] 이다.

변환계수 = 출력 빛의 밝기(cd/m^2) / 입력 X선량(mR/sec)

③ 축소인자(minification factor)

입력형광면 크기의 제곱을 출력형광면 크기 제곱으로 나눈몫으로 나타낸다(휘도증가).

축소인자 = (입력형광면 직경 / 출력형광면 직경)^2
= $(D_1/D_0)^2$

④ 유량증가 인자(flux gain factor)

광전면에서 발생한 광전자가 가속(25~30kV)되어 출력형광면에 도달하여 광자를 방출할 수 있는 에너지를 얻게 된다. 출력형광면에서 광자발생량이 입력형광면보다 50배 정도 증가한다. 이때 유량증가인자는 50이 된다.

문제 입력형광면의 크기가 5인치, 9인치 일 때 축소인자는?
(단, 출력형광면의 크기는 1인치이다.)

문제 입력형광면 1개 광자, 출력 형광면 50개 광자가 발생하면 유량증가 인자는?

유량증가 인자 : 광전자의 가속인자
* 광전자 가속(25kV) : 출력 형광면 충돌하면 광자수 증가(휘도증가)

문제 입력형광면 크기 9인치, 유량증가 인자 50이면 총 휘도 증가계수는?

총 휘도 증가계수 = 축소인자$(D_1/D_0)^2$ × 유량증가 인자(광전자 가속)

* 축소인자 : 5인치(25), 9인치(81)
* 유량증가 인자 : 50
* 총 휘도 증가계수 : = (상의 축소율)^2 × 유량증가 인자
= $(9)^2 \times 50$
= 4,050배

4) 해상도(resolution)

입사면상에 납 또는 텅스텐으로 만들어진 규정된 해상력 chart를 놓고 출력면상에 비친 chart상을 현미경으로 확대하여 육안으로 해상 한계치를 구한다.

최근에는 MTF(modulation transfer function)로 나타낸다. MTF는 다음의 식으로 정의되고 response를 종축에 공간주파수를 plot하여 얻어진다.

response = A-B / A+B

I.I의 해상도를 결정하는 요인은 입력형광면(CsI), 전자 lens, 출력형광면 등이다.

MTF(I.I) = MTF(CsI) × MTF(전자렌즈) × MTF(출력형광면)

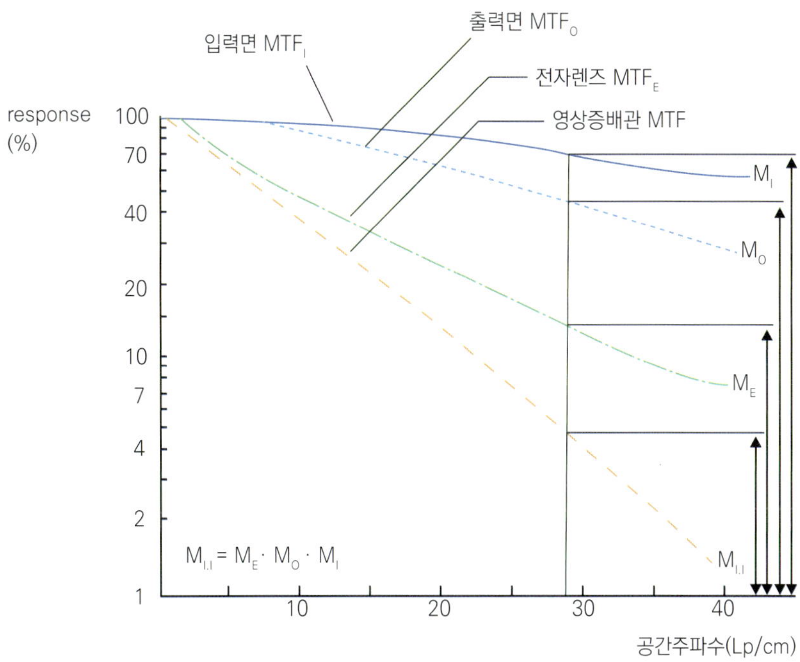

그림 5-4. 영상증배관의 MTF 인자

5) 대조도(contrast) 저하

X선 I.I에서 다음과 같은 원인으로 대조도는 저하된다고 알려지고 있다. 그 원인은,

첫째, 입력형광면에서 반사된 빛에 의하여 출력형광면에서 fog를 일으킨다.

둘째, I.I나 내부의 전극으로부터 빛 반사에 의한 출력형광면에 fog를 일으킨다.

셋째, 입력면의 X선 산란에 의한 영향 등이다.

이중에서 대조도 저하 최대요인은 출력형광면에서의 빛산란이다. 이를 줄이기 위해서 출력면에 filter유리를 사용하여 산란광의 밝기를 낮추는 방법, 출력면과 진공용기 glass를 일체화하여 빛이 산란하는 것을 적게하는 방법들이 이용되어 왔다.

6) 검출양자효율(detective quantum efficiency; DQE)

I.I의 잡음은 X선 양자잡음, 출력면의 구조적 잡음, 광전면의 열 잡음 등이 있다. 화질(양자잡음)는 X선 조사선량과 DQE에 관계하고 있다. 즉, DQE 60%와 30%인 2대의 I.I 화질(양자잡음)을 비교했을 경우 2배의 X선량을 DQE 30%에 조사하면 화질은 동등하게 된다. 즉, DQE는 입력형광면(CsI)가 흡수한 X선량에 의하여 결정된다. 때문에 형광체가 두꺼우면 DQE는 크지만 X선의 흡수는 지수법칙에 의거하여 어느 두께 이상에서는 작아진다.

7) 왜곡(distortion)

X선 I.I의 왜곡은 중심에서 멀어질수록 커지는 소용돌이 왜곡이다. 발생원인은 입력면이 곡면이므로 입력면에서 중앙부보다 주변부의 상이 확대된다. 입력면을 곡면으로 하는 이유는 전자렌즈에 의한 왜곡을 줄이기 위해서다. 영상증배관에서 전자영상의 영상면도 역시 곡면이다. 그러나 출력형광면은 평면으로 만들어져 있어 상의 주변부가 확대에 의한 왜곡이 발생한다.

광학렌즈에서도 왜곡이 발생한다. 광학섬유렌즈를 사용한 X선 I.I로 발전시키고 있다.

2. X선 텔레비전 장치(X-ray Television system)

1) 개요

X선 TV시스템은 피사체를 투과한 X-ray가 빛 신호 및 전기신호로 변환 증폭하여 영상신호를 수상기에 표시해는 주는 장치이다. 따라서 TV시스템은 대표적으로 촬상부인 카메라와 수상부인 모니터로 구성되어 있다.

카메라는 가장 기본적인 요소이고 이러한 카메라의 가장 중요한 부분은 촬상기(imager)라 할 수 있다. 여기서 촬상기(imager)란 광학적 이미지를 전기적 신호로 변환해 주는 장치를 말한다. 카메라는 사용된 촬상기(imager)의 특징의 범주 내에서 설계되고, 카메라에 대한 설명은 바로 이 촬상기(imager) 기술에 대한 설명과 함께 시작되어야 한다. 촬상기(imager)의 기술은 최근 50년 동안 급진적으로 변화해 왔으며, 그 발전은 그동안 3번의 변화기를 가졌다. 그중 하나가 최근에 이루어진 촬상관(또는 축적관, storage tubes)에서 고체 촬상 소자(solid-state devices or CCDs)로의 변화이다.

모니터는 수상기를 포함한 영상 표시장치이다. 여기서 수상기는 촬상기와 반대로 전기적신호를 광학적 이미지로 변환해주는 장치로서 진공관 방식의 수상관에서 출발하게 된다. 이 수상관도 기술의 발전으로 진공관에서 반도체 방식으로 발전하여 LCD, LED 방식의 수상기로 발전되어 왔다.

X선 텔레비전 장치는 X선에 의해 얻어지는 X선상을 직접 텔레비전으로 관찰하는 장치로서 보통 X선에 의한 검사·진단은 X선 투시에 의한 육안적인 관찰이 아니면, X선 촬영에 의한 필름의 관찰인데, 이것을 텔레비전 기술과 결합해서 수상기에 비추어 관찰한다.

X선 텔레비전 방식에서 촬상법은 다음과 같은 것이 있다.

(1) 형광판에 비친 X선 투시상을 텔레비전 카메라로 촬영하는 방법: 이 방법을 사용할 때는 투시상이 그다지 밝지 않으므로 고감도의 이미지 오디콘 카메라(image orthicon camera)가 사용된다.

(2) X선에 예민한 특수한 비디콘(vidicon)으로 투과상을 직접 촬영하는 방법: 특히 X선에 감도를 가지는 산화납의 광전면 비디콘이 개발되어, 소형 물체의 비파괴 검사용으로 사용되었다. 그러나, 인체용으로는 광전면의 크기가 100 cm^2 필요하므로 곤란하다.

(3) 텔레비전 브라운관의 주사와 마찬가지로 주사하는 특수한 X선관을 사용하여, 피시체를 투과한 X선을 광전관으로 받아 영상신호로 하는 방법. 이들 여러 가지 방법은 다시 축전관이나 녹화장치 등과 결합해서 사용된다.

(4) 투시상을 형광증배관(image intensifier tube)을 사용하여 약 1,000배의 밝은 상으로 하고, 이것을 텔레비전 카메라로 촬영하는 방법: 형광증배관의 밝기가 충분하기 때문에 보통의 비디콘 카메라(vidicon camera)로 촬영할 수 있다.

(5) 현재는 (4)의 방식에서 비디콘 카메라 대신에 CCD를 사용하거나 영상증배관과 비디콘 카메라 대신에 검출기를 사용한 디지털 방식이 사용 중이다.

2) X선 텔레비전의 원리(X-ray TV principle)와 구성

X선을 이용한 장치의 하나로서 본래 X선에 의해 얻어지는 정보는 가시적이 아니지만 이것을 형광체에 의해 광학상(optical image)으로 변환하고 주사계(scanning line system)로서 텔레비전을 이용하여 전기적신호로 만들어 텔레비전 스크린에 보다 밝은 광학상으로 묘출(drawing)하는 장치를 말한다.

의료용 X선 텔레비전은 암순응(dark adaptation)을 필요로 하는 형광판 투시장치를 대신하여 X선 투시에 널리 이용된다. 과거에 가장 많이 보급된 것은 X선영상증배관(X-ray image intensifier tube; I.I.)에 광전기전도형촬상관인 비디콘, 플럼비콘 등을 연결시킨 방식이다.

이 밖에 고감도 X선형광판의 광학상을 고감도텔레비전카메라로서 상업용 텔레비전으로도 널리 이용되는 이미지 오디콘으로 직접촬상하는 방식과, X선영상증배관 대신에 광증배관과 광전기전도형촬상관을 연결시키는 방식 등이 있다. 텔레비전의 주사방식은 수직주사가 매초 30′, 수평주사선수는 525선(장치에 따라 625선 또는 1,000선), 영상신호대역폭은 4~8 MHz 정도로서 X선 텔레비전 전체의 해상력에 중대한 영향을 준다. 또 X선 텔레비전의 광학상을 비디오테이프에 녹화할 수 있는 장점이 있다. 진단용 X선 TV장치는 전선을 이용하여 영상 신호를 보내는 폐쇄 회로 구성을 이용한 것이다. 영상증배관의 출력 형광 면에 발생한 영상을 렌즈를 통해 TV 카메라에 이송한 다음 연속적인 전기 펄스로 변환된 신호를 전선을 통해 카메라 조절 장치로 전달하여 증폭 과정을 거친 후 또 다른 전선을 통해 TV 수상기로 보내어 다시 원래의 영상과 같은 광학상을 재생시키는 방법이다.

영상증배관의 출력 형광 면에서 발생한 영상을 연속적인 전기 펄스로 변환(이것을 비디오 영상이라 한다)되는 과정을 설명하기로 하자.

영상을 전사하는 인쇄 기술의 하나인 오목판 인쇄에서는 일정한 간격으로 나열된 소구획으로 구성하고 각 소구획의 어두워지는 량을 가감하여 농도를 표현하고 있다. X선 TV에서도 이와 같이 소구획으로 구성되는 명암 무늬로 영상을 재현하고자 하는 것이다. 이 소구획을 우리는 화소(pixel)라고 부른다.

그런데 각 화소의 밝기를 나타내는 신호를 동시에 먼 곳까지 전송하는 데는 수십 만 개나 되는 화소수에 대응한 전송로가 필요하므로 실제로는 불가능하다. 그래서 X선 TV에서는 위로부터 순차적으로 수평 방향으로 화소를 찾아서 각 화소의 명암신호를 전송하게 한다.

명암 신호는 전자빔에 의하여 전달되고, 이 전자빔으로 각 화소를 찾는 것을 주사(scan)라 한다. 명암 신호는 시간적으로 변화하는 전기 신호가 된다. 이와 같은 전기 신호를 재생하여 영상으로 만들 때 주사 속도가 느리면 전체가 균등한 영상으로 보이지 않는다든지 깜박임을 느끼기도 하기 때문에 실제에서는 매초 수십회(보통 30회 이상)를 주사하여 눈의 잔상성에 의하여 균등한 영상으로 보이도록 하고 있다.

TV의 구성은 촬상부와 수상부로 구분한다. 촬상 부위에는 TV 카메라라고 불려지는 촬상관 또는 촬상소자가 있고 이것에 의하여 상변환이 이루어진다. 수상부의 주요부는 수상관 또는 수상기이며 피사체 영상이 재생된다. 수상관으로는 CRT, 수상기는 LCD, LED 방식의 모니터가 사용된다.

3. 촬상기(imager)

초기의 촬상기(imager)들은 순간 스캐너(instantaneous scanner)였다. 실화상(live scene) 또는 필름 위의 주사점(raster)으로 구성되어 있으며, 광전관(phototube)이 주사점(raster)으로부터 반사 혹은 전송된 빛을 받아들여 전기적 신호를 발생한다.

촬상기(imager) 기술의 첫번째 변환기는 이미지로부터 입사된 빛으로 인해 감광면으로부터 방사된 전자가 이미지의 명도에 상응하는 패턴을 갖게 되는 원리를 이용한다. 두번째 변환기는 빛에 노출되면 그 전기적 저항이 뚜렷하게 바뀌는 photoconductor를 이용한 방식이 사용되었다. 이와 같은 방법을 광도전형 촬상관(photoconductive camera tube) 방식이라하며 세번째 변환은 1980년대 들어 그동안 사용되어 왔던 photoconductivetube가 고체촬상소자imager(solid-state imagers, CCD)로 대체되어 촬상기(imager)기술의 발전이 계속되고 있다. 따라서 촬상기는 진공관 방식인 촬상관식과 반도체 방식인 CCD 및 평판형검출기 방식으로 나눌 수 있다.

1) 광도전형 촬상관(photoconductive camera tube)

카메라에서 빛을 전기로 변환시키는 주요 전자부품을 촬상장치라고 한다. 촬상 또는 픽업장치는 반도체를 이용한 전하결합소자(칩)과 촬상관의 두 가지로 대별된다.

광도전 현상을 이용한 촬상관은 광학상을 광도전면에 만들어서 밝기에 따라 면의 저항치를 변화시키고, 전자 빔 주사에 의해 광학상에 대응시킨 전류를 흘려 영상 신호를 얻는다.

광도전면은 광도전 타깃이라고 불리며, 투명 도전막 위에 층을 이루고 있다. 투명 도전 전극과 광도전면의 전기 접촉 특성에 의해 타깃 특성을 갖는 것을 저지형 타깃 구조, 그렇지 않은 것을 주입형 타깃 구조라 한다. 후자의 대표적인 것에 비디콘(Sb_2S_2), 전자에 속하는 것에 플럼비콘(Pho), 사디콘(SeAs-Te) 등이 있다.

촬상관은 전하결합소자와는 근본적으로 다르다. 전하결합소자가 화상을 감지하는 반도체 픽셀을 이용하는 대신 촬상관은 전자빔을 이용해 촬상관 앞에 있는 광전도 감광 타케트에 주사함으로써 전기적인 영상신호를 만들어낸다.

텔레비전 촬상용 카메라는 영상장치의 심장부에 해당한다. 텔레비전 카메라로는 일반적으로 감도가 좋고, 해상도나 신호 대 잡음(S/N)비가 우수하며, 명암의 얼룩(shading) 등이 적은 양질의 화상을 얻을 수 있고 보전이나 운용 등이 쉬운 경제적인 것이 필요하다.

촬상용 카메라는 영상을 전기 신호로 변환하는 부품으로 텔레비전이나 비디오 시스템에서는 피사체를 각부의 명암에 비례한 전기 신호로 변환하여 전송하거나 자기 테이프 등에 기록하는데, 이 광전 변환에 사용되는 하나의 특수한 전자관(electron tube)이 촬상관이다. 촬상관은 타깃의 광영상에 전자 빔을 수평으로 주사하여 빛의 강약으로 회로에 흐르는 전류가 변화하는 것을 이용한다. 따라서 주사선 수가 많을수록 세밀한 화상으로 변환할 수 있다.

대부분의 촬상관은 비디콘(vidicon)을 개량한 것으로 플럼비콘(plumbicon), 사디콘(sadicon), 하디콘(hardicon)처럼 "con"으로 불린다. 이러한 촬상관의 종류로는 vidicon tube, plumbicon tube, image orthicon tube, isocon tube, silicon tube, chalnicon tube, newbicon tube 등을 들 수 있다.

촬상관은 이런 이름 외에도 흔히 25mm라든지 30mm라든지 하는 것처럼 크기로 분류되기도 한다. 일반적으로 촬상관의 앞면이 클수록 영상의 해상도가 좋다. 촬상관은 고해상도의 그림을 제공할 수 있지만 크기 강한 빛이나 명암 차이가 많이 나는 장면에 대한 과민성, 레지스트레이션 문제 등 단점이 적지 않아 더 튼튼한 전하결합소자로 거의 대체되었다.

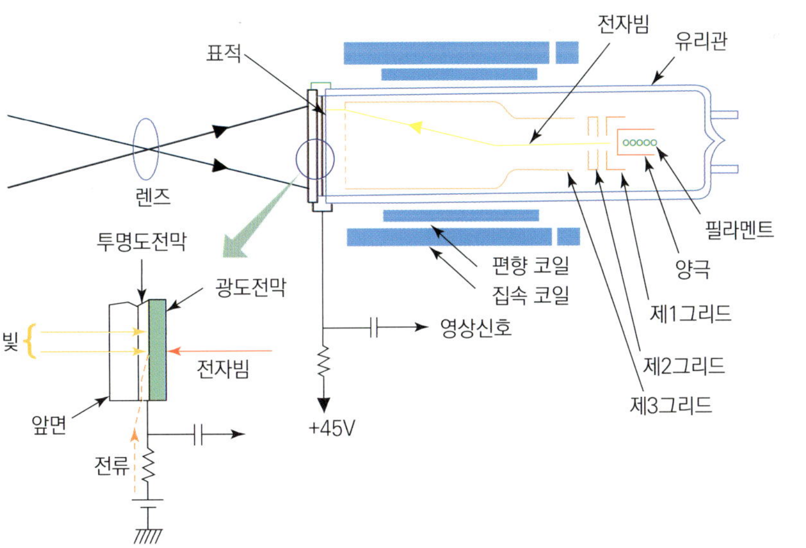

그림 5-5. **촬상관의 구조**

(1) 비디콘 카메라(vidicon camera)

1950년 RCA에서 실용화되어 주로 공업용 텔레비전에서 사용되어, 발달했으나 그 후 성능이 향상되어 텔레비전 방송에서 필름 송상용의 카메라로 사용되었다. 비디콘의 결점은 잔상이 많다는 것으로 축적 전하가 1회의 주사에서 방전하지 못하고 완전하게 방출할 때까지 몇번이고 주사를 필요로 하므로 잔상을 발생하게 된다.

광도전형 촬상관의 한 가지인 비디콘은 광도전막에 3황화안티몬(Sb_2S_3)을 사용한 촬상관에 붙인 명칭인데, 광도전형 촬상관의 총칭으로 사용되는 경우도 있다. 투명한 도전막에 입사광이 있으면 도전막의 저항이 감소하여 도전막의 표면에 정전하가 얻어지므로 여기에 전자 빔을 주사하여 영상 신호를 만드는 것이다.

비디콘은 구조가 간단하고 소형으로 취급이 쉬우며 감도가 좋으므로 이동용 소형 카메라 또는 공업용 TV 등에 사용된다. 그러나 해상도가 다소 낮으며 잔상이 많은 단점이 있다.

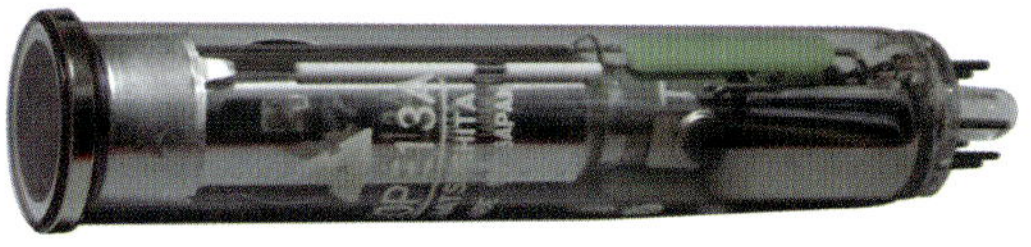

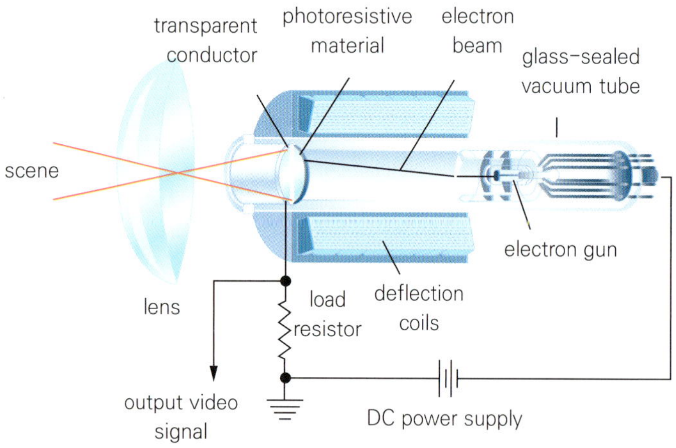

그림 5-6. 비디콘 카메라의 외형과 구조

(2) 이미지 오디콘(image orthicon)

1946년 미국의 RCA(社)사가 개발하였는데, 이것은 1938년 미국의 RCA사(社)가 초기의 촬상관인 오디콘을 개량한 것이다.

그 원리는 광전면(AgBi-Cs), 타깃유리(target glass: 두께 5 μm, 크기 2.5 cm× 3 cm 정도의 특수 유리막), 타깃망(target mesh: 1 cm^{2}당 약 4만 개의 눈을 가진 금속망으로, 타깃유리와의 간격은 약 수십 μm)을 주체로 하고, 여기에 전자총·2차전자 증배부·양극 및 그 밖의 보조전극을 조합한 진공관이다. 외부에 설치한 렌즈에 의해 피사체를 광전면에 결상시키면 각부의 밝기에 따라 광전자를 방출하는데, 이것이 타깃을 향하여 관(tube)의 축방향으로 평행하게 가속된다. 광전자가 타깃유리에 충돌하면 충돌하는 전자보다 많은 양의 2차전자를 방출하게 되는데, 이때 유리면에 생기는 양전하의 분포는 광학상과 같게 되어 증배된 전자상을 형성하게 된다.

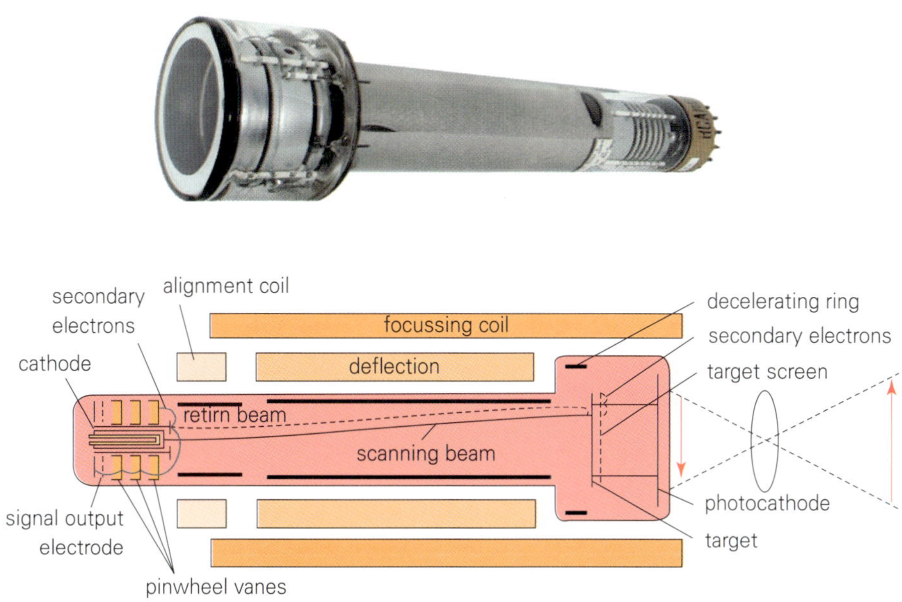

그림 5-7. 이미지 오디콘 카메라의 외형과 구조

여기서 타깃망은 광전자를 가속하는 전극의 역할과, 유리면의 양전하를 축적하는 축전기의 대향전극의 작용을 한다. 전자총을 나온 전자들은 관 바깥쪽에 있는 집속코일(전자렌즈)에 의해 예민한 빔(beam) 모양이 되어 편향코일에 의해 주사되지만, 아이코노스코프(iconoscope)와는 달리 가속전압이 낮아서 전자류가 타깃유리에 도달하여 그 양전하를 중화하고 남는 것은 다시 원래의 방향으로 되돌아간다. 이 되돌아오는 전자류의 크기는 전자상에 따라 변화되어서, 이것이 2차전자증배부에서 충분히 증폭되어 양극에 의해 비디오 신호로서 추출된다.

이와 같이 전자증배과정도 포함하고 있기 때문에 감도가 높아, 아이코노스코프 감도의 수만 배에 해당된다. 또한 광전면의 색에 대한 특성도 인간의 눈과 같은 성질을 가지고 있어서 촬상관으로 많이 사용하였으나 1960년대 후반부터 플럼비콘이나 새티콘 등이 나오면서 이미지 오디콘은 사용이 줄었다.

(3) 플럼비콘(plumbicon)

광전면이 pn형 다이오드를 형성하도록 제조된 상품명이다. 1962년 네덜란드 필립스사가 개발하였다. 일반적으로 사용되는 삼황화안티몬 광전면을 가진 비디콘관에 비하여, 암전류(입사광이 없을 때 광전면에서 나오는 전류)가 아주 적으며, 또한 통상적인 밝기의 피사체에 대해서 잔상(피사체가 움직였을 때 영상의 모서리가 처지며 번지는 현상)이 작은 이점이 있다. 그러므로 스튜디오 및 중계용 컬러방송 촬상관으로 1965, 1966년경부터 널리 사용되게 되었다.

종래의 컬러카메라로는 촬상관인 이미지 오시콘관 3개를 사용하였으므로, 대형이고 중량도 100kg 정도로 무거우며 또 조정이 복잡하여 색조를 맞추기가 곤란한 결점이 있었다. 그러나 플럼비콘 컬러카메라는 중량이 40~50kg으로 소형 경량화되고 조작·조정·색조의 안정성, 고장률 등의 면에서 대폭적으로 향상되었다. 1966~1970년대 컬러텔레비전 방송이 충실하게 된 것은 플럼비콘의 개발에 큰 원인이 있다고 할 수 있다.

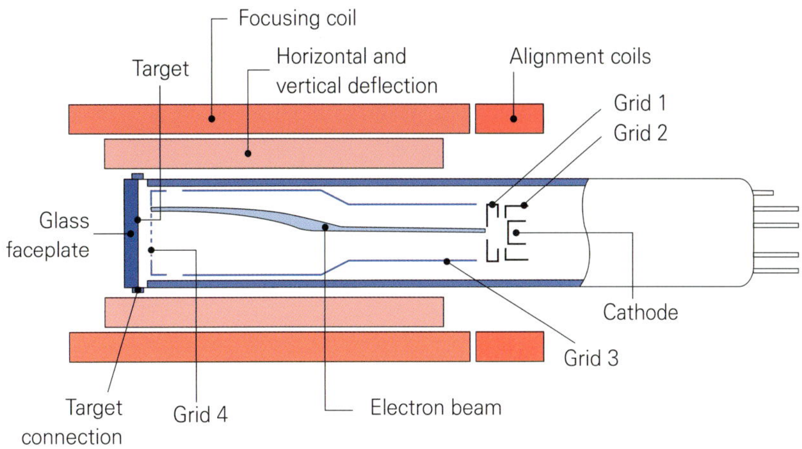

그림 5-8. 플럼비콘 카메라 외형과 구조

2) 고체촬상소자, CCD(Charge Couple Device; 전하결합소자)

고체촬상소자란 원화상을 광학계를 이용해 고체소자에 결상시켜 그 상을 고체소자 내에서 전자적으로 주사하여 전기신호로 변환해 출력하는 소자를 말한다.

고체촬상소자는 2차대전 이후의 텔레비전방송의 주역 촬상관이던 광도전형촬상관을 대신해 개발된 것으로 전자빔을 사용하지 않는 반도체칩으로 된 촬상디바이스이다.

피사체의 광학상을 입력으로 해 텔레비전의 주사원리에 의해 시계열의 전기신호로 변환시켜 출력하는 디바이스를 촬상디바이스라고 하는데, 광전변환된입사광이 촬상관의 경우엔 축적타겟이라 불리는 고저항재료면에, 고체촬상소자의 경우엔 서로 분리된 미소용량 어레이에 신호전하상으로서 축적된다. 그리고 상의 최소구성단위인 화소의 전하양이 주사방식에 따라 순차적으로 읽어져 출력신호전류가 된다.

고체촬상소자는 광전변환-축적-주사(읽기)가 필수기능이며, 방식은 구조적으로 하나씩 분리독립돼 있는 화소를 주사신호발생기를 통해 각 화소를 순차적으로 전송해 읽어내는 전하전송이 기본방식으로 되어 있으며, 수광부의 신호전송에 MOS트랜지스터를 사용한 것을 MOS형, CCD(charge coupled devices)를 사용한 것을 CCD형이라 한다.

촬상소자의 고체화는 1960년대에 매트릭스형이 제안된 이래 70년대에 MOSLSI기술과 전하전송기술에 의해 촬상소자로서 필요불가결한 다수화소의 광전변환-축적-전하읽기의 기능이 고집적(LSI)화되어 고체촬상소자가 갖는 제반 특성이 현저히 향상되었고 그 특징을 살린 응용분야도 매우 넓어졌다.

CCD는 MOS(금속산화반도체)로 된 반도체로 빛이 닿으면 전하가 발생하는 소자이다. 빛의 세기에 따라 발생하는 전하의 양이 변화하기 때문에 이를 전기신호로 변환함으로써 촬상관 대신 비디오 카메라에 사용한 것이 CCD 카메라이다. 기존의 텔레비전 카메라 촬상관은 이미지 오디콘에서 비디콘 등이 이용돼 왔는데 CCD를 사용함으로써 소형화를 실현했다. CCD의 기초원리는 지난 70년대 미국의 벨연구소에서 개발됐으나 실용, 응용 기술에서는 일본에서 많이 연구가 진행돼 카메라의 촬상소자 개발에 성공함으로써 캠코더의 소형화·경량화를 실현했다. 현재 출시되고 있는 대부분의 캠코더에는 CCD가 탑재되어 있다.

일단의 콘덴서와 결합된 집적 회로 소자로 1970년 미국의 벨 연구소에서 발표한 반도체 소자이다. n형의 반도체 기판의 표면에 0.1mm 정도 두께의 절연층을 형성, 금속 전극을 배열하여 이 금속 전극의 전압을 제어함으로써 반도체 표면 전위의 낮은 부분을 좌우로 이동시켜 축적된 전하를 이에 맞추어 순차로 전송시킬 수 있기 때문에 자리 옮김 레지스터(shift register)나 기억 장치로 응용된다. 전하 결합 소자(CCD)는 모스(MOS) 트랜지스터와 유사한 단순한 구조의 소자로, 전하의 축적에 의한 기억과 전하의 이동에 의한 전송이라는 2가지 기능을 갖고 있어서 고집적화가 가능하다. CCD는 전하의 크기에 따른 아날로그 양의 기억 전송이 가능하기 때문에 텔레비전 카메라의 영상 회로, 영상 기억 장치에 대한 응용화가 진행되었다. 1983년부터 양산화되어 3분의 2인치 크기의 25만 픽셀로부터 실용화가 본격화되었는데, 1991년에는 3분의 1인치 크기의 38만 픽셀의 제품이 등장하고 그 후에 200만 픽셀의 제품도 고해상 TV용으로 등장하였다. CCD는 현재 디지털 카메라 및 많은 종류의 비디오 카메라의 고체 촬상 소자(이미지 센서)로 사용되고 있다.

CCD는 두 가지 기능을 수행한다.

첫째는 광자 에너지를 전하로 변환하는 것이고, 둘째는 이 전하를 판독할 수 있도록 이리저리 이동시킨다. 이렇게 전하를 이동시키는 처리는 버킷 브리게이드(bucket brigade, 전하를 소화하기 위한 버킷 릴레이의 줄)로 알려져 있는데, 하나의 값이 판독된 후에는 다른 모든 나머지 값들은 그에 따라서 시프트 된다. CCD를 판독하는 것은 시프트 레지스터로부터 일련의 데이터스트림을 판독하는 것과 유사하다. 충분한 판독이 이루어지면, 그 데이터는 다음 판독을 위해 시프트 된다.

CCD는 여러 개의 축전기(condenser)가 쌍으로 상호 연결되어 있는 회로로 구성되어 있고, 회로 내의 각 축전기는 자신 주변의 축전지로 충적된 전하를 전달한다. CCD는 디지털 스틸 카메라, 광학 스캐너, 디지털 비디오 카메라와 같은 장치의 주요 부품으로 사용된다.

CCD 칩은 많은 광다이오드가 모여있는 칩이다. 각각의 광다이오드에 빛이 비추어지면 빛의 알갱이 즉 Photon의 양에 따라 전자가 생기고 해당 광다이오드의 전자량이 각각 빛의 밝기를 뜻하게 되어 이 정보를 재구성함으로써 화면을 이루는 이미지 정보가 만들어진다. 각각의 광다이오드에 생성된 전자의 양을 전달하기 위해서 여러 방법이 쓰이는데 크게 인터라인 전송형(IT: interline transfer), 프레임 전송형(FT: frame transfer), 프레임 인터라인 전송형(FIT: frame-interline transfer), 풀 프레임(FF-full frame) 전송형 등의 방법이 있다.

(1) CCD방식의 종류

① 인터라인 전송형(IT: Interline Transfer)

광전변환소자에 PN접합 포토다이오드(photodiode)를 사용하여 광량신호를 수직CCD에 전송함과 동시에 광량 신호를 재설정한 후 신호축적하여 수평CCD에 전송하므로서 신호전하를 검출하는 원리이다. 한마디로 전압출력을 영상신호로 검출하는 방식이다. 이 방식은 홈 비디오용으로 많이 사용하며 가격이 저렴한 특징을 가지고 있다.

② 프레임 전송형(FT: frame transfer)

MOS diode를 사용하며 수직CCD의 축적신호를 CCD메모리로 전송하며 수직CCD는 감광부와 겸하고 있다. 광전변환소자는 메모리부의 추가로 칩면적이 커서 고가인 특징을 가지고 있다.

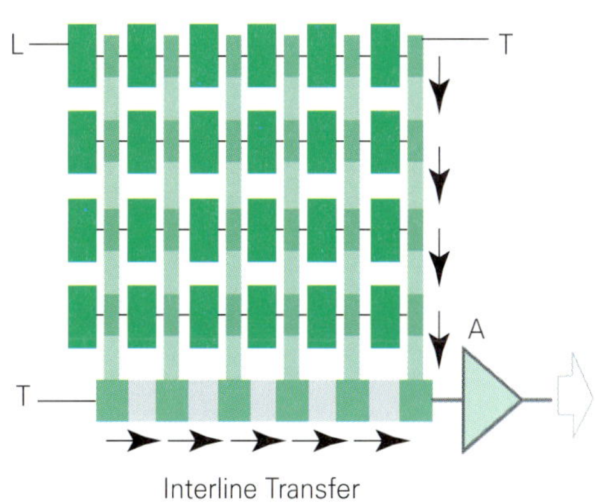

그림 5-9. 인터라인 전송형 (Interline Transfer)

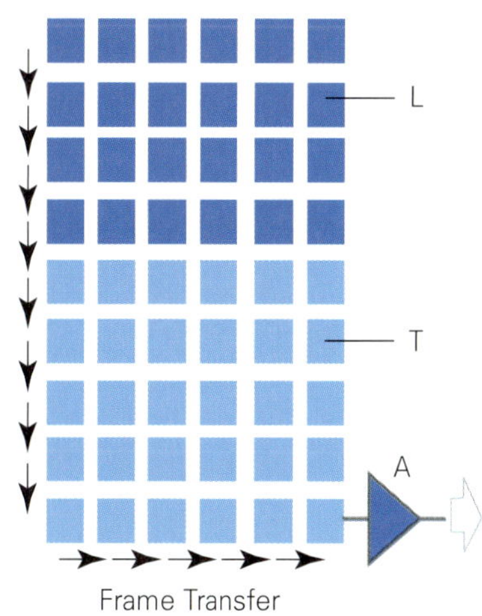

그림 5-10. 프레임 전송형 (frame transfer)

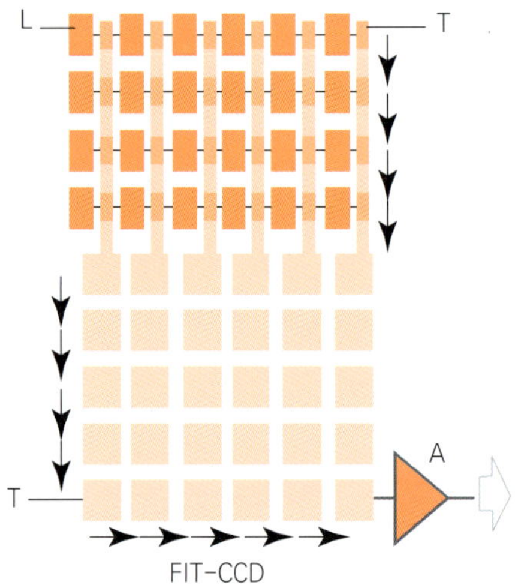

그림 5-11. **프레임 인터라인 전송형 (Frame-Interline Transfer)**

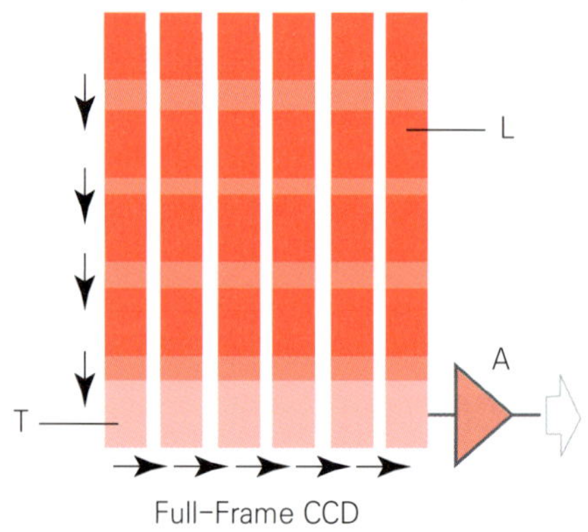

그림 5-12. **풀 프레임 전송형 (full frame Transfer)**

③ 프레임 인터라인 전송형

(FIT: Frame-Interline Transfer)

I인터라인 전송형(IT: interline transfer)과 프레임 전송형(FT: frame transfer)의 조합형으로 감광부는 pn접합의 포토다이오드(phtodiode)가 수행하여 smear특성이 가장 우수하다 그런 이유로 방송용 카메라에 많이 사용하고 있으며 칩 면적이 커서 고가인 특징을 가지고 있다.

④ 풀 프레임(FF-full frame) 전송형

프레임 전송형(FT: frame transfer)에서 메모리부를 삭제한 방식이다. 메모리부가 없으므로 신호를 수직CCD로부터 수평CCD로 천천히 전송을하며 수직CCD 동작 중에는 노광할 수 없다. 수직CCD 동작 중에 노광하면 fog 발생하므로 광셔터와 병행하여 사용한다. 정지화면이나 X선장치의 간헐노광에 이용하며 구조가 간단하고 대 화소의 검출에 용이한 특징을 가지고 있다.

(2) CCD 이미지 센서의 기술개요

CCD는 Charge Coupled Device의 약자로 빛을 전기신호로 바꿔서 디지털 형식으로 변환하는 역할을 하며, 1960년대에 미국에서 개발됐다. CCD는 기본적으로 빛(파동)을 디지털 신호로 바꿔주는 유일한 장치였으며, 그 메커니즘과 프로세스가 상당히 복잡해 제작단가도 높다. 나중에 CMOS가 개발됐지만, CCD의 성능에 못 미쳤기 때문에 빛을 디지털화하는 데 필요한 제품은 모두 CCD를 사용했으나 최근에는 CMOS의 발전에 따라 CCD는 고성능, 고화질 제품 위주로 적용되기 시작했다.

CCD는 한 반도체의 출력이 인접한 다른 반도체로 입력되도록 정렬돼 있는 메모리이며, 빛이나 전기에 의해 충전될 수 있다. CCD는 디지털카메라, 비디오카메라와 광학 스캐너 등에서 이미지를 저장하는데 주로 사용된다. CCD의 발명으로 영상획득기술이 크게 발전하게 됐는데, 이전의 영상획득 장치와 비교하면 CCD는 작고 값싸며 빠른 처리속도를 자랑한다. CCD는 밀폐된 공간에 있는 집광장치들의 배열로, 입사되는 광자 에너지의 패턴을 이산적인 아날로그 신호로 변환하도록 설계된다.

CCD는 두 가지 기능을 수행한다. 첫째는 광자 에너지를 전하로 변환하는 것이고, 둘째는 이 전하를 판독할 수 있도록 이동시키는 역할이다. 이렇게 전하를 이동시키는 기능은 버킷 브리게이드(bucket brigade, 전하를 소화하기 위한 버킷 릴레이의 줄)로 알려져 있는데, 하나의 값이 판독된 후에는 다른 모든 나머지 값들은 그에 따라서 위치를 변화시킨다. CCD를 판독하는 것은 시프트 레지스터로부터 일련의 데이터 스트림을 판독하는 것과 유사하다.

(3) CCD 이미지 센서의 기술 원리

CCD의 구조는 광 전환부에 축척된 전하를 Analog Shift Register에 의해 전송되는 방식으로 각 화소에 축척된 전하를 전압 차에 의해 발생된 값을 바탕으로 이동시키게 된다. 전체 구조는 수광부, 전하전송부, 신호출력부로 구성된다.

수광부의 대각선 길이를 기준으로 1/4″, 1/3″, 1/2″, 2/3″로 표시하거나 수광부의 화소수에 따라 30만 화소, 200만 화소 등으로 구분한다. 그림 5-13은 일반적인 흑백 CCD 카메라 모듈의 구성을 나타낸 것이다.

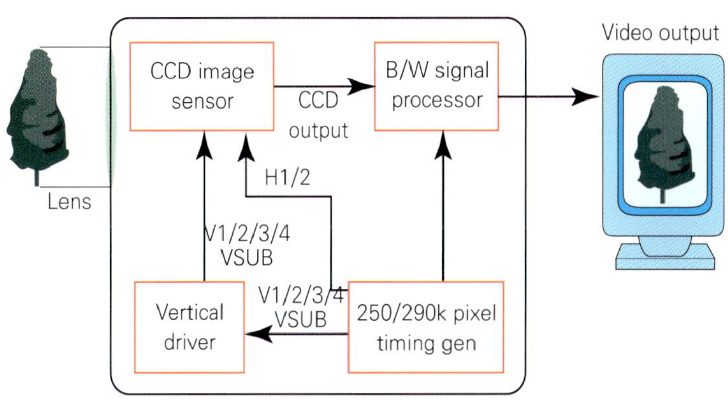

그림 5-13. 흑백 CCD 카메라의 구성

흑백 CCD의 경우 일반적으로 4-chip solution으로 제공되며, 컬러 CCD의 경우는 6-chip solution으로 제공된다.

CCD의 특성에서 Blooming은 일종의 채도(Saturation) 개념으로 신호전하의 양이 CCD가 다룰 수 있는 전하의 양보다 클 때 발생한다. 스미어(Smear)는 입사하는 빛이 CCD의 PD에 수직이 아닌 어느 이상의 값을 가진 경우에 인접한 픽셀로 스며들어 나타나는 현상이다. VOFD(Vertical Over Flow Drain)는 필요이상의 전하를 수직방향, 즉 기판 쪽으로 전하를 빼주는 방법이다. 민감도(Sensitivity)는 한 개의 광자(Photon)에 의해 생성된 EHP를 통해 전자를 얼마만큼의 전위차로 읽어낼 수 있는가 하는 것을 의미한다. 결함(Defect)으로는 다음과 같은 종류가 있다. White Defect(백점)는 공정상에 발생하는 오염으로 영상을 볼 때 하얀 점들이 나타나 보이는 현상이다. Black Defect(흑점) 또한 공정상에 발생하는 문제로, 픽셀 영역 내에 있는 이물질에 의해 입사하는 빛을 다른 픽셀과 비교해 적게 받아들일 때 발생한다. 화면에 검은 점의 형태로 보인다. White Line(백선)과 Black Line(흑선)은 Poly와 Poly 사이의 문제로, CCD의 V-H Interface영역의 Narrow Channel Effect 등에 의해 나타나는 결함이다. LAG(reference picture, smear, blooming, white defect)는 잔상으로 방금 전에 본 영상이 보이는 것과 같은 현상이다. CCD에서는 돗자리 형태로 나타난다.

CCD의 스캔 방식에는 인터라인 전송방식과 Full Frame 전송방식이 있는데, 그림 5-14에서 보듯이 인터라인 방식이 적은 정보량으로도 밝게 나타난다.

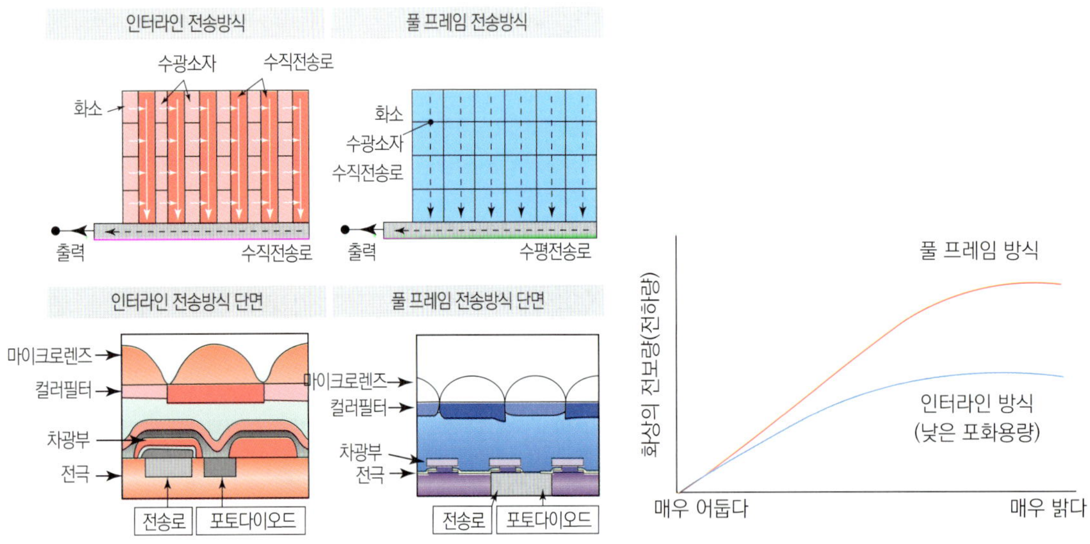

그림 5-14. 풀프레임 방식과 인터라인 방식의 비교

CCD 카메라에서 나오는 신호는 NTSC(National Television Standards Committee) 신호다. 이 신호는 컴퓨터에서 직접 사용할 수 없는 신호이기 때문에 이를 사용하기 위해서는 디지털(digital) 신호로 바꾸어 주는 디지타이저(digitizer) 즉, 프레임 그래버(frame grabber)가 필요하다. 또한, 프레임 그래버에서 나오는 신호(raw data)를 직접 사용할 수 있지만 트래킹 시스템(tracking system)에 이용하기 위해서는 여러 종류의 데이터 변환(data conversion) 과정이 필요하다.

RGB 24PLANAR 데이터 포맷(format)은 그림 5-15에서 보듯이 320×240 영상에서 메모리 상에, 처음 320×240 바이트 메모리 블록(memory block)에 RED(R) 값, 그 다음 320×240 메모리 블록에 GREEN(G)값, 그리고 그 다음 320×240 메모리 블록에 BLUE(B) 값을 연속적으로 할당해 320×240 크기의 이미지를 표현한다.

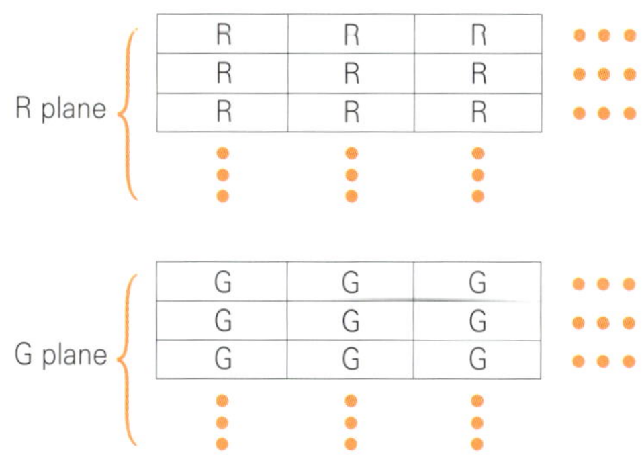

그림 5-15. RGB 24PLANAR 메모리 구조

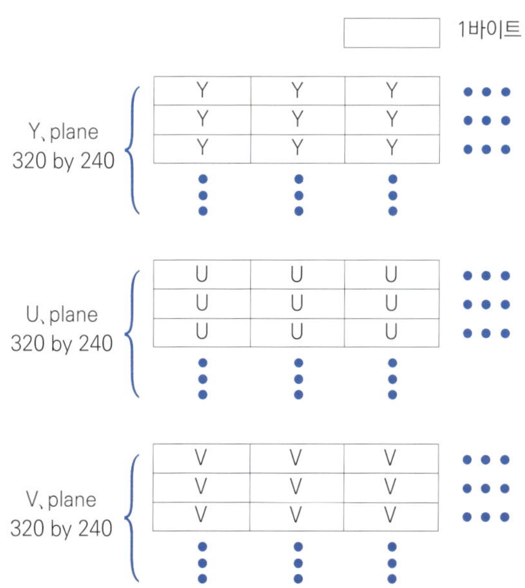

그림 5-16. VUV 24PLANAR 메모리 구조

Y(luminance)는 이미지의 밝기정보, U(chrominance)와 V(chrominance)는 색상정보를 갖고 있다. 그림 5-16과 같이 YUV 24PLANAR 방식도 RGB24 PLANAR 방식과 같은 구조를 갖으며, 320×240 영상 메모리 상에 바이트(Byte)단위로 데이터를 저장한다. 320×240 메모리 블록(memory block)에 Y(luminance)값, 그 다음 320×240 메모리 블록에 U(chrominance)값, 그리고 320×240 메모리 블록에 V(chrominance)값이 연속적으로 할당된다. 일반적으로 U(chrominance), V(chrominance)는 Y(luminance)값에 비해 일반적으로 낮거나 음수(-)값을 갖는 경우가 많기 때문에 Y값만 화면(display)상에 표시한다.

그림 5-17은 CCD(charge-coupled-device) 카메라 신호의 제어과정을 나타낸다.

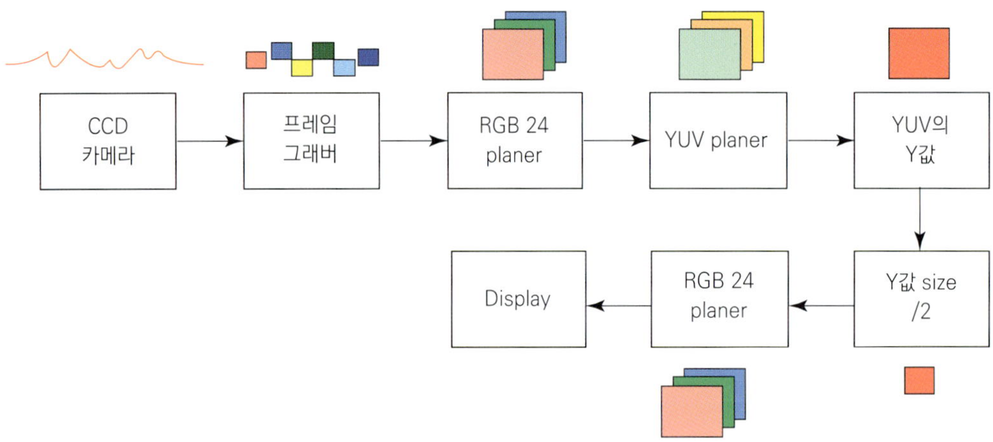

그림 5-17. CCD(charge-coupled-device)카메라의 신호제어

4. 평판형 검출기(flat panel detector; FPD)

의료용 X선 투시 영상장치는 영상획득 방식에 따라 영상증배관 장치와 평판형 검출기(flat panel detecter; FPD) 장치로 구분한다. 그리고 이용분야에 따라 투시장치, 혈관조영장치, 이동형 투시장치(C-arm 등)로 나눌 수 있다.

1980년대 미군병원에서 digital imaging network system을 보고한 이래 영상 진단장치를 통하여 획득된 영상 정보를 디지털 상태로 획득·저장하고, 판독과 진료기록을 함께 전송·검색하는데 필요한 기능을 통합적으로 처리하는 시스템인 의료영상저장전송시스템(picture archiving communication system; PACS)을 설치한 병원이 증가하여 기존 아날로그 방식인 필름을 대체하는 새로운 방식으로 의료영상의 디지털화가 필요하게 되었다.

기존 영상증배관 장치는 아날로그 방식으로 디지털화 하려면 영상의 화질 저하가 발생하였다. 이러한 단섬을 극복하고 X선 영상의 디지딜화가 가능하게 하는 평판형 검출기는 얇은 두께와 선명한 화질을 가지는 액정 디스플레이(liquid crystal display; LCD) 텔레비전이나 컴퓨터 모니터를 만드는데 사용된 기술과 매우 유사한 방법을 이용하여 제조한다.

평판형 검출기는 1990년대 말에 의료용 X선 진단분야에 적용된 이후 현재는 디지털 X선 영상분야에 이용이 점차 증대되고 있다. 초기 평판형 검출기기의 가격이 높았기 때문에 의료용 X선 투시 영상장치분야에서는 혈관조영장치에 적용하였고 현재는 대량 생산이 가능하게 되어 투시장치와 이동형 투시장치로 이용이 확대되고 있다.

그림 5-18은 평판형 검출기로 기존 영상증배관 장치의 영상 증배관과 카메라의 기능이 평판검출기로 가능하게 되어 크기가 줄어 시술이 편리하고 영상의 품질향상과 관리가 쉽다. X선관에서 발생한 방사선이 피사체를 통과한 다음 평판형 검출기에서 디지털 신호로 변환하고 이는 컴퓨터에서 관찰 가능한 영상으로 만들어져 저장되고 모니터에 보이게 된다.

의료용 X선 투시 영상장치에 이용하는 평판형 검출기는 가스를 이용한 검출기와 반도체를 응용한 검출기 등이 있고, 가스를 이용한 검출기는 가스 픽셀형 검출기와 가스 라인형 검출기, 반도체를 응용한 검출기는 간접 방식 검출기와 직접 방식 검출기로 구분한다.

본 교재에서는 X선이 형광체에서 가시광선으로 변환되어 검출되는 간접 방식과 X선이 광전도체에서 전하로 변환되어 검출되는 직접방식의 반도체 검출기에 대한 내용으로 한정한다.

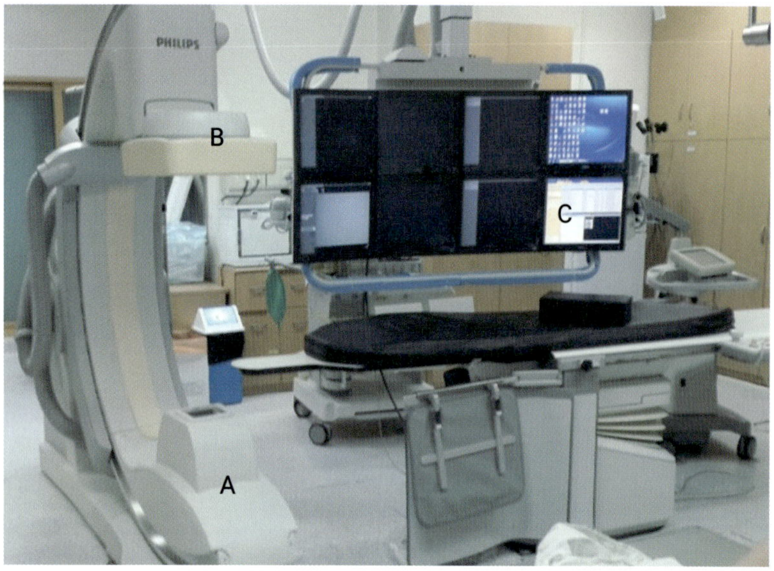

그림 5-18. **평판형 검출기(flat panel detecter, FPD) 장치**
(A: X선관, B: 평판검출기, C: 모니터)

1) 간접방식과 직접방식 평판형 검출기

그림 5-19에 나타낸 간접방식 평판형 검출기는 X선을 빛으로 변환시키는 CsI:Tl 또는 Gd_2O_2S:Tb와 같은 물질로 된 형광물질(phosphor) 층을 특징으로 한다. 입사한 X선의 에너지와 양에 비례하게 형광층에서 가시광선으로 변환된다. 광다이오드(photodiode)에서 가시광선을 전기신호로 출력하고 출력한 전기신호를 TFT array에서 검출한다.

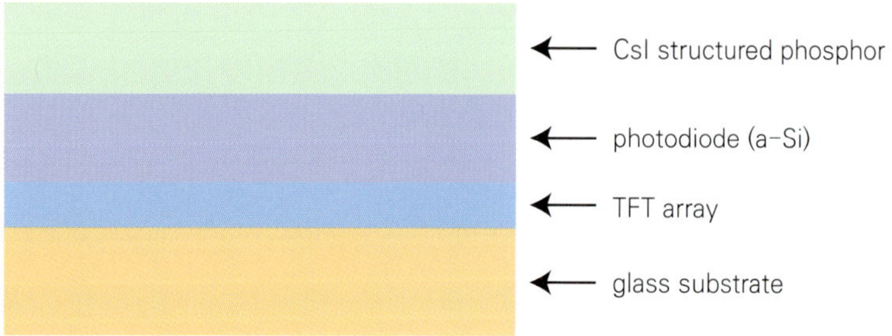

그림 5-19. **간접방식 평판형 검출기**

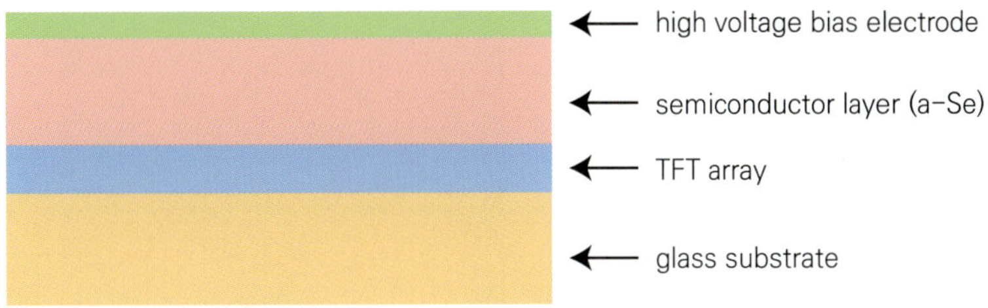

그림 5-20. **직접방식 평판형 검출기**

그림 5-20에 나타낸 직접방식 평판형 검출기는 X선을 직접 전하로 변환시키는 아몰퍼스 셀레늄(a-Se)의 광전도체 층과 고전압 전극 층을 특징으로 한다. 입사한 X선의 에너지와 양에 비례하게 광전도체 층에서 전하로 변환되고 TFT array에서 검출한다.

2) 영상증배관과 평판형 검출기 비교

의료용 X선 투시 영상장치에 이용하는 평판형 검출기는 영상증배관에 구조적인 문제로 생기는 기하학적 왜곡을 줄이고, 영상증배관에서 나타내던 광원에 의해 눈부심을 일으켜 물체의 형태를 잘 식별할 수 없는 현상인 광막 글래어(veiling glare) 현상을 없애거나 줄였고, 시야(field-of-view) 전체 영역에서 균일한 영상을 얻고, 환자의 진단이나 치료 시 인간공학적 설계가 가능하게 한다. 또한 평판형 검출기는 양자검출효율이 좋기 때문에 환자의 피폭선량을 줄여 ALARA(As Low As Reasonably Achievable)를 가능하게 한다.

그림 5-21은 투시 촬영 시 나타나는 기하학적왜곡으로 영상증배관은 중심부에서 멀어질수록 기하학적왜곡이 크게 나타나고 이는 시야가 커질수록 크게 나타난다. 평판형 검출기는 전체 영역에서 기하학적왜곡은 적게 나타난다.

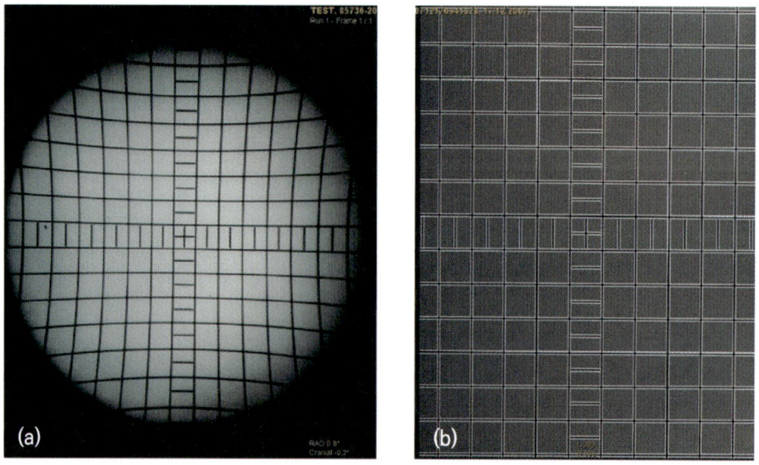

그림 5-21. 기학학적 왜곡
(a: 영상증배관, b: 평판형 검출기)

표 5-1. 영상증배관과 평판형 검출기의 특징 비교

	평판형 검출기	영상증배관
Dynamic Range	Very Wide (5-10 times more than conventional)	Narrow (TV camera limit)
Distortion	No Distortion	Distortion from curved input surface of II
Detector Size	Weight and thickness much lower	Heavy, bulky detector
Image Area	41 cm x 41 cm square	Round area is more than 20% smaller area for same diameter
Image Quality	Good resolution, high DQE	Good resolution, high DQE

5. 수상기(TV receiver)

수상기는 X선 TV 장치에서 영상신호를 수집하여 영상을 표시하는 장치이다. 따라서 영상표시장치라고도 할 수 있다. 대표적으로 과거에는 CRT 방식이 대부분이었으며 현재는 LCD, LED 방식이 사용되고 있다.

이 절에서는 수상기의 대표적 방식인 CRT와 LCD 방식에 관하여 알아보기로 한다.

1) 수상관(Cathode ray tube; CRT)

(1) 수상관의 구조

음극선관(주: 일반적으로 CRT라고 부르는 경우가 더 많으므로, 이후 CRT로 표기함)은 전자빔이 형광면을 때림으로써 그 안에서 영상이 만들어지도록 특별히 만들어진 진공관이며, 대부분의 데스크탑 컴퓨터들이 CRT를 디스플레이 장치로 사용하였다. 컴퓨터 디스플레이용 CRT는 텔레비전 수상기의 화면과 아주 비슷하다. CRT는 그림에서 보는 바와 같이 몇 개의 기본적인 요소로 구성되어 있다. 전자총은 정밀한 전자빔을 만들어 낸다. 양극은 전자들을 가속시키는 역할을 하며, 편향코일들은 전자빔의 방향을 일정하게 조정하기 위한 극저주파(ELF; extremely low frequency)의 전자기장을 만든다.

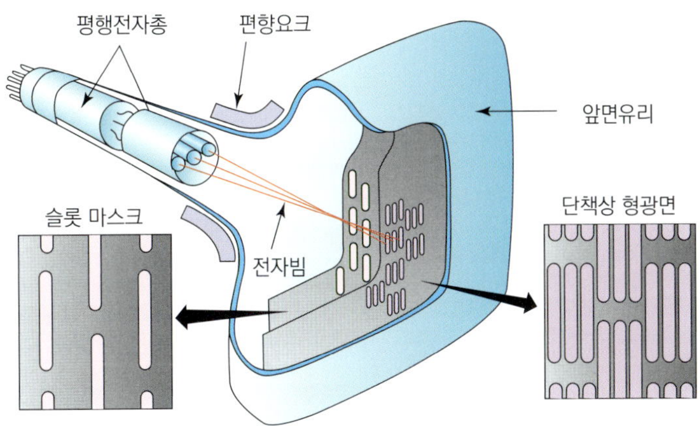

그림 5-22. 수상관의 구조

빔의 강도는 달라질 수 있으며, 전자빔은 형광물질이 발라진 스크린에 부딪히면서 아주 작고 밝은 점을 만들어 낸다. 화면에 이미지를 만들어내기 위해서는 복잡한 신호들이 편향코일과 전자빔의 강도를 조절하는 장치들에 적용되는데, 바로 이것이 래스터라고 부르는 수평선 내에서 화면 좌우와 상하를 차례로 가로지르는 점들을 만들어 낸다. 이 점들은 CRT 앞에서 보면 마치 사람들이 책을 읽을 때 눈동자를 움직이는 것과 비슷한 형태로 움직이지만, 그러나 그 움직임은 전체의 화면이 마치 하나의 고정된 이미지로 보일만큼 굉장히 빠른 속도로 이루어진다.

요즘에는 거의 모든 CRT들이 컬러색상 이미지를 표현하며, 이러한 장치들은 빨강, 초록, 그리고 파랑의 원색을 위해 세 개의 전자총을 가지고 있다. CRT는 빨강(R), 초록(G), 그리고 파랑(B)의 세가지 색을 서로 겹쳐서 영상을 만들어낸다. 그래서 보통 이것을 RGB(Red, Green, Blue) 컬러모델이라고 부른다.

그림 5-22와 같이 수상관(CRT)의 구조로 전자총은 전자 빔을 만들고 편향 요크는 빔을 주사시킨다. 형광면은 형광 물질이 얇게 침전되어져 있어, 이곳에 전자 빔이 가해지면 흰색으로 발광하게 된다. 형광체는 은을 함유한 황화아연, 황화물을 균일하게 혼합한 것이며 형광체의 수는 약 90만~100만 개 정도가 된다.

텔레비전의 주사방식은 움직임이 있는 화상을 나타내기 위해 영화에서는 매초 24매, TV에서는 매초 25매 또는 30매를 전송하고 있다. 그러나 매초 24~30매의 화상표시로는 flicker(깜박임) 현상 때문에 선명하게 볼 수가 없다. 이 때문에 영화에서는 한 frame을 두번씩 조사하여, 매초 48매를 표시하고 있고 TV에서도 한 frame을 2회씩 주사하여 매초 50~60매를 표시한다.

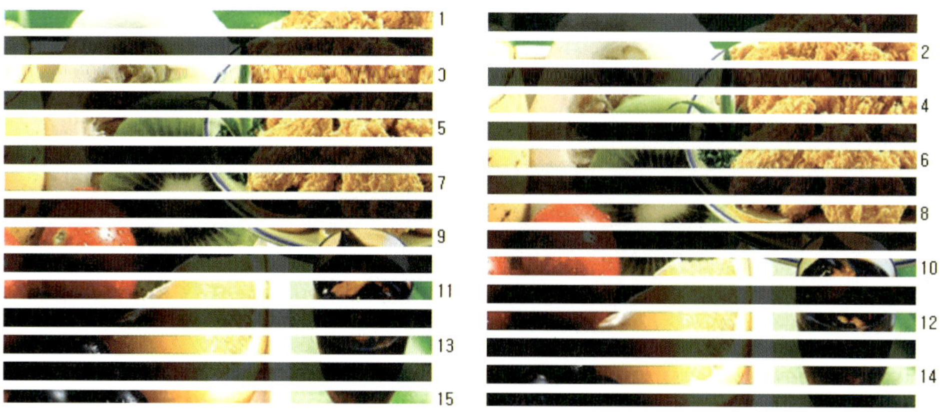

그림 5-23. 비월 주사

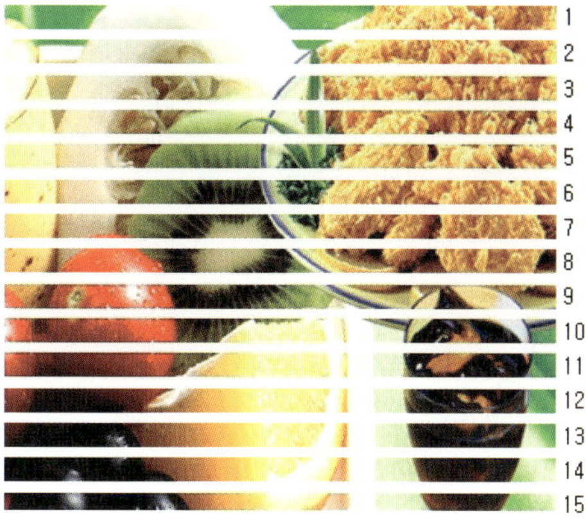

그림 5-24. 순차 주사

(2) 비월 주사

비월 주사(Interlaced Scanning)는 그림 5-23과 같이 정해진 주사선을 하나씩 건너 뛰어 먼저 화면을 거칠게 주사한 다음 그 주사선 사이를 재주사해 나가는 방식이다. 먼저 거칠게 주사한 회면을 필드(field)라 하고, 그 주사선 사이를 재주사하여 완전한 한장의 화면을 프레임(frame)이라 한다. 이와 같이 1초 동안 짝수번째의 거친 화면 30매에 홀수번째의 거친 화면 30매를 끼워 넣음으로써 결국 1초당 60매의 화면을 나타나게 하는 효과가 있다.

(3) 순차 주사

순차 주사(Non-Interlaced Scanning) 방식은 그림 5-24와 같이 라인을 건너뛰이 없이 한번에 모든 라인을 읽고 재생하는 방식으로 TV 주사의 기본 방식이다. TV에서 영상주파수 대역이 넓은 것은 송, 수상에 어려움이 있다. 1초에 30매의 화상을 보내도 역시 flicker를 없게 할 수 없으므로 flicker를 없애기 위해서 초당 60매로 하면 주파수대역도 역시 2배가 필요하다. 넌인터레이스(non-interlace) 방식은 높은 주파수대역을 필요로 하나 깜박임이 적고 보다 선명한 화질을 구현할 수 있어 눈의 피로를 극소화시킬 수 있다. 컴퓨터 모니터 등에 이 방식을 많이 사용한다.

수직 귀선 기간 첫번째 주사를 마치고 다시 시작점으로 되돌아갈 때는 맨 아래 부분에서 좌우로 주사하면서 되돌아가며, 수직 귀선 기간이라 한다. 수직 귀선 기간은 소거 회로를 사용하여 화면에 보이지 않게 된다.

(4) 텔레비전 방식

해상도(resolution)는 주사선이 많으면 많을수록 좋아지지만, 60Hz, 525line을 사용하는 NTSC 방식에서는 가용 주사선 중 약 40여개는 영상이 아닌 다른 정보(문자다중 등)에 사용되고, 약 4백 80개의 선들만 실제적으로 보이게 된다.

각국의 텔레비전 방식은 NTSC(National Television System Committee), PAL(Phase Alternating Line), SECAM(Sequential Color And Memory) 등으로 나눌 수 있고, 그외에도 차세대 TV 방식은 HDTV(high definition television)도 있다. 원리는 모두 비슷하나 주사선 수와 필드 수, 영상대역폭 등이 다르다. 텔레비전 방식은 그 나라의 교류주파수와 밀접한 관계를 가진다.

우리나라의 경우 교류주파수가 초당 60Hz로 60필드의 방식 즉, NTSC 방식을 사용한다. 만약 NTSC 방식 카메라로 유럽(교류주파수 50Hz)에서 프로그램 제작을 위해 형광등이 켜있는 장소를 촬영하면 flicker 현상이 나타난다. 왜냐하면 1초에 50번 깜박이는 형광등 불빛 아래서 60번 깜박이는 카메라를 사용하기 때문이다. 이런 현상을 피하려면 카메라의 셔터 속도를 변환시키거나, 아니면 형광등을 사용하지 않고 다른 조명(필라멘트 방식)으로 촬영하면 flicker를 피할 수 있다.

여기에서 교류(AC: Alternating Current)는 일정한 시간마다 크기가 변화해서 교대로 역방향으로 흐르는 전류를 말하며 이와는 반대로 항상 일정한 방향으로 일정한 크기로 흐르는 전류를 DC(직류: Direct Current)라 한다. 주파수(frequency)는 1초간에 흐르는 방향을 바꾸는 횟수를 말한다. 단위는 헤르츠(Hz)로 표시하고 60Hz는 1초에 60번 흐르는 방향을 바꾸는 것이다. 주파수가 높을수록 눈으로 감지하는 깜박임 현상이 적어진다.

필드(field)는 텔레비전의 경우 1회의 주사로 만들어진 화면을 말한다. NTSC 경우는 2:1 비월주사를 하고 있으며, 완전한 1화면(1프레임)은 각각 짝수번(또는 홀수번) 주사선 만으로 구성되는 짝수 필드(odd field)와 홀수 필드(even field)의 연속으로 처리되고 있다. 프레임(Frame)은 텔레비전 화면을 구성하는 최소단위가 되는 한 장의 화상, NTSC 방식에서의 1초간의 화면은 30장으로 되어 있다. 텔레비전의 경우는 2:1 비월주사를 하고 있으므로 주사선의 거칠은 2개의 화면, 짝수 필드와 홀수 필드로 하나의 완전한 프레임이 형성된다.

2) LCD(liquid crystal)

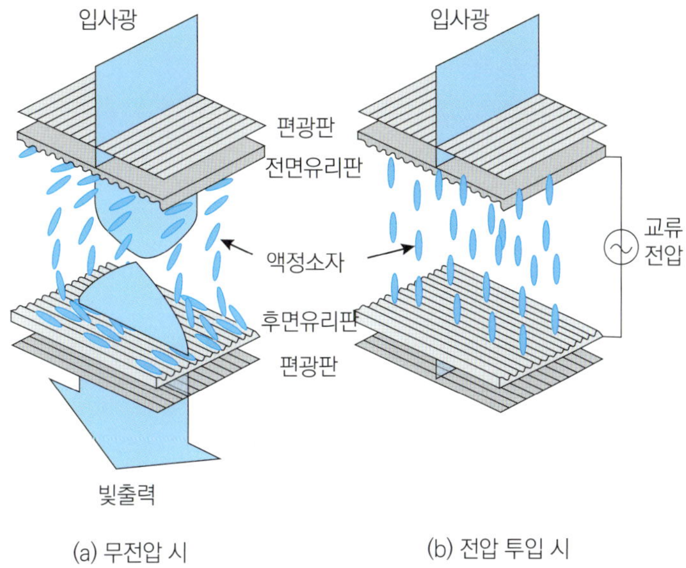

그림 5-25. TN LCD의 동작 특성

액정(LCD)이란 분자가 차지하는 위치와 분자축방향이 오일과 같이 유동성을 지니면서 동시에 고체결정과 같은 광학적 특징을 지니는 물질이다.

즉 LCD는 액체와 고체의 중간인 액정물질의 전기광학적인 성질을 이용한다. 액체와 같은 유동성을 갖는 유기분자인 액정이 결정체와 같이 규칙적으로 배열된 상태에서 외부전계에의해 분자배열이 일시적으로 변화되는 성질을 이용하여 영상을 표시하는 장치이다.

LCD에 요구되는 액정의 특성으로는 넓은 동작온도 범위, 고속응답, 저전압의 구동이 가능하며 넓은 시야각 특성과 고대조도를 나타낼 수 있어야 하며 높은 신뢰성이 요구된다.

LCD의 구조는 그림 5-25와 같이 표면에 투명전극을 형성한 2장의 유리판사이에 액정을 주입한 것으로 외부에서 전계를 가하여 액정을 회전시켜 빛을 통과시키거나 통하지 않게 하는 셔터기능을 이용한다. LCD는 하나 하나의 픽셀을 직접구동하기 때문에 고품질 화면표시가 가능하고 그레이 스케일 뿐만 아니라 컬러영상의 디스플레이에도 사용이 가능하다. 필름이나 다이오드와 액정물질을 사용하는 LCD는 전력소모가 적고 10V 이하의 낮은 전압에서 동작이 되므로 직접 IC구동이 가능하며 구동전자회로의 소형화가 가능하다. 또한 비광체로서 화면의 떨림이 없어 눈이 피로하지 않고 대조도 조절이 용이한 장점이 있다.

3) 의료영상표시 장치(Monitor)

현재 의료용표시장치(Monitor)에 사용되는 화면 방식은 CRT 방식에서 LCD 방식으로 변화되었다. 모니터에서 X-선 정보를 판독시 중요한 요소는 모니터의 밝기, 모니터의 해상도, 모니터의 분해능이 있다. 모니터의 밝기는 CRT, LCD와 같은 면 광원의 빛의 세기를 나타내는 휘도(Luminance)를 말한다. 즉 모니터가 얼마나 밝고 어두운지를 수치적으로 나타내며 candela/square meter(cd/sq.m)로 표시한다. 현재는 200에서 500 cd/sq.m 정도의 밝기를 가진 모니터가 대부분이다. 모니터 해상도는 한 화면에 픽셀이 몇 개나 포함되어 있는지를 말하는 것으로, 대개 가로의 픽셀 수와 세로의 픽셀 수를 곱하기 형태로 나타낸다. 곧, 2,048×2,048는 가로 2,048개, 세로 2,048개의 픽셀로 모니터에 나타낸다는 표시이다. 같은 해상도라도 크기가 작은 모니터에서 더 선명하고, 큰 모니터로 갈수록 면적이 넓어지므로 선명도가 떨어진다. 해상도가 높을수록 선명한 영상을 볼 수 있지만 그만큼 1인치당 점의 수가 많아져서 많은 양의 메모리가 필요하게 되어 컴퓨터 속도를 떨어지게 한다. 따라서 목적에 맞는 해상도를 가진 모니터를 사용하는 것이 바람직하다.

분해능은 컴퓨터 그래픽에서에서 화면상의 각 점에 색깔 대신 흑백의 명암을 지정하여 화상을 형성하는 것으로 gray level, 모니터의 contrast 해상도라 말한다. 8비트는 256가지 색을 나타낼수 있고 12비트는 4096가지 색으로 표현할 수 있다.

모니터의 크기는 모니터 화면의 대각선 길이를 측정하여 나타내고 단위는 inch로 표시한다. 대한 PACS학회는 판독용 모니터는 20인치 이상을 권고하고 임상용 모니터는 17인치 이상을 권고한다.

모니터 재생률(refresh rate)은 모니터에 나타나는 화면을 유지하기 위해, 1초 동안에 전자총(electron gun)으로 모니터 표면에 전자 빔을 쏘아 보내는 횟수를 말한다. 영상은 음극선관(CRT) 뒤에 있는 3개의 전자총에서 쏘는 전자 빔이 모니터 표면의 인을 발광시킴으로써 나타나게 되는데, 인의 발광 시간이 극히 짧기 때문에 반복적으루 전자 빔을 쏘아 보내어 영상을 유지하게 된다. 재생률이 70 Hz라는 것은 전자총이 1초에 전자 빔을 70회 쏘아 보내는 것을 의미한다. 일반적으로 재생률(refresh rate)이 72 Hz 이거나 이상이면 눈의 피로를 유발하지 않는다. 따라서 재생률(refresh rate)이 72 Hz 이상의 모니터 사용을 권고한다.

도트 피치(Dot Pitch)는 근접 하는 도트와 도트 사이의 거리를 mm 단위로 나타낸 것으로 모니터 화면에 나타나는 점의 간격을 말한다. 도트피치는 모니터의 해상도를 결정하게 된다. 모니터의 크기에 따라 글자크기가 좌우되는 것이 아니라 해상도와 도트피치에 따라 표현할 수 있는 글자의 크기가 달라지게 된다. 도트피치는 화면에서 볼 때 인접한 무수한 점들의 간격으로 모니터의 선명함에 가장 중요한 영향을 미치는 요소이다. 따라서 점들의 개수가 많을수록 화면은 더욱 선명해지고 눈에 피로도 적어진다. 일반적인 모니터의 도트피치는 0.26~0.28mm 정도 된다.

아래 그림은 5-26은 Diagnostic Monitor와 Clinical Review Monitor를 나타내었다.

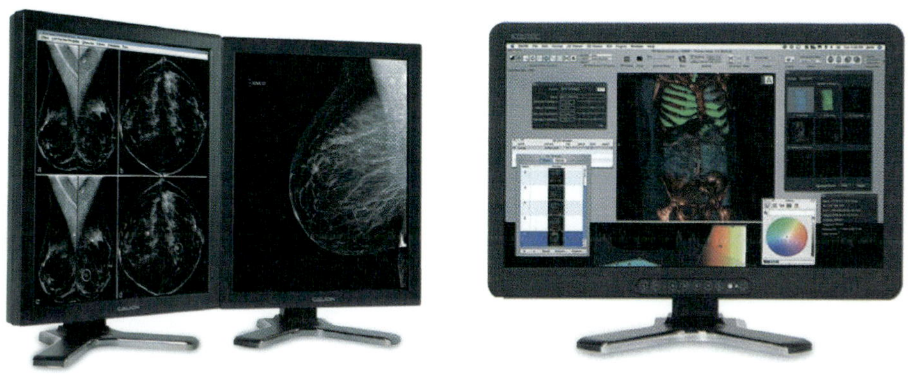

그림 5-26. Diagnostic Monitor와 Clinical Review Monitor

[참고문헌]

- Flat-panel detectors: how much better are they?, Pediatr Radiol. 2006 Sep; 36(Suppl 2): 173-181, J. Anthony Seibert
- The design and imaging characteristics of dynamic, solid-state, flat-panel x-ray image detectors for digital fluoroscopy and fluorography, Clinical Radiology (2008) 63, 1073-1085, A.R. Cowena, A.G. Daviesa, M.U. Sivananthanb
- Flat detectors and their clinical applications, Eur Radiol (2005) 15: 1934-.1947, Martin Spahn
- The Essential Physics of Medical Imaging, Second Edition, Lippincott Williams & Wilkins, 300-304, Jerrold T. Bushberg, J. Anthony Seibert, Edwin M. Leidholdt Jr., John M. Boone
- 평판 X-선 영상 시스템 개발에 관한 연구, 연세대학교대학원 박사학위논문, 2005년 8월, 5-6, 신동규

제2부
디지털 X선장치

제6장

진단용 X선 촬영장치

1. X선 촬영장치의 설치
2. X선 촬영장치의 종류

CHAPTER 06

진단용 X선 촬영장치

X선촬영장치는 촬영목적상 여러 가지 형태로 분류할 수 있다. 직접 X선 필름상에 기록하는 직접촬영시스템, X선 TV를 이용하여 X선영상을 브라운관을 통해 관찰하는 투시시스템, 형광판이나 영상증배관 등에서 변환된 영상을 특수한 카메라로 촬영하는 간접촬영 시스템, 평면 영상검출기를 이용하여 디지털 영상을 생성하는 시스템 등으로 분류하였으나, 이와 같은 구분은 오늘날 별다른 의미는 없다. 예를 들어, 심장혈관조영검사는 투시를 시행하면서 시술되고 모니터에 나타난 영상을 녹화하기도 하며, 컴퓨터에 저장하거나 필요에 따라 직접촬영도 이루어진다.

따라서 영상을 어떤 방식으로 얻느냐보다는 필요로 하는 진단이나 X선검사를 효과적으로 수행하기위한 목적에 맞추어 시스템이 구성되고 있다. 그러므로 위장관검사용 X선장치, 흉부진단용 X선장치, 순환기진단용 X선장치, 비뇨기계검사용 X선장치, 유방촬영용 X선장치, 외과용 X선장치 등과 같이 진단 및 검사목적에 따라 분류하는 것이 합리적이다. 그림 6-1은 순환기진단용 X선장치이다.

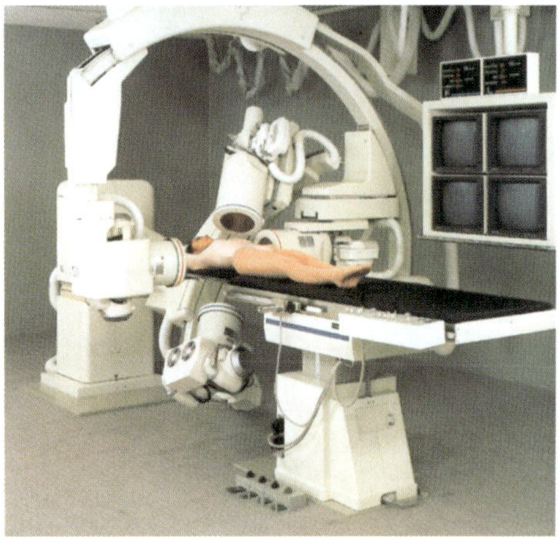

그림 6-1. 순환기진단용 X선장치

1. X선 촬영장치의 설치

X선촬영실은 방사선과 고전압의 전기적 위해 요소를 가지고 있는 의료기관에서 매우 중요시 취급되는 공간이다. 즉 X선을 발생시키기 위해서는 고전압이 필요하므로 전기적 시설이나 안전을 고려해야하며, X선은 방사선 피폭의 위험을 초래할 수 있으므로 방사선으로부터의 방어시설에 만전을 기해야만 된다.

따라서 X선 촬영장치를 설치하기 위해서는 2가지 관점에서 고려할 수 있는데, 촬영실의 방사선 방어 및 사용상의 효율성을 고려한 합리적 공간의 확보와 장치의 출력과 관계되는 전원설비에 관하여 신중히 고려되어야 한다. 이에 제1절에서는 위에서 언급한 것처럼 합리적 공간확보를 위한 촬영실의 시설과 전원설비에 관하여 알아보기로 한다.

1) X선촬영실의 시설

위에서 설명하였듯이 X선은 방사선으로부터 피폭의 위험을 가지고 있기 때문에 촬영실의 건축설비는 방사선방어에 첫째 목적을 두어야 하며, 둘째 원활한 의료서비스를 제공하기 위한 합리적인 공간으로 건축되어야 한다. 특히 X선촬영실은 보건보지부령으로 안전관리 규정까지 정해져 있으므로 그 기준에 준하여 시설하여야 한다.

X선촬영실은 장비의 설치시 전원설비와 각종 시스템과 네트워크의 구성을 위해 케이블 덕트 등 필요사항을 미리 점검하여 시설해야하며 기존 공사에서처럼 온방 냉방 환기 등 여러 가지 사항을 고려해야만 한다.

또한 방사선장치의 제조사 및 모델별로 다소 차이가 있으나 대략적 중량을 알아보면, 일반 X선 장비는 unit당 2 ton, CT장비는 unit당 3 ton, MRI장비는 unit당 최고 32 ton의 중량이 나가므로 구조설계시 반영하여 골조공사와 콘크리트 두께 등을 고려해야 한다. 다음은 X선 촬영실의 시공의 주의사항을 나열하였다.

① 일반 X선실은 납차폐를 하므로 벽은 납을 이용한 납 차폐방법을 사용하고 상, 하부슬라브는 콘크리트 두께를 보강하여 차폐효과를 갖게 한다. 보통 20 cm 두께를 표준으로 한다.

② X선실 천정에는 suspension rail 및 X선 tube가 설치되나 shield 두께로 1ton 정도의 suspension system은 cover 할 수 있다.

③ X선촬영실의 벽체마감은 radiation shielding을 위해 납당량(Pb 환산두께)을 기준 차폐로 해야 하며 사용장비를 기준으로 마감하여야 한다. 보통 500 mA~1,000 mA를 사용기준으로 두께 2 mm 납판을 사용하여 마감공사한다.

기존의 병원공사에는 2중 조적벽 사이에 납판을 설치하는 방식이 많이 사용되었으나 현재는 외국 선진병원에서 많이 사용하고 있는 방식인 석고보드에 2 mm 납판을 붙여 가공한 자재를 사용하여 시공한다.

이 방법의 장점으로는 벽두께 감소로 실면적이 커지고 시공성이 우수하고 설계변경이 유리하며 시공 후 검사 시에도 하자사항을 쉽게 발견, 보완할 수 있다.

④ 바닥과 벽체의 차폐는 콘크리트 두께를 골조에서 해결하며 2차선, 산란 X선을 막기 위해 벽체 차폐를 상부 슬라브 높이까지 시공하여 안전도를 높여 시공한다.

⑤ 벽체차폐시설은 촬영실 내부측에 설치하는 것이 유리하다.

⑥ 일반 X선촬영실, 투시조영 촬영실에는 vertical bucky(수직촬영대)가 설치되므로 벽체에 별도 보강작업이 필요하다.

⑦ 차폐벽은 door panel 및 frame에도 shield가 되어야 하며 shield면 overlap이 차폐효과에 중요한 역할을 수행한다.

⑧ 투시창의 경우 lead glass를 사용하며 납유리는 연당량(Pb 환산 두께)이 벽제 shield 기준과 같은 수준 이상인지를 제조업체 보증서를 확인한 후 사용, 시공하여야 한다.

⑨ 주요장비가 설치된 X선실의 바닥은 차후 장치의 설치 및 조정, 변동 및 다용도 조정 등이 용이하도록 해야 하며 향후 재 시설이 편리하노록 시공하여야 한다.

그 외 촬영실의 용도 및 목적에 맞게 시설해야하며, 장치의 외관에 따른 넓이, 모양, 구조, 높이 등을 고려하여 설계 및 시설을 해야 한다. 또한 동선 최소화 ceiling의 안전성 등, 업무의 효율성 및 안전 등을 고려한 방사선사가 참여한 설계 및 시설이 필요하다.

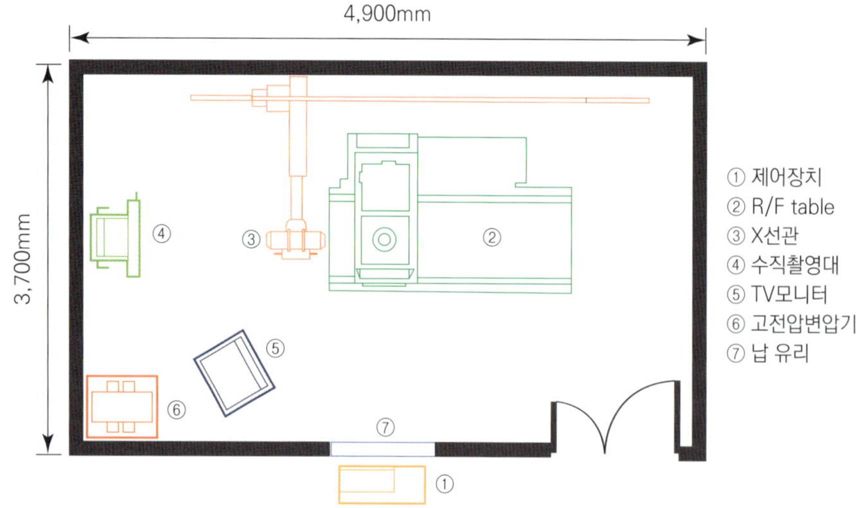

그림 6-2. 진단용 X선촬영실의 설계도

그림 6-2는 진단용 X선촬영실의 한 예를 나타내었다.

2) X선촬영실의 전원 설비

(1) 단상장치의 전원

X선장치의 전원 전압은 대략 3,300V의 전압을 주상변압기에서 100~220V로 강압시킨 저 전압 교류의 전원을 이용한다. X선장치의 능력은 X선관 용량, 주변압기 용량, 전원 주상변압기 용량 등에 의해서 좌우되므로 이들 중 어느 하나가 작아도 X선장치의 출력에 영향을 받게 된다. 가령 X선관과 주변압기가 대용량이라도 주상변압기의 용량이 적으면 주상변압기의 용량에 지배되어, 그 이상의 능력을 낼 수가 없다. 전원 설비라 하면 주상변압기를 포함해서 장치와 연결되는 인입선까지의 설비를 말한다.

보통 진단용 X선장치는 전원 전압의 전압강하가 10% 이하가 되도록 전원 설비, 즉 주상변압기 용량과 인입선의 굵기를 선정하도록 되어 있다.

또한 1개의 주상변압기로서 2개 또는 3개 이상의 장치를 겸용할 때는 동시에 사용하지 않도록 해야 되며, 되도록이면 1개의 장치에 1개의 주상변압기를 쓰도록 하고 또 다른 전열기 등을 쓰지 않는 것이 바람직하다.

주상변압기에서 장치의 주개폐기까지의 도선을 인입선이라고 하는데, 이것이 너무 가늘거나 길거나 하면 전압강하가 심하게 된다. 대용량의 장치에서 일시에 높은 전압의 전류를 통하는 경우에는 인입선 길이를 되도록 짧게 하며 도선의 굵기를 넉넉하게 해야 한다.

3상장치의 전원은 단상장치 전원설비와 크게 다른 것이 없으며, 전원설비 결정에는 단시간정격만을 고려하고 장시간정격은 고려하지 않는다.

(2) 접지 설비

의료용기기(medical equipment; ME 기기)의 감전방지대책에 대해서는 기기 제작상 안전대책과 전기 설비면에서 접지방식을 완전하게 하는 것이 중요하다. X선장치와 기타 의료용기기를 병용하는 X선촬영실에 있어서는 X선장치의 제3종 접지와 이 의료용 접지를 공용한다.

설치형 X선장치의 제 3종 접지공사는 14 mm^2 이상의 전선을 이용하고 접지저항은 100 Ω로 하며 접지센터의 접지간선에 접속하고, 접지간선은 건물의 철골 혹은 철근에 용접 접속한다. 이 경우 접지 센터에서 건물철골 등까지의 접지간선은 다른 방의 것과 공용하지 않고, 전용 접지간선을 설치하는 것이 바람직하다.

접지를 하는 것은 인체에 전격을 방지하고 장치를 보호하기 위해서 실행하는 것이므로 접지는 충실히 되어 있어야 한다.

2. X선 촬영장치의 종류

1) 일반촬영용 X선장치(Radiography X-ray system)

일반적인 X선 촬영장치는 인체의 여러 부위를 일정한 방향에서 카세트에 들어있는 필름에 대해 1장씩 직접 촬영하도록 되어 있는데, 이를 위해서는 X선 발생용 전원, 제어장치, X선관 및 그 지지장치와 필름 카세트 유지장치, 환자 유지장치, 산란선 제거장치 등으로 된 촬영대가 필요하다. 주로 팔다리 등 사지촬영, 머리, 복부 등의 일반촬영에 사용되며 최근에는 디지털 영상의 생성을 위하여 디지털 영상검출기가 카세트 형태로 사용되고 reader를 통하여 영상을 검출하는 CR(computed radiography)이 사용되거나 별도의 reader가 없이 영상검출기가 디지털 영상의 생성에 바로 관여하는 DR(digital radiography, direct radiography)이 많이 사용되고 있다. 정격은 100 mA 100 kV에서부터 300 mA 125 kV와 500 mA 125 kV 및 150 kV 그리고 600 mA, 800 mA, 1,000 mA 등은 각각 150 kV으로 조합된다.

촬영대는 이동그리드가 부착되지 않은 고정촬영대와 이동그리드가 부착된 버키(bucky) 촬영대가 있으며, 입위촬영대 또한 이동그리드가 부착되지 않은 고정촬영대와 이동그리드가 부착된 버키촬영대의 두 가지 형식이 있다.

또한 촬영대의 방향으로 X선을 조사하기 위해서는 X선관과 그 용기를 지지하고, 목적한 부위에 일정한 방향으로 유지하기위한 장치가 필요하게 된다. 일반적으로 사용되고 있는 것은 바닥 또는 천정에 설치하여 가동성을 갖게 한 지지기구이다.

X선 발생장치에 관한 부분은 앞부분에서 언급하였으므로 지지장치 등 부속장치에 관하여 설명하기로 한다.

그림 6-3은 일반촬영장치의 예이다.

(1) X선관 지지장치

X선관 지지장치는 대표적으로 천정식(ceiling type)과 바닥식(stand type)이 있다. 천정식은 촬영반경이 넓어 촬영이 용이하나 시설비가 고가이며 장비 추락의 위험이 있다. 그림 6-4는 일반촬영용 X선장치에서 바닥식(stand형) X선관지지장치의 대표적인 예이며, 그림 6-5는 천정식(ceiling형) X선관 지지장치의 예이다.

가장 널리 쓰이고 있는 것은 바닥설치식의 X선관 지지장치인데, 이것은 보통 4각 또는 원형의 속이 빈 기둥에 상하로 이동할 때 이동자가 작동하도록 되어 있다. 이 경우 중량의 균형을 잡기 위해 기둥 상단에 도르래가 달려 있어, 이 이동자와 기둥 내부에 중량 평형을 유지하기 위한 무거운 추가 와이어로 연결되어 있다.

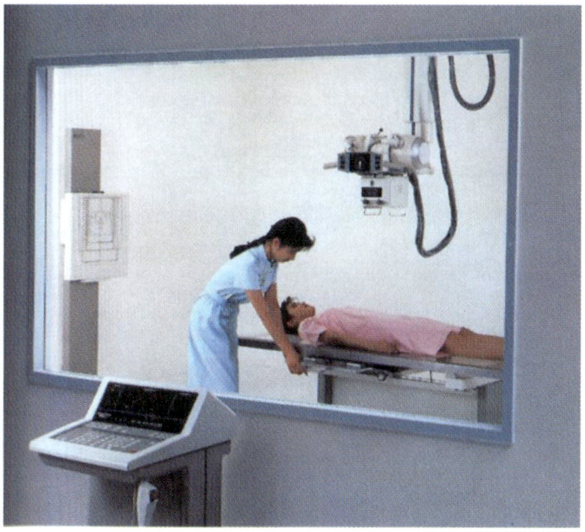

그림 6-3. 일반촬영용 X선장치

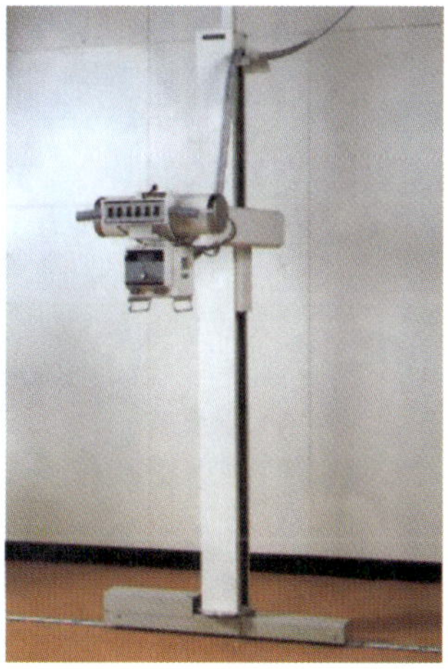

그림 6-4. 바닥식 X선관 지지장치

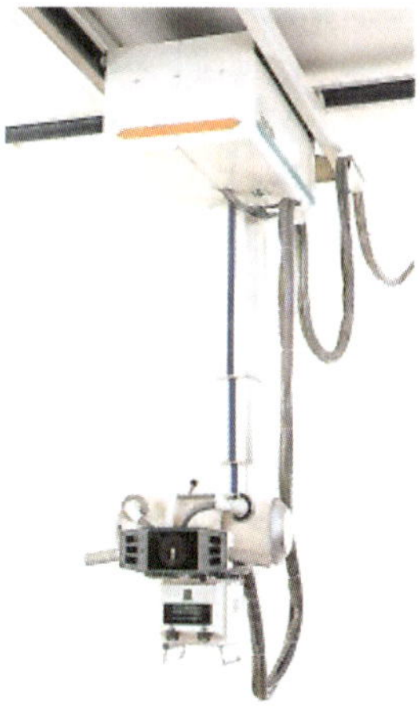

그림 6-5. 천정식 X선관 지지장치

또 이동자에는 앞뒤로 이동하는 막대 모양의 부분이 달려 있고, 그 선단에 X선관 용기가 달려있다. 기둥은 기반부에 넓은 판형태의 기판에 고정되어 있고, 이 기판이 바닥에 설치된 2개의 레일(rail)에 의해 좌우로 이동하도록 되어 있다. 또 바닥 레일이 1개이고, 천장쪽에 또 하나의 레일이 있어, 이것으로 기둥의 상하운동을 지지하고, 좌우로 이동할 수 있게 한 것도 있다.

X선관 용기는 상하, 전후, 좌우의 3가지 가동요소의 작용에 의해 실내의 임의의 위치로 이동할 수 있다. 즉, 이 방법은 X축 Y축, Z축의 좌표계를 구성하게 된다. 또 X선관은 지지하는 막대 모양의 부분의 선단에서 상하 방향의 목 흔들림 운동이 어느정도 가능하며, 막대 모양의 부분의 축 둘레로 회전할 수 있는 것도 있다.

한편, 천장설치식은 벽 또는 천장벽에 가까운 부분에 설치된 2개의 레일에 걸치도록 X선관의 지지대틀이 마련되어 레일에 따라 전체가 이동하도록 되어 있다. 이 틀 위를 레일과 직각 방향으로 X선관 지지대가 이동한다. X선관은 또 지지대로부터 수직 방향으로 뻗은 기둥 모양의 지지 부분의 하단에 설치되어 있어 상하 방향으로 이동한다. 또 이 기둥을 축으로 하여 회전도 가능하다.

상하의 이동은 일반적으로 사진기의 삼각대와 마찬가지로 다단의 조절방식으로 되어있다. 단수가 많을수록 이동 범위가 커지지만, 각 단의 이음매 부분에 옆방향으로 약간의 틈이 나 있으므로 단수가 클수록 최대로 펼쳤을 경우에 옆 방향의 흔들림이 커지는 경향이 있다. 최근의 일반용 촬영장치에서는 1개의 X선 발생장치에 복수의 X선관을 조합하여 스위치로 절환하여 사용하는 것도 많이 있다.

이 경우, 1개의 X선관을 바닥설치형 지지장치에 부착하고, 다른 것을 천장에 마련한 지지장치에 부착하여, 두 방향으로부터의 촬영이 신속히 이루어지도록 할 수도 있으며, 1개의 X선관을 단순 촬영용으로 사용하고, 다른 것을 단층촬영 투시대 등의 특수 용도에 사용하도록 조합할 수도 있다.

(2) X선 조사야 조리개(collimator)

일반 방사선검사를 위한 촬영에 있어서는 목적한 영역보다 넓게 X선을 조사하게 되면 영상의 대조도가 저하될 수 있으며, 또 피검자에게 불필요한 X선피폭이 발생하게 된다. 이 때문에 X선속은 필요한 만큼 최소한으로 제한할 필요가 있다. 이러한 이유로 X선관에는 조사야 조리개(collimator)가 장착되어 있다. 그림 6-6은 X선 조사야 조리개이다.

콜리메이터는 조사야의 크기를 직접 표시하기 위한 광학지시기가 일반적으로 장착되어 있다. 즉, 거울의 조합에 의해 초점과 동등한 위치에 광원을 두고, 이 광속이 X선속의 모양, 크기를 표시하는 기구로 되어 있다.

조사야 끝에서 발생하는 반음영에 의한 흐려짐을 적게 하기 위해 콜리메이터는 피검자에 가까운 것이 좋으나, 영상 수용체에 도달하는 초점 외 X선을 감소시키기 위해서 X선관 초점에 가까이하는 것이 좋다. 이 때문에 조리개의 금속판을 단층으로 하지 않고 여러 층으로 한 콜리메이터(조리개)가 사용되고 있다. 콜리메이터(조리개)에서는 X선관으로부터 먼 쪽의 조리개는 반음영의 제거를 주목적으로 하므로 그 폭이 좁아도

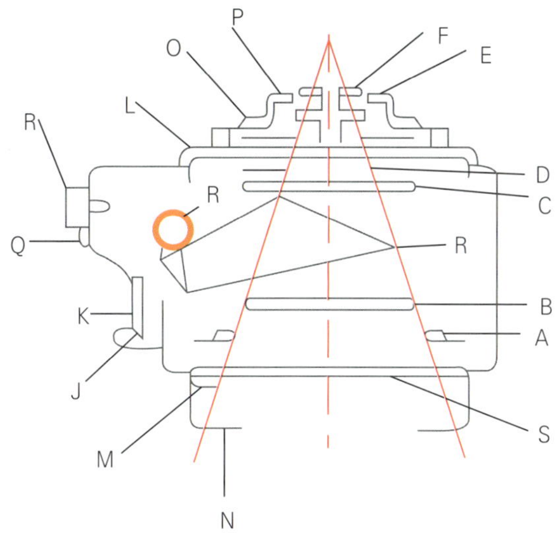

A, B : 선속제한 날개
C, D : 아래 날개
E, F : 초점 외 X선 저감 날개
G : Lamp
H, I : 거울
J : 지시바늘(조사야 표시)
K : 눈금판
L : 부가 필터
M : 삽입구
N : 구석
O : 고리
P : 부착고리
Q : 투광조준점등용 스위치
R : 손잡이(조사야 조절 스위치)
S : 자판(아크릴판)

그림 6-6. X선 조사야 조리개

된다. 이 때문에 조리개 전체의 크기를 작게 할 수 있는 이점도 있다. 다만 여러 단의 조리개가 동시에 움직일 필요가 있으므로 구조가 복잡해지고, 정밀도도 높게 하여야 한다. 이 경우 X선관에 가까운 조리개는 평판상이 아니고, X선조사구를 향해 구부러진 모양으로 되어 있는 경우가 대부분이다.

(3) 입위 촬영대

선자세로 촬영할 경우, 카세트를 수직위치로 유지한 촬영대를 X선속과 마주하게 하고, 필름면에 수직으로 필름의 중심을 X선속이 통과하도록 한다. 이 촬영대는 일반적으로 Lieder's 촬영대라고 불리는 것이 사용된다.

이에는 좌우의 기둥모양의 부위에 카세트의 유지부가 부착되어, 상하로 이동할 수 있게 되어 있다. 이 유지부는 상단에 고정된 카세트의 지지부가 있으며, 하부의 지지부를 스프링의 힘에 의해 위쪽으로 당기고 있다. 카세트에 의해 이 하부의 지지부를 밀어 내려 상하의 지지부 사이에 카세트를 끼운 모양으로 지지한다. 하부에 걸터 앉을 수 있는 판을 부착하면 앉아서도 검사를 시행할 수 있다. Lieder's식 촬영대에는 바닥 설치형 외에 좌우의 지주를 벽에 고정한 방식도 있다.

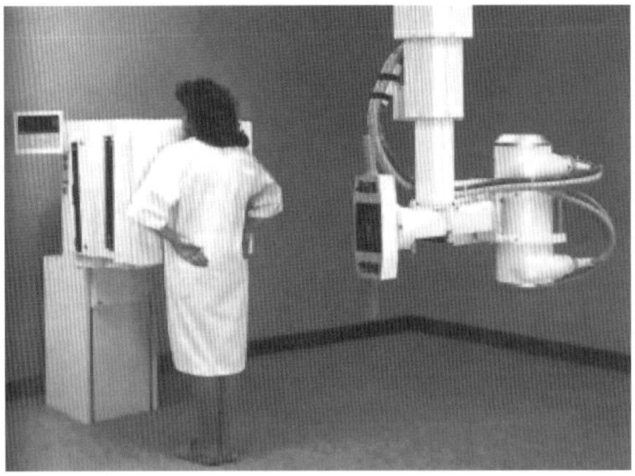

그림 6-7. 자동필름교환장치를 이용한 흉부촬영장치

일반적으로 필름을 이용한 검사를 시행하는 경우에는 X선필름을 암실에서 1장씩 카세트에 넣고, 이것을 1장씩 사용하여 촬영하며, 촬영이 끝난 카세트를 암실로 운반하고 필름을 꺼내어 현상 처리한다. 그런데 다수의 피검자를 단시간 내에 촬영해야 할 때에는 무거운 카세트를 다수 운반하여야 하며, 또 다수의 카세트를 준비하기 위한 비용도 무시할 수 없다. 이 때문에 고안된 것이 선자세 촬영용 필름교환기(film changer)이다. 그림 6-7은 선자세 자동필름교환장치를 이용한 흉부촬영의 예이다.

이 자동필름교환장치는 사용하고자 하는 여러 크기의 필름을 미리 전용 필름용기에 넣은 후 교환기에 장착하도록 되어 있다. 목적한 크기의 필름을 선택하면 교환기의 증감지와 세트가 되어 벨트에 의해 운반된다. 촬영을 한 후에 필름은 촬영이 끝난 필름의 용기에 수납된다. 즉 보관함이라 불리는 필름저장기구에 임시로 보관된다.

자동필름교환장치는 자동카세트(auto cassette)란 이름으로 불리고 있으며 몇 장마다 촬영이 끝난 필름이 수납된 보관함을 장치에서 떼어내어 현상을 하기 위해 암실로 운반하면 되고 카세트가 필요 없게 되는 이점도 있다. 물론 촬영능률은 개선된다. 다만 현상이 몇 장씩 어느 정도 필름의 장수가 채워진 후에 행하여지기 때문에 최초로 촬영된 필름의 완성은 오히려 늦어진다는 문제도 있다. 일반촬영 이외에도 원격촬영용 투시촬영용 테이블에도 이용되고 있다.

최근에는 디지털 방식을 이용하여 영상을 획득하는 경우가 많아지고 있으며, DR의 경우에는 별도의 필름의 현상이나 CR의 reading과 같은 과정이 필요하지 않고 바로 영상의 생성이 가능하므로 매우 편리해졌다.

2) 투시촬영용 X선장치(Fluoroscopy X-ray system)

(1) 투시촬영대

① 투시테이블

소화기진단용 투시촬영장치는 진단대상이 되는 장기에 황산바륨 계열의 경구투여용 조영제 등을 이용하여 검사한다. 이 조영제의 흐름에 따라 환자의 위치결정을 하기 위해 피검자를 위치시켜 아래위(up-down) 및 위치결정 등의 동작을 할 수 있는 기구로 되어있다.

투시촬영대의 구성요소로 피검자가 위치시키는 곳을 테이블(table)이라 부르고 있다. 이 테이블 부에 입위(erect)시에서 피검자를 유지하는 발지지대(foot rest), 피검자의 손을 잡게 하는 손잡이(hand grip), 역경사 때에 피검자의 어깨를 지지하는 어깨지지대(shoulder rest) 등을 설치, 환자의 안전을 확보한다. 진단 시 X선이 이 테이블을 투과하지 않으면 안 되므로 피검자의 피폭을 저감하는 목적으로 테이블의 재질은 X선 투과율이 좋은 것을 사용하고 있다.

형상은 평면인 것과 오목면(凹면)인 것이 있으며 임상목적에 따라서 각각 사용되고 있지만 최근은 평면인 것을 사용하는 장치가 많다.

② 저격촬영장치(spot 촬영장치)

저격(spot) 촬영장치는 모니터로 투시상을 보면서 촬영해야할 부위나 체위를 선택한 후 X선 필름을 촬영위치에 빠르게 이동시켜 X선을 필름에 조사하여 촬영하거나 디지털 영상검출기로 촬영하는 장치이다.

필름을 이용하여 검사를 시행하는 경우에는 X선 가동조리개나 필름의 앞에 배치된 분할 마스크를 사용하여 X선조사야를 제한하여 1장의 필름을 구분함으로써 몇 장의 촬영을 한다고 하는 분할촬영도 가능하며 촬영부위가 작은 경우 등에 필름을 유효하게 활용할 수 있다. 예를 들어 4분할촬영이라 하면 1장의 필름을 4구분하여 각각 구분된 곳에 다른 X선사진을 촬영할 수 있다. 이때 필름의 구분된 부분의 중심을 촬영중심에 맞추도록 필름의 위치를 바꾸는 기구를 가지고 있다.

필름은 증감지에 끼어져 촬영된다. 여기에서 증감지는 피검자의 피폭선량을 줄이고 필름의 감도를 보충하는 목적으로 사용된다.

또 필름의 앞에는 산란선을 제거하는 목적으로 그리드가 설치되어 있다. 또한 필름상에 이 그리드의 줄무늬가 찍히는 것을 방지하기 위해서 촬영 시에 그리드를 요동시킬 수 있는 장치, 촬영 및 투시에 있어서 최적의 그리드를 각각 가지고 있으며 촬영 및 투시마다 바꿀 수 있는 장치도 있다. 필름을 사용하는 저격 촬영장치에는 카세트 방식과 무카세트(cassetteless) 방식이 있다.

③ 영상장치(imaging system)

X선을 가시광선으로 변환하는 I.I, TV카메라, TV모니터 등의 장치를 영상장치(imaging system)라 부르고 있다. I.I와 TV카메라를 저격 촬영장치에 설치하여 장기의 움직임 등을 X선투시상으로서 연속하여 관찰할 수 있다.

I.I는 X선의 입력수상면의 구경에 따라서 구분되고 있다. 소화관의 진단에서는 종래, 6″ I.I가 주류였지만, 최근에는 9″, 12″, 14″ 등의 큰 구경의 I.I를 탑재한 장치가 증가하고 있다. 또 I.I에는 단일(mono), 이중(dual), 삼중(triple) 등의 종류도 있다. 9″ I.I의 경우는 단일면 투시상을 선택할 수 있고 확대된 투시상도 볼 수 있다.

또 가시광선을 100mm 필름 등에 찍을 수 있는 간접촬영 카메라 등도 설치할 수 있다. 이 간접촬영 카메라를 이용한 장치는 피검자의 피폭이 적고 진단효율도 높기 때문에 집단진단 등에서 많이 사용되고 있다. 최근에는 디지털 영상검출기를 이용하여 고화질의 영상을 획득하고 이를 저장하여 검사가 종료된 이후에도 동영상의 형식으로 확인이 가능하다.

④ X선관 및 X선가동조리개

X선관으로부터 조사된 X선을 엑스선 가동 조리개가 갖추어진 날개에 의해 조사범위를 제한하여 피검자에게 불필요한 X선을 조사하지 않도록 하고 있다. X선 가동조리개는 영상검출기의 크기에 맞추어 자동적으로 조사야를 제한할 수 있고 또 수동으로 조사야를 임의로 바꾸는 일도 가능하다. X선관이 테이블 상부에 위치하는 형식의 투시촬영장치의 경우 X선을 조사하기 전에 빛을 조사하여 X선조사 범위를 사전에 확인할 수 있다.

(2) 투시촬영장치의 분류

그림 6-8과 같이 근접조작식 투시촬영장치는 조작부가 저격 촬영장치 및 X선투시촬영대에 붙어있어 조작자가 피검자의 근처에서 조작하는 장치이다. 이 장치에서는 조작자가 피검자의 근처에 위치하고 있기 때문에 피검자와의 의사소통과 검사에 필요한 사항을 요청하는 것이 용이하고 피검자에게 주는 불안감도 적다. 촬영해야 할 부위에 대한 위치결정이나 압박을 하기 쉬운 등의 특징이 있다.

다만 조작자에 대한 피폭 위험성이 있기 때문에 조작자는 방어 앞치마(apron)나 방어장갑 등을 착용하지 않으면 안된다. 저격 촬영장치에 장착되어 있는 조작 핸들을 잡고 수동으로 저격 촬영장치의 상하이동, 좌우이동, 전후이동을 할 필요가 있기 때문에 저격 촬영장치 상하이동 및 전후이동 방향은 반대쪽에 균형추(balance weight)를 설치하여 균형을 잡고 있다. 또 최근 영상장치의 대형화와 더불어 수동만으로는 저격촬

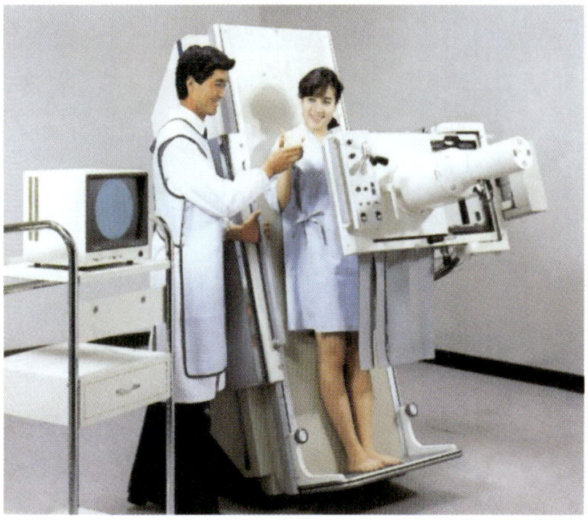

그림 6-8. 근접조작식 투시촬영장치

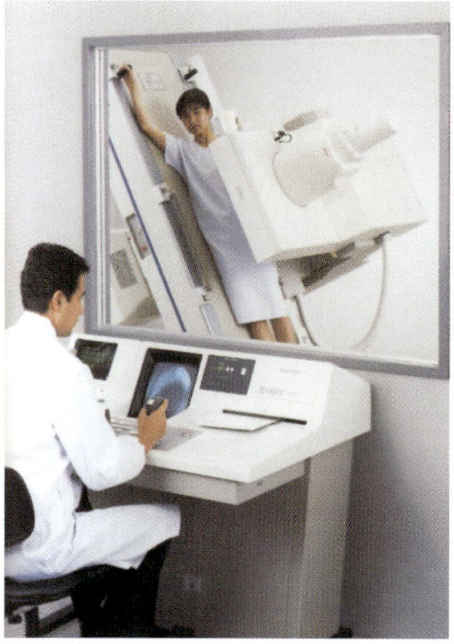

그림 6-9. 원격조작식 투시촬영장치

영장치 상하이동 및 선후이동이 어렵기 때문에 방향을 모터에 의해 동력보조(power assist)하는 기능을 가진 장치도 많다.

미국에서는 피검자와의 의사소통을 중요시하기 때문에 근접조작식 투시촬영장치가 주류를 이루고 있다.

그림 6-9와 같은 원격조작식 투시촬영장치는 투시촬영대를 배치하고 있는 차폐실 밖에서 납 유리창을 통하여 피검자를 관찰하고, 또 TV모니터로 투시상을 보면서 원격 제어장치에 의해 테이블을 원격조작하는 장치이다. 장치의 동작은 모두 전동으로 구동되고 있다.

테이블의 동작뿐만 아니라 X선의 투시 및 촬영, 조사야의 설정, 차트에 기재된 피검자의 이름이나 진단일 등을 필름에 전사(name printing)하거나 디지털 영상 데이터에 입력하는 등 진단의 거의 모든 조작을 원격으로 할 수 있다. 이 장치에서는 피검자와의 대화는 마이크로폰을 통하여 한다. 피검자로부터의 대화는 항상 들을 수 있지만 조작자로부터의 안내는 송화용 패달 스위치(foot switch)를 눌렀을 때에만 전달할 수 있다.

조작자는 X선을 차단한 별실에서 조작할 수 있기 때문에 X선 피폭을 거의 완전히 방어할 수 있고 방어 앞치마 등을 착용할 필요가 없다는 이점이 있다. 또 진단방식의 다양화를 위해 테이블 옆에 근접조작기를 배치하여 원격 또는 근접방식을 선택하여 조작할 수 있게 되어 있는 장치도 있다.

(3) over table tube type과 under table tube type

Over table tube type(X선관이 테이블 상부에 위치하는 형식)은 그림 6-10에 나타낸 것 같이 X선관이 테이블 위에 있고 저격 촬영장치나 영상장치가 테이블 아래 있는 장치를 말한다.

Over table tube type에는 다음과 같은 특징이 있다.

① X선관이 테이블로부터 떨어진 위치에 있기 때문에 테이블의 상부공간이 크고 피검자의 관찰도 용이하며 또한 피검자의 체위변환 등을 하기 쉽다.

② 장치의 동작시 피검자와 X선관의 간섭에 그다지 주의하지 않아도 되기 때문에 동작을 하기 쉽고 진단효율도 좋다.

③ 테이블의 상부공간이 크기 때문에 피검자에 대한 여러가지 종류의 진단(예를 들어 myelography나 IVR)을 하는 경우나, 다른 진단(예를 들어 내시경 진단이나 초음파 진단 등)을 병용하는 경우에 편리하다.

④ 무거운 저격 촬영장치를 지지하기 쉽다.

임상에서는 이와 같은 특징 때문에 over table tube type가 주류를 이루고 있다. 특히 단체 건강검진 등의 검사에서는 over table tube type가 사용되고 있다.

Under table tube type(X선관이 테이블 하부에 위치하는 형식)은 그림 6-11에 나타내는 것 같이 X선관이 테이블 아래에 있고 저격 촬영장치나 영상장치가 테이블 위에 있는 장치를 말한다.

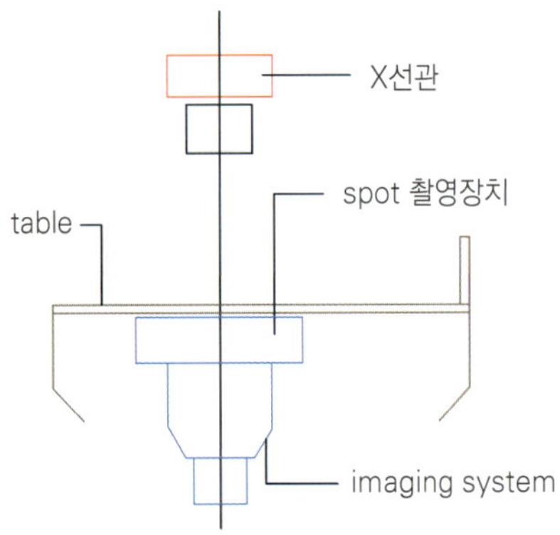

그림 6-10. over table tube type

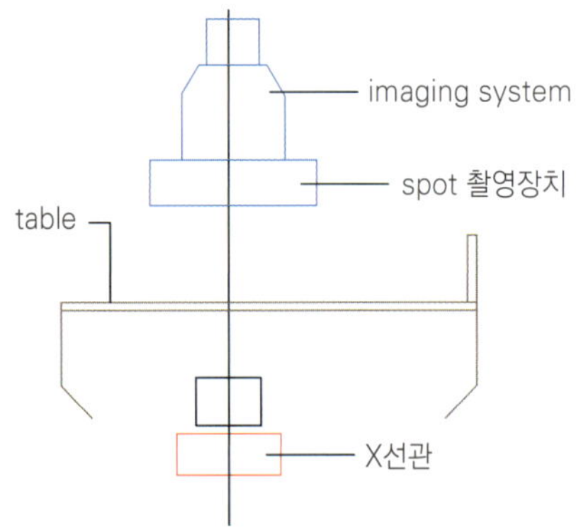

그림 6-11. under table tube type

Under table tube type에는 다음과 같은 특징이 있다.

① 저격 촬영장치를 피검자에게 밀착시킬 수 있어 보다 선명한 영상을 얻을 수 있다.

② X선관과 저격 촬영장치의 거리가 over table tube type에 비하여 짧기 때문에 X선관의 용량이 작아도 된다.

③ 저격 촬영장치를 피검자로부터 떨어지게 함에 따라 확대촬영을 하기 쉽다.

근접조작식 투시촬영장치의 경우 over table tube type에서는 조작자의 피폭이 많고 저격 촬영장치에 조작부가 설치되어 있는 등의 이유 때문에 under table tube type만으로 되어있다.

(4) 카세트(cassette) 방식과 무카세트(cassetteless)방식

카세트(cassette) 방식은 1장의 미촬영 필름을 넣은 카세트를 저격 촬영에 넣어 촬영하고 촬영마다 다음 카세트와 교환하는 방식이다. 카세트를 저격 촬영장치에 넣으면 카세트는 촬영대기 위치로 이동하고 투시에 의한 위치결정 후 촬영스위치를 누르면 카세트가 촬영위치에 이동하여 촬영된다. 그 후 카세트를 빼낸다. 그리고 다음 촬영을 위하여 새로운 필름이 들어 있는 카세트로 교환하면서 촬영을 계속해 간다.

카세트를 조작자쪽에서 넣는 전면로딩형식(front loading type)과 촬영대기 위치에 카세트를 넣는 후면로딩형식(rear loading type)이 있다. 또 다종의 카세트 사이즈, 예를 들어 6절판(8″×10″)부터 대각판(14″×14″)까지이면 거의 모든 사이즈가 대응 가능한 장치도 개발되어 있다. 이 방식으로는 무카세트 방식에 비하여 간단하고 저격 촬영장치가 소형이고 저격 촬영장치의 내부를 외부의 빛으로부터 차단할 필요가 없다는 이점이 있다.

무카세트 방식은 여러 장의 미촬영 필름들을 미촬영 필름수납상자(feed magazine)에 넣고 그 수납상자를 저격 촬영장치에 장착하여 필름 한 장씩을 순차 촬영위치에 이동시켜서 촬영하는 방식이다. 촬영이 완료된 필름은 종료상자(take up magazine)에 축적되어 종료상자를 한번에 현상할 수 있다.

그림 6-12는 무카세트(cassetteless) 방식의 예이다.

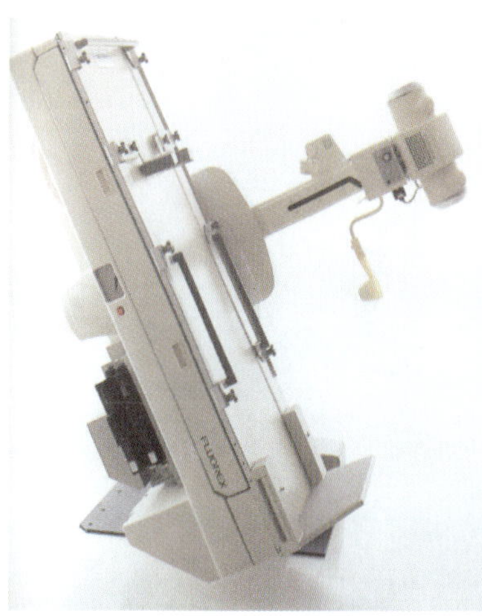

그림 6-12. 무카세트 방식

수납상자로부터 미촬영 필름을 진공흡착으로 1장씩 빼내어 촬영대기 위치에 있는 밀착판의 위치까지 이동시켜서 밀착판 속에 끼어 넣는다. 촬영스위치를 누르면 밀착판이 촬영위치로 이동하여 촬영된 후 밀착판은 촬영대기 위치로 돌아간다. 그리고 밀착판으로부터 촬영완료 필름이 배출되어 종료상자(take up magazine)에 축적된다.

밀착판이란 필름 양면에 증감지가 부착된 것을 넣어 지지하는 기구부를 가리킨다.

저격 촬영장치에 장착할 수 있는 수납상자의 종류에 따라서 1채널 1사이즈(1 channel 1 size), 1채널 3사이즈, 2채널 3사이즈 등이 있다. 여기에서 채널이란 동시에 넣어지는 수납상자의 수량이다. 2채널이란 2개의 수납상자가 동시에 저격 장치에 장착될 수 있는 것을 가리킨다. 또 사이즈란 필름의 사이즈이고, 3사이즈란 3종류의 필름이 장착가능한 장치라는 의미이다.

소화기계 진단에 자주 이용되는 필름 사이즈는 10×12인치, 11×14인치, 14×14인치이고, 특히 10×12인치가 주류이다. 따라서 1사이즈의 장치에서는 10×12인치, 3사이즈의 장치에서는 상기 3종류의 사이즈에 대응할 수 있게 되어 있다. 또한 14×17인치의 사이즈 등의 카세트를 병용할 수 있는 장치도 개발되고 있다.

무카세트 방식에서는 저격 촬영장치가 대형이고 구조가 복잡하게 되어 있으며 저격 촬영장치의 내부를 외부의 빛으로부터 차단할 필요가 있다는 결점이 있지만 촬영할 때마다 필름을 재장전하지 않아도 되므로 1인의 피검자에게 요하는 시간이 짧고 또 간편화를 도모하는 등의 이점이 커서 특히 앞서 설명한 원격조작식 투시촬영장치와 조합시키면 매우 편리하기 때문에 임상에서 주류를 이루고 있다. 최근에는 디지털 영상획득 방식을 사용하므로 필름이 장착된 카세트나 메거진을 사용하지 않고 곧바고 영상화가 가능하여 시간과 노력이 매우 절약되어 검사가 예전보다 어렵지 않게 되었다.

(5) 투시촬영장치의 주된 동작

그림 6-13은 원격조작식 over table tube type 투시촬영장치로서 (A)는 경사이동, (B)는 저격 촬영장치 상하이동, (E)는 테이블 상하이동, (F)는 테이블 좌우 이동, (C)는 X선관의 전후이동, (H)는 압박통을 의미한다.

그림 6-14는 원격조작식 under table tube type 투시촬영장치로서 (A)는 경사이동, (B)는 저격 촬영장치 상하이동, (D)는 저격 촬영장치 전후이동, (E)는 테이블 상하이동, (F)는 테이블 좌우이동을 의미한다.

그림 6-15는 근접조작식 투시촬영장치로서 (A)는 경사이동, (B)는 저격 촬영장치 상하이동, (C)는 저격 촬영장치 전후이동, (D)는 저격 촬영장치 전후이동, (E)는 테이블 천판이동, (F)는 테이블 좌우이동을 의미한다.

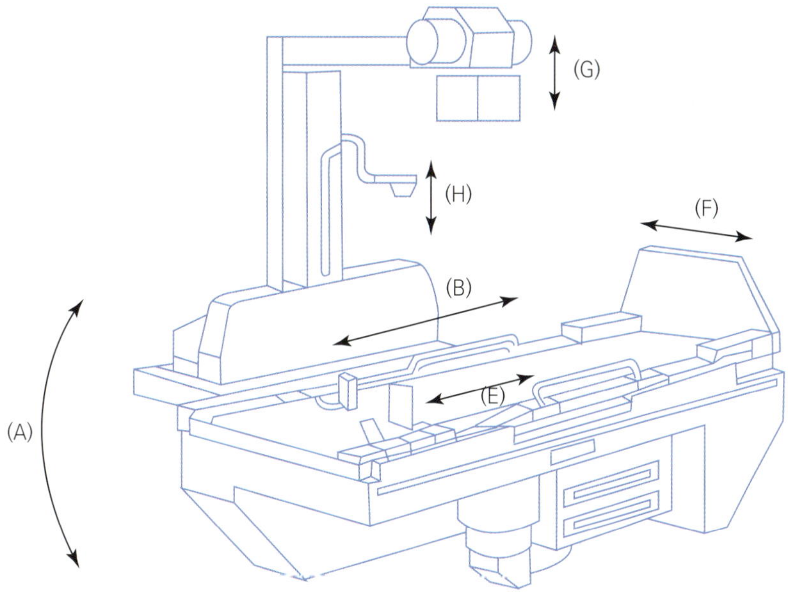

그림 6-13. 원격조작식 over table tube type 투시촬영장치

각 전동 구동의 동작에는 부드러운 출발(soft start), 부드러운 정지(soft stop) 제어를 채용하여 피검자에게 되도록 불쾌감을 느끼게 하지 않도록 고안해야 한다.

그림 6-13, 6-14, 6-15에서 각각의 알파벳에 따른 동작을 자세히 설명하면 아래와 같다.

(A)는 테이블의 경사운동으로, 피검자의 입위(erect position)~수평위(horizontal position)~역경사(머리가 발보다 아래가 되는 위치)까지 움직이게 하는 기능이다. 입위쪽은 모든 장치에서 90°까지 가능하지만, 역경사쪽은 장치에 따라서 각도가 다르다. 역경사 각도는 90°, 45°, 30°, 15° 등이 있다.

역경사 각도가 커지면 위아래 지점이 고정된 상태로는 투시촬영대가 바닥과 간섭하기 때문에 위아래 이동함에 따라서 위아래 움직임이 투시촬영대의 장방향으로 이동해가면서 밑에서부터 밀리듯 높아지는 구조를 설치할 필요가 있다.

(B)는 저격 촬영장치 상하이동으로, 저격 촬영장치를 피검자의 체장방향으로 움직이게 하는 기능이다. 저격 촬영장치와 함께 X선관도 기계적으로 결합되어 있어 동시에 이동한다. 원격조작식에서는 전동구동이지만 근접조작식에서는 균형추에 의해 완전히 균형이 잡혀 있어 수동 또는 동력 보조 구동으로 동작시킨다.

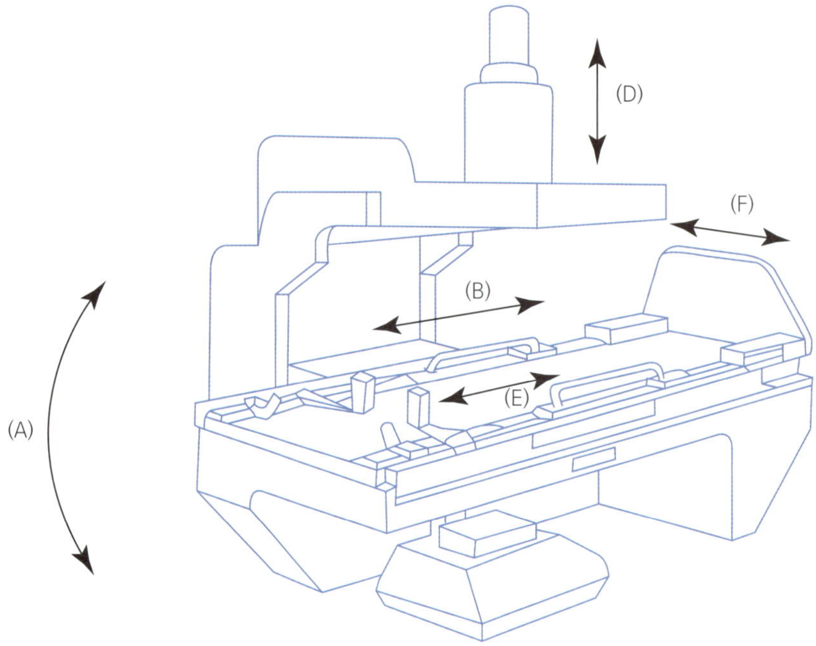

그림 6-14. 원격조작식 under table tube type 투시촬영장치

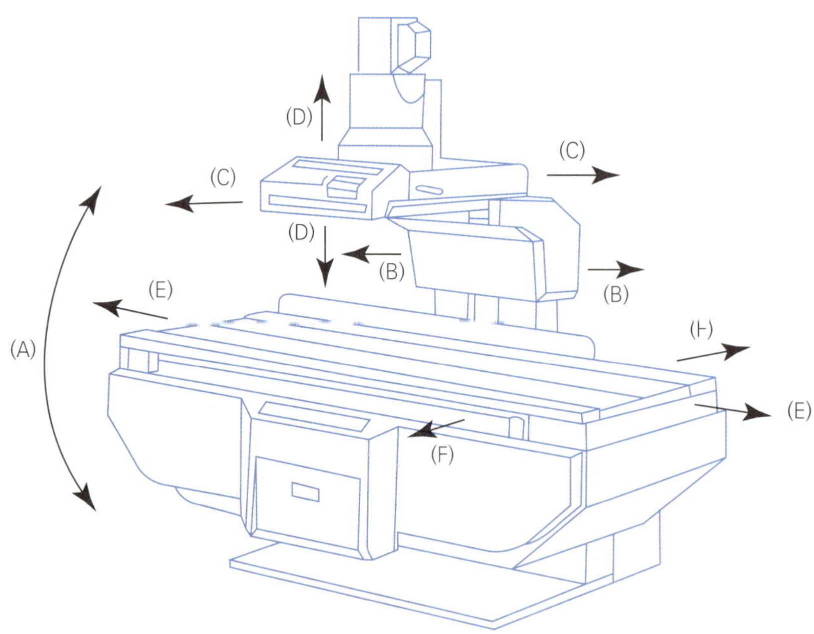

그림 6-15. 근접조작식 투시촬영장치

(C)는 저격 촬영장치 좌우이동으로, 저격 촬영장치를 피검자의 수평방향으로 움직이게 하는 기능이다. 저격 촬영장치와 함께 X선관도 기계적으로 결합되어 있어 동시에 이동한다. 근접조작식에는 거의 갖추어져 있고 수동으로 동작하도록 되어 있지만, 원격조작식에는 갖추어져 있지 않은 것이 많다. 원격조작식에서는 환자의 수평방향의 움직임을 테이블 좌우이동만으로 하는 장치가 일반적이다.

(D)는 저격 촬영장치 전후이동으로, 저격 촬영장치를 환자에게 가깝게 하거나 떨어지게 하는동작이다. under table tube type 투시촬영장치에서는 필수의 움직임이지만 over table tube type 투시촬영장치에서는 저격 촬영장치가 테이블 아래에 있기 때문에 필요없다. 원격조작식에서는 전동구동이지만 안전을 위해 균형추에 의해 균형을 잡고 있는 것이 일반적이다. 근접조작식에서도 균형추에 의해 완전히 균형을 잡고 있으며 수동 또는 동력 보조 구동으로 동작시킨다.

(E)는 테이블 상하이동으로, 피검자를 위치시킨 테이블을 피검자의 종방향으로 움직이게 하는 기능이다. 전동으로 구동하고 있다.

(F)는 테이블 좌우이동(수평방향 이동)으로, 피검자를 위치시킨 테이블을 피검자의 수평방향으로 움직이게 하는 기능이다. 전동으로 구동한다.

(G)는 X선관 전후이동으로, X선관을 가깝게 하거나 멀어지게 하는 동작이며 over table tube type 투시촬영대에서 이 동작이 가능하다. 이 움직임에 따라서 X선관 초점과 수상면의 거리(SID)를 바꿀 수 있다.

(H)는 압박통을 가리키며, 피검자를 압박통으로 국부적으로 압박하는 동작이다. over table tube type 투시촬영장치에서는 압박통이 단독으로 동작하지만 under table tube type 투시촬영장치에서는 저격 촬영장치에 압박통이 붙어있어 저격 촬영장치 전후이동과 함께 압박을 한다. 또 압박통을 사용하지 않을 때는 압박통을 엑스선 조사영역으로부터 제거할 수도 있다. 압박통의 형상은 원추형 또는 반구형인 것이 일반적이다.

3) 순환기진단장치(Angiography system)

순환기진단장치는 심혈관을 시작으로 하여 전신의 동정맥, 주로 동맥계가 진단 대상이 된다. 혈관 내에 조영제를 주입하여 혈관을 X선 투과상으로 관찰하여 진단한다. 그 때문에 전신에 대하여 X선에 의한 투시 및 촬영을 할 수 있어야만 한다.

장치의 기본적인 구성은 X선관과 영상검출기, 모니터를 포함한 영상 시스템, 그들을 지지하고 있는 지지장치, 카테터 테이블 및 X선고전압장치이다. 순환기진단장치는 전신을 여러 방향의 각도에서 투시촬영할 수 있도록 다음의 특징을 갖추고 있다. 즉 지지장치가 주로 C-arm형으로 되어 있으며, 카테터 테이블과 조합시킴으로써 피검자를 움직이게 하지 않고 자유로운 각도에서의 투시촬영위치를 취할 수 있다. 피검자는 조영제 주입을 위해 동맥 또는 정맥 혈관을 천자하며 고정상태 그대로에서의 검사가 중요한 조건이 된다. 그림 6-16에 순환기진단장치의 예를 나타낸다.

또 하나의 순환기진단장치의 큰 특징은 digital subtraction angiography(DSA) 촬영에 대표되는 디지털 영상처리를 하는 digital fluorography(DF) 장치가 구성되어 있다는 것이다. 순환기진단장치는 이들 각 장치로 하나의 장치를 구성하고 있지만 최근에는 그 진단부위나 목적에 따라서 각각의 특징을 가진 장치 구성으로 되어있다. 다음은 각각의 장치마다 기능, 특징을 정리하고 또 각 장치에 공통된 주요 구성에 관하여도 설명한다.

(1) 심혈관 촬영장치

그림 6-16은 심혈관 촬영장치의 대표적인 예이다.

심혈관촬영은 정·측면 2방향동시촬영(biplane 촬영)을 할 수 있는데, 이것은 1회의 조영제 주입으로 두 방향에서 동시에 촬영을 시행함으로서 조영제의 사용량을 줄이거나 검사시간을 단축하여 피검자의 부담을 경감할 수 있다.

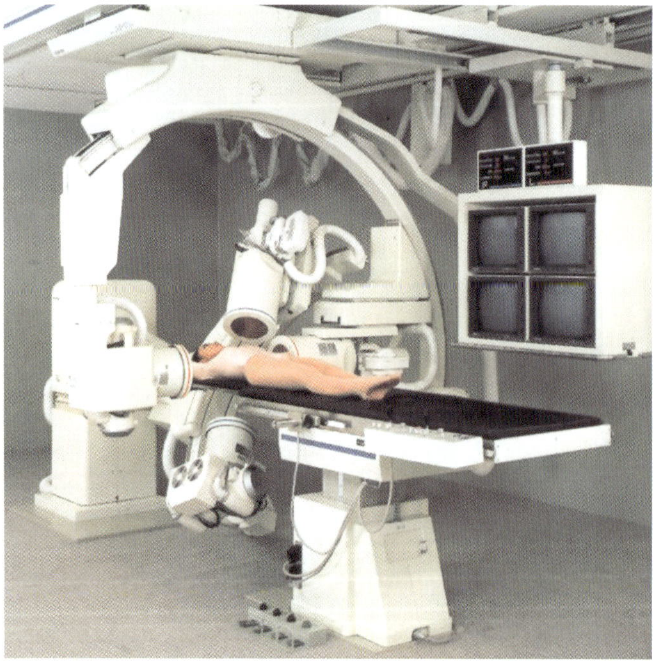

그림 6-16. 순환기진단장치

또한 고속단시간 대용량촬영이 가능한데, 박동을 동반한 심장의 빠른 움직임을 관찰하기 위해서 고속 영화(cine)촬영 또는 DF장치에 의한 cine mode 영상수집 등 2~5 msec라는 극단시간의 펄스(pulse) X선으로 촬영을 한다. 단시간 촬영이기 때문에 관전류는 500~1,000 mA까지의 대용량을 필요로 한다. 펄스 수는 최대 90~150 pulse/sec까지 설정할 수 있지만 최근 DF장치의 보급과 함께 낮아지고 있으며 현재는 30 pulse/sec가 주류를 이루고 있다.

(2) 전신혈관 촬영장치

머리에서 발끝까지의 넓은 범위를 촬영이 가능하다. 심혈관 촬영에서는 I.I의 입력면 유효시야 크기로써 22 cm(9인치)가 많이 사용되는데 비하여 전신혈관 촬영에서는 전신, 특히 복부양쪽이나 하지양쪽을 1회의 촬영으로 영상정보를 획득하기 위해서 I.I 사이즈는 30 cm(12인치)부터 40 cm(16인치)까지의 큰 것을 사용한다. 큰 사이즈의 I.I로 두개부영역의 확대촬영도 가능하다.

필름을 사용하는 장치에서는 연속촬영용 필름교환기를 탑재하여 I.I촬영과 필름교환기촬영을 전환하는 방식도 있다. I.I로 투시하여 촬영위치를 확인하고 필름교환기로 전환하여 촬영한다. 1초간에 최대 4장까지의 연속촬영을 할 수 있다.

머리나 복부의 촬영에서는 그 복잡한 혈관주행을 알기쉽게 분리하기 위해 스테레오(stereo) 촬영을 한다. 수 cm 떨어진 2개의 X선초점으로 부터 번갈아 X선을 조사하여 연속촬영을 하고 2개의 X선상을 1개의 영상으로 입체시하여 입체감이 있는 혈관조영상으로서 관찰할 수 있다. 필름교환기에 의한 스테레오 촬영이나 DF 장치에 의한 스테레오 DSA 촬영이 있다.

피검자 전신의 여러 부위를 촬영하기 위해 시술자는 피검자의 좌우 어느 쪽에서든지 검사할 필요가 있다. 그림 6-16 장치에서 C-arm 전체의 천정주행과 본체 회전에 의해 피검자의 좌우 및 머리쪽 어디로부터든지 피검자에게 접근할 수 있다. C-arm 본체가 회전하는 경우에는 X선영상도 같이 회전해 버리기 때문에 모니터 상의 영상을 동시에 반대쪽으로 회전시켜서 영상이 항상 앞뒤방향이 되도록 보정하는 기법도 이루어지고 있다.

하지혈관의 조영에서는 복부대동맥에서 조영제를 주입하여 혈액의 흐름을 따라서 피검자 또는 C-arm을 이동시키면서 발끝까지 연속하여 촬영하는 방법이 취해진다. 종래 필름교환기에 의한 연속촬영이 주류였지만 최근에는 DF장치에 의한 하지 이동(stepping) DSA 촬영도 이루어지게 되었다. C-arm의 축 주위회전의 속도가감과 장치의 보급 및 기능향상과 함께 머리영역 등에서 촬영 중에 C-arm를 축 주위에 회전시켜서 영상을 수집하는 일이 있다. 이것은 스테레오촬영과 같이 복잡한 혈관 주행의 입체적 파악이 목적이다. 1회의 조영제 주입으로 C-arm을 회전시키면서 영상수집을 하려면 조영제가 목적부위에 도달하고 있는 사이에 회전하도록 C-arm 회전의 고속화가 요구된다. 최근에는 회전 촬영에도 DF에 의한 가감(subtraction)상을 획득할 수 있다. 이것은 조영제를 줄여서 조금이라도 긴 시간 회전시키면서 영상을 수집하여 정확한 입체적 파악에 도움을 주기 위함이다.

(3) 장치의 구성과 특징

그림 6-17에 나타낸 것처럼 순환기진단장치에 사용되는 X선관의 특징은 다음과 같다.

① 대용량 X선관 : 양극축적 열용량은 1,000~1,800 kHU로 대용량이며 500~1000 mA까지의 대전류로 20~40초의 장시간에 걸쳐서 연속 펄스(pulse) X선에 의한 촬영을 한다.

② 외장 열교환기 : 대용량 연속촬영으로 하우징(housing)의 가열을 촉진시키기 때문에 내부의 oil을 외부에 설치한 열냉각기로 순환시켜서 냉각한다.

③ 3초점 X선관 : 종래의 대초점(10 mm)와 소초점(0.6 mm)에 더하여 미소초점(0.3 mm)을 가지는 3초점 X선관도 사용되어 왔다. 이 미소초점은 투시와 확대촬영 및 DSA 촬영에 사용되며 영상의 선예도 향상에 도움이 되고 있다.

④ 스테레오(stereo) X선관 : 스테레오 X선관은 초점간격이 35~63 mm까지 있고, 간격이 작은 것은 확대 스테레오 촬영, 간격이 큰 것은 밀착 스테레오 촬영에 사용된다. 스테레오 촬영은 필름교환기로 하는 것이 일반적이었지만, 최근에는 DF 촬영으로 스테레오 DSA 촬영도 이루어지고 있다.

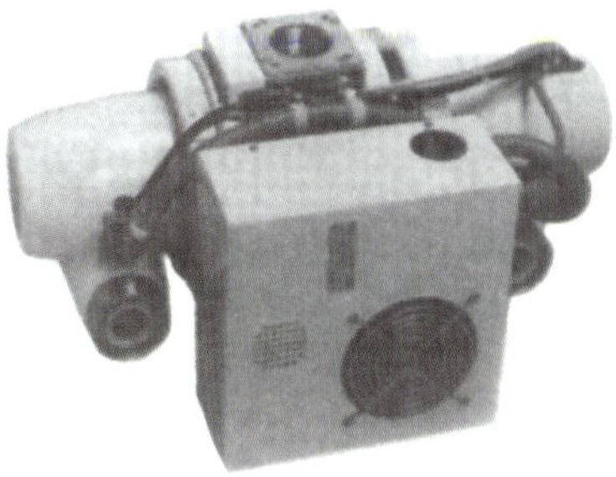

그림 6-17. 순환기진단용 X선관

순환기진단용 X선 고전압장치는 고속 영화(cine) 촬영에 많이 사용되기 때문에 극단시간 그리고 대전류의 X선을 1초간에 30~90Hz로 고속 출력하는 것이 필요조건이 된다. 촬영시간도 최대 40~50초간으로 길고 대출력 용량이 요구된다. 최근에는 인버터(inverter) 방식의 X선 고전압장치가 보급되어 단시간출력용량이 80~100kW인 것이 일반적이다.

그 외의 특징으로서 biplane 촬영을 용이하게 할 수 있게 되어 있다는 것, DF 촬영과 연동한 촬영, 3초점 X선관이나 스테레오 X선관을 조합시켜 촬영을 한다는 것 등을 들 수 있다.

또한 펄스 X선에 의한 투시도 디지털 영상처리기술의 발전과 함께 많이 사용되고 있다. 이것은 TV 카메라의 영상신호에 동기한 펄스 X선으로 영상을 얻고 디지털 처리하여 깜빡거림이 없는 영상을 표시할 수 있게 되었기 때문이다. 또 단시간 펄스 X선에 의한 움직임의 포그(fog)가 없는 영상을 수집하여 영상 처리하면서 표시함에 따라서 화질향상을 꾀할 수 있다.

X선진단용 TV카메라는 종래 촬상관을 사용하고 있었지만 이후에는 고체촬상소자인 CCD를 이용한 TV카메라가 많이 사용되었고, 최근에는 평면형 디지털 영상검출기가 주류를 이루고 있다.

순환기진단분야에서도 수백만화소 CCD를 사용한 카메라가 사용되었으며 그 득징은 특징은 다음과 같다.

① 종래의 촬상관 TV카메라로는 불가능했던 1000×1000매트릭스 영상의 고속수집(30frame/초)이 가능해졌다.
② 영상주변부에서의 일그러짐이나 해상력의 저하가 없고 균일하고 정확한 영상을 얻을 수 있다.
③ 중간주파수영역에서의 분해능 특성이 향상되어 미세혈관이나 작은 카테터, 유도철사(guide wire)가 명료해진다.
④ 강한 빛이 입사한 경우에도 얼룩이 없고 영상의 할레이션(halation)이 적다.
⑤ 검출부가 반도체소자이기 때문에 수명이 반영구적이다.

순환기진단장치에 사용하는 I.I는 입력면 크기가 9~16인치의 크기까지 사용된다. 진단목적에 따라서 크기가 선택된다. 각각의 I.I는 3개 또는 4개의 시야확대 모드(mode)를 가진다.

예를 들어 9인치 크기에서 9인치/7인치/4.5인치, 16인치에서는 16인치/12인치/9인치/7인치에 상을 확대할 수 있다.

4) 유방촬영장치(mammography system)

유방 X선촬영에는 유방의 조직간 및 병변부와 그 주변의 X선흡수차를 필름 또는 영상검출기에 효과적으로 반영할 수 있도록 낮은 X선 에너지가 이용된다. 또 조기유방암의 발견을 위해 영상진단으로서 미소석회화 및 미세 병변부의 방사상음영 등을 나타내는 것이 매우 중요하며, 병변부와 그 주변의 X선흡수차가 매우 작으므로 높은 해상력과 대조도가 요구된다.

진단정보를 많이 포함한 양호한 유방영상을 만들어 내려면 촬영기기의 기능 및 촬영기술력을 종합적으로 충분히 발휘할 수 있고, 양호한 상태를 항상 유지하는 품질관리가 중요하다.

(1) 유방촬영에서 X선의 특성

X선관으로부터 발생하는 X선의 에너지 스펙트럼(spectrum)은 제동 X선에 의한 연속 스펙트럼과 X선관의 양극물질 특유의 특성 X선에 의한 선 스펙트럼으로 이루어져 있다.

증감지-필름계의 유방촬영(mammography)에서는 미세병변부의 검출에 관전압 28kV 전후의 X선이 사용되며 그 사용 관전압영역에서 특성 X선을 가진 Mo 양극의 X선관이 널리 이용되고 있다. 최근 Mo 양극보다 조금 높은 에너지의 특성 X선을 가진 Rh양극 또는 W양극이 고밀도의 큰 피사체 등에 시행되고 있다. 또 유방촬영에서 Mo, Rh, Pd 등의 물질이 부가필터로써 이용되고 있다.

Mo 필터는 피사체 대조도를 저하시키는 높은 에너지성분과 영상형성에 기여하지 않고 피사체에 흡수되는 낮은 에너지 성분을 제거한다.

팬텀(phantom) 두께의 증가와 함께 Rh/Mo 투과선량비가 증가하는 경향에 있으며 이것은 Rh 필터를 투과한 X선 쪽이 Mo보다 피사체 투과력이 강하다.

Mo 및 Rh 필터에 의한 영상을 비교할 경우 다음과 같이 정리된다.

① 양 필터 모두 관전압이 증가하면 대조도(contrast)가 나빠진다. 그러나 낮은 관전압에서는 촬영시간이 길며 피폭량의 증대 및 피사체의 움직임에 의한 포그(fog) 등이 발생한다. 관전압 및 필터의 선택은 유방의 크기 및 빈도에 따라서 적절히 할 필요가 있다. 즉, 유선 50%, 지방 40% 비율의 압박유방두께 50mm를 관전압 28kV로 밀착촬영하는 경우 유방에 입사하는 평균선량은 Rh보다 Mo보다 약 45% 선량을 저감할 수 있다.

② 관전압 32kV 정도까지는 Mo쪽이 대조도가 좋다.
③ 팬텀 두께 80mm 이상에서 Rh쪽이 반대로 대조도가 좋아진다고 인식된다.
④ 계단 쐐기(step wedge)의 농도차 0.28 이상의 평가기준에 의하면 관전압은 32kV 이하인 것, 큰유방 또는 고밀도의 유방인 경우는 피사체 투과력이 있는 Rh 필터를 사용하고 높은 에너지로 조사하여 피사체 대조도의 저하를 개선한다. 높은 대조도의 증감지-필름계의 사용도 필요하다.

(2) 장치의 구성

일반적인 유방촬영 X선장치는 그림 6-18과 같으며 화질은 X선원부터 피사체 투과 후의 X선을 기록하기까지의 모든 과정에 영향을 받으며, X선장치 이외의 증감지-필름계, 필름자동현상기, X선 사진 관찰기, 그리고 디지털 영상검출기의 성능도 큰 영향을 받는다.

X선관은 유방촬영 전용으로 설계되며 X선관 및 X선관 구성체에 관한 주된 특징은 다음과 같다.

① 낮은 관전압으로도 음극의 열전자를 효율이 좋고 안정하게 생성할 수 있다.
② 양극(anode)에 사용하는 재질은 Mo, Rh 및 W가 이용되며 Mo 단독으로 사용되거나 Rh 또는 W와 합금으로 이용된다.
③ 방사창의 재질은 연 X선을 유효하게 투과시키기 위해 X선 흡수가 적고, 투과성이 좋은 Be(두께 약 1mm)가 이용되며 이것이 X선관의 유일한 고유여과이다.
④ 초점크기는 미소한 석회화(0.1mm 전후)의 검출을 위해 매우 작게 제작되는 경향이 있으며 최근의 2중초점의 회전양극 X선관은 대초점은 0.3mm(공칭치), 소초점은 0.1mm(공칭치)이다. 소초점 0.1mm는 1.7~2.0배 확대촬영 적용을 위한 것이다.
⑤ 압박유방은 흉벽부가 유두부에 비하여 두꺼워지는 경향이 있으므로 X선관의 힐(heel)효과, 즉 초점의 바로 아래 부근에 조사되는 선량이 가장 많으며 양극 쪽을 향하여 선량이 감소하는 특성이 활용된다.이 경우 X선관의 음극(cathode)쪽이 피검자를 향하도록 X선관을 배치할 필요가 있고 유방촬영 시 피검자의 머리가 X선관 방향으로 위치해 위치를 쉽게 할 수 없고 피사체를 충분히 영상영역으로 끌어낼 수 없는 등 위치잡이의 실수를 유발하므로 X선관 구성체를 소형화할 필요가 있다. 특히 확대 촬영 시 문제가 된다.

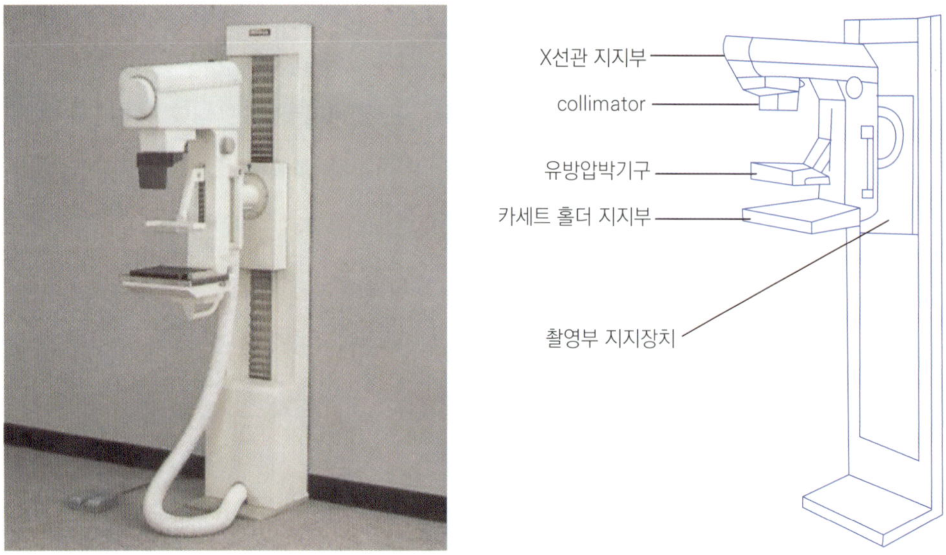

그림 6-18. 유방촬영장치(mammography system)

그림 6-18은 일반적인 유방용촬영대의 외관을 나타낸 것이다. 그 구조는 X선관지지부와 카세트 홀더(cassett holder) 지지부를 대향하여 배치하며 그 상태를 유지하면서 회전 및 상하의 위치결정조작을 할 수 있는 것으로 피검자가 입위, 좌위 또는 측와위의 자세로 상하방향(craniocaudal(CC) projection), 내외방향(mediolateral(ML) projection), 내외사방향(mediolateral oblique(MLO) projection) 등의 촬영을 할 수 있다.

다음은 촬영대가 갖추고 있는 주된 기능을 나타낸다.

초점과 수상기의 거리(SID; source image distance)는 X선출력, 증감지-필름계의 감도, 디지털 영상검출기의 성능, 확대촬영시의 위치 조작성 등 종합적으로 결정할 필요가 있으며 현재는 SID가 65 cm 전후의 것이 많다.

초점과 영상검출기 사이에 위치하여 X선흡수가 적고 물질밀도가 균일하며, 영상으로 표시되는 이물의 혼입이 없는 것이 요구되며 이에 해당하는 것들은 다음과 같다.

① X선관의 방사창
② 유방압박판
③ 카세트 홀더의 전면판
④ 필름 카세트의 전면판

X선관의 방사창과 유방압박판을 제외하고 유방촬영에서는 탄소 섬유(carbon fiber)의 사용이 일반적이다. 또 부가 필터 및 빛 조사용 거울도 물질의 밀도가 균일하고 불순물의 혼입이 없는 것이 요구된다. 불균일한 밀도의 경우 농도 얼룩이 발생하며, 이물의 혼입 또는 불순물의 부착은 유사 석회영상을 만드는 경우도 있다. X선관의 초점은 X선입사량의 결손을 적게 하기 위해 X선관의 초점과 유방의 흉벽 부분을 일치시켜 초점을 카세트 홀더(cassette holder) 흉벽단의 바로 위에 위치하게 한다.

조리개장치는 수상기의 크기로 X선조사야를 조절하는 기능과 카세트 홀더면에서 X선조사야 영역을 직각으로 조사할 수 있는 램프를 구비하고 있다.

유방압박은 유방을 평평하고 얇게 함으로써 피사체로부터의 산란X선을 감소시켜 유선조직의 겹침을 적게 하여 영상 대조도를 개선시키는 일 외에 피사체의 움직임에 의한 포그(fog) 방지 및 조사산량을 감소시킬 수 있으므로 피폭선량의 저감에 효과적이다.

유방압박을 포함하여 위치결정에 관련된 부분은 피검자의 검사부위 압박에 의한 불편함을 줄여줄 수 있어야 한다. 촬영종료 후에는 신속하게 압박을 해제할 수단이 필요하다. 유방압박을 제어하는 장치는 정전 시 등의 긴급한 상황에서 용이하게 유방압박을 해제할 수 있는 기능을 구비하고 있다. 유방압박판은 X선흡수가 적고 파손이 일어나지 않는 성질과 유방압박에 적합한 것으로 탈착과 교환이 용이한 것을 이용해야 한다. 압박부는 폴리카보네이트(polycarbonate) 재질의 사용이 많으며, 최대 압박력에 견디는 구조이다. IEC 규격 등에는 최대압박력을 200 N으로 규정하고 있다.

이동 그리드(grid)는 피사체로부터 발생하는 산란X선을 제거하고 영상 대조도를 개선하지만 그리드를 사용하지 않는 경우에 비하여 X선조사선량이 약 2배가 되어 피폭선량이 증가한다.

또 필름을 사용하여 검사하는 경우에 장시간 노출로 인하여 피사체의 움직임 및 필름의 비직선성 때문에 관전압의 상승을 필요로 하여 반대로 대조도가 저하된다. 이들의 문제를 제거 또는 감소시키기 위해 고감도 고대조도의 증감지-필름계의 사용이 증가하고 있다. 정지 그리드는 미소석회화의 검출능력 및 판독에 지장을 주는 그리드의 줄무늬가 나타나기 때문에 이동 그리드의 사용이 주류를 이룬다.

현재 유방촬영 X선장치의 대부분은 다음과 같은 사양을 갖추고 있다.

① 집속 그리드의 사용이 가능하다.
② 그리드 비가 4:1~5:1, 그리드 주파수가 27~35 line/cm이다. 현재 5:1, 31 line/cm의 그리드를 가장 많이 사용한다.
③ 그리드의 중간물질은 X선 흡수가 적은 물질이다.

최근에는 관전압파형의 맥동률이 작은(관전압 범위에서 맥동율은 5% 이하) 인버터식 X선고전압장치가 주류이다. 인버터식은 종래의 3상 6pulse식에 비하여 같은 촬영조건(kV, mAs) 및 반가층의 값에서의 조사선량이 20~50% 많고 장치허용범위내의 순간 전원변동에 대한 X선출력의 안정성이 좋기 때문에 조사선량의 저감 및 조사선량의 안정성에 유리하다.

최근 장치는 사용 관전압범위가 25~35kV로 1kV 이하의 단위로 조정할 수 있는 특징과 AEC(automatic exposure control; 자동노출제어) 기능이 가능하다.

AEC 기능은 유방의 크기와 밀도에 따라서 수동 또는 자동으로 적절한 선질(관전압 설정 등)을 선택한 후에 X선조사를 하며 피사체 투과후의 X선을 평균치로서 검출하여 필름을 사용하는 경우 적절한 필름노광량(필름농도)이 얻어지는 시점에서 X선을 정지시킨다. 즉 mAs 또는 촬영시간을 자동적으로 제어하는 것이다.

유방촬영은 낮은 관전압으로 하기 때문에 일반촬영과 같이 AEC 검출기를 영상검출기의 앞에 배치하면 검출기가 X선영상에 찍히기 때문에 영상검출기의 후면에 배치한다. 이 배치는 AEC의 안정동작에 영상검출기의 구조가 크게 영향을 주므로 영상검출기의 AEC 검출영역은 X선흡수가 적고 균일한 것이 요구된다.

AEC 기능에 요구되는 주된 성능은 다음과 같다.

① 균일한 아크릴 팬텀(acrylic phantom)을 이용한 X선조사로 X선출력의 재현성이 좋을 것
② 유선밀도가 높은 영역내에서 병변이나 미소석회화음영을 묘출하려면 AEC 검출기를 유선밀도가 높은 영역에 위치시키는 것이 중요하다.
③ AEC 검출부의 크기가 평균압박 유방두께(3~4cm 정도)의 전면적의 10~15% 정도 이므로 유선영역이 한결같지 않으면 적정한 농도를 얻을 수 없다. 또 작은 유방에서는 검출기가 직접 X선을 감지하여 필름의 노광부족이 발생하는 경우가 있으므로 검출기의 위치 및 크기가 적절한 것이 요구된다.
④ 관전압의 변화는 증감지-필름계, 디지털 영상검출기 및 AEC 검출부에 영향을 주므로 관전압에 대한 촬영시간을 보정할 기능을 구비할 필요가 있다.
⑤ 낮은 에너지의 X선 조사를 위해서 관전압의 설정 및 유방의 X선흡수에 따라 장시간노광에 의한 필름농도의 비직선성 때문에 조사선량의 조정 또는 압박유방의 두께 조정 등으로 촬영시간을 보정하는 기능을 구비해야 한다.

5) 외과용 X선장치(C-arm X-ray system)

외과용 X장치는 수술실에서의 사용을 목적으로 투시 및 촬영이 가능한 X선영상장치이다. 외과용 X선장치는 일반적으로 C-arm이라 불리는 반원형의 arm의 한쪽에 X선관장치가 있고 반대 쪽에 I.I 및 TV 카메라 또는 디지털 영상검출기가 설치되어 있으며 이들의 중량 균형이 만족되어 자유로운 움직임으로 위치결정을 할 수 있는 것으로 이동식의 C-arm장치와 거치형의 천정식 C-arm이 있다.

이동식의 외과용 X선장치의 장치구분으로서는 의료용 X선장치 기준에서 "외과용 I.I가 붙어있는 투시촬영장치"이며, 의료법시행규칙에서는 "이동형 X선장치"에 해당하며 한국산업규격에서는 "C-arm형 X선장치"에 해당한다.

(1) 용 도

외과용 X선장치는 정형외과영역에서 사용되는 경우가 많지만 이동형으로 투시촬영을 할 수 있는 편리성에서 여러 영역에서 사용되고 있다.

대표적인 용도는 정형외과 영역에서 골절의 진단, 이물의 탐색, 정형외과 이외의 영역에서 신장, 담낭수술, 비뇨기의 수술, 뇌신경외과수술, CT, angiography 등과 연계로 사용된다.

(2) 구 성

외과용 X선장치의 대표적이 구성은 그림 6-19와 같이 이동형 본체, X선발생기, X선제어장치, X선조리개, I.I, TV카메라, TV모니터, 모니터 대차(monitor car), 카세트 홀더(cassette holder), 투시용 패달 스위치(foot switch), 직접촬영용 핸드 스위치(hand switch)가 있으며, 두 대의 모니터를 사용하는 경우 두 번째 모니터, 두 번째 모니터를 위한 거치대, 비디오 메모리 장치(영상 기억)가 추가된다. 또한 모니터영상의 일시적인 기억 및 보존을 위해, 비디오 메모리 장치, imager, printer 등으로 구성된다.

(3) 구성품의 특성

① X선 발생장치

외과용 X선 발생장치가 개발된 초기에는 자기정류회로방식이었으나, 근래에 와서는 단상전파정류방식이었고, 현재는 거의가 인버터식이 사용되고 있다.

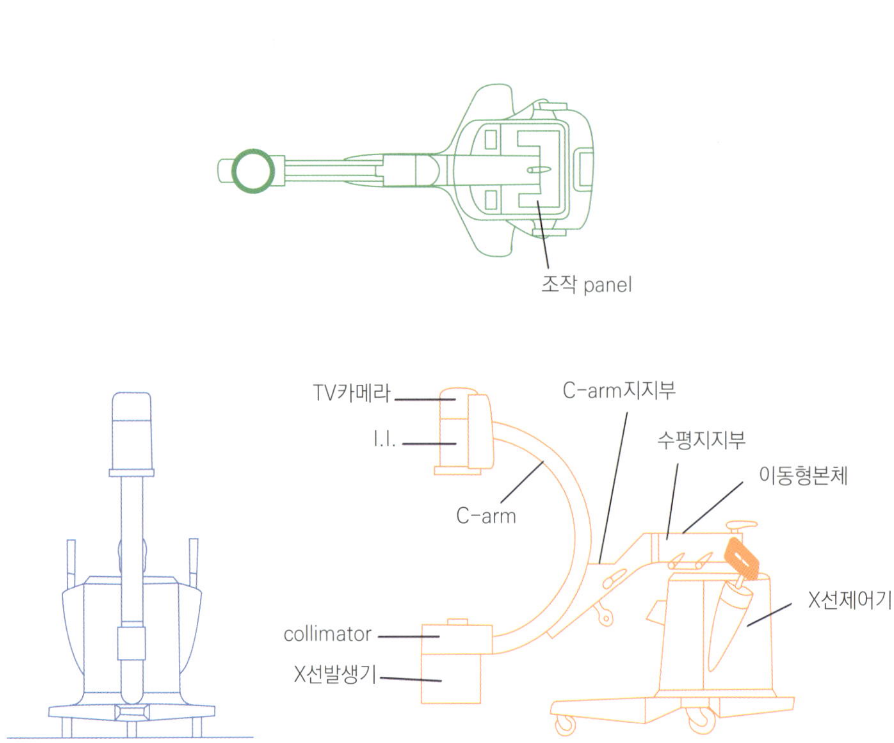

그림 6-19. 외과용 X선장치의 구성

X선 발생장치부는 외과용 X선장치가 이동형이며, 수술대와의 조합이나 장치의 테이블과의 조합 때문에 보다 소형화가 요구되어 금속제 유침식 용기 속에 X선관, 주변압기, 필라멘트 가열 변압기, 유(oil)냉 순환기구를 봉입한 모노탱크(mono-tank) 방식을 채용하고 있다. 또 X선발생기의 X선방사구에 콜리메이터를 부착하여 일체구조로 하고 있다.

X선출력은 단시간 정격에서 관전압은 40~110kV, 관전류는 20~60mA, mAs는 1~100mAs 정도이며, 장시간정격에서는 관전압이 40~110kV, 관전류는 0.1~3mA 정도이다.

X선관의 초점사이즈는 투시용은 0.5~0.6mm, 촬영용은 1.2~1.6mm 정도이다. 물론 제조사에 따라 다소 차이는 있다.

외과용 X선장치의 X선조리개는 투시 모드 시와 촬영 모드 시의 시야를 전환하는 마스크(mask)부와 각 모드에서의 X선 조사를 조절하는 날개부로 구성되어 있다.

마스크는 투시 및 촬영시 I.I와 필름에서 조사야의 형상과 사이즈가 다르기 때문에 투시 모드와 촬영 모드가 자동적으로 전환된다. 투시시는 I.I의 입력 사이즈에 따른 원형 조사야이며, 촬영시는 필름 사이즈에 따른 장방형 조사야이다. 통상 10×12인치 사이즈와 11×14인치 사이즈의 2종류의 사이즈를 카세트 사이즈에 따라서 자동적으로 전환하도록 되어 있다. 카세트에 따라 촬영모드와 투시모드가 연동(interlock)되게 되어 있다.

날개부는 피사체와 외과용 X선장치의 위치관계로부터 모니터상의 화면의 방향을 보고 싶은 위치로 약 90° 회전할 수 있게 되어 있다. 또 피사체 특히 사지의 투시·촬영시의 직접X선과 피사체의 경계에는 직접X선에 의한 할레이션(halation)이 발생하기 때문에 날개를 조절함으로써 할레이션을 방지하고 있다. 날개부는 2쌍의 정형형상의 날개로 구성되어 2방향으로부터 조절이 가능하다.

② X선제어장치

관전압 제어는 정격출력범위를 예를 들어 투시 모드에서는 1kV 단위 또는 2kV 단위의 간격으로 촬영시는 5kV 또는 10kV 단위의 간격으로 설정할 수 있도록 하고 있다.

관전류 제어는 촬영시 정격이 일정(예를 들어 20mA 일정)한 경우는 각 관전압에서 관전류는 일정하다. 전력을 거의 같게 하기 때문에 각 관전압에 따라서 관전류를 바꾸는 것도 있다. 예를 들어 40kV에서는 50mA, 50kV에서는 40mA, 60kV, 70kV에서는 30mA, 80~100kV에서는 20mA로 일정한 경우도 있다.

투시 시에는 투시조건을 시술자가 설정하는 수동모드(manual mode)에는 0.1mA부터 장치정격의 투시 시의 최대관전류(3mA)까지 0.1mA 단위로 설정할 수 있도록 하고 있다. 또 펄스(pulse)투시(interval 투시)에서는 최대 6mA까지 가변할 수 있다.

촬영시간 및 mAs 제어는 제품의 사양에 따라서 mAs설정 스위치로 설정하는 것과 관전류와 촬영시간의 양쪽을 설정하여 mA×sec로 mAs를 설정하는 것이 있다. 1~100mAs 까지 1mAs 단위 또는 임의의 단위로 설정할 수 있다.

그 외 ABC(auto brightness control) 제어가 있다. 수동(manual)의 투시에서는 투시하는 피사체의 두께에 따라서 모니터상의 영상의 밝기가 고정되지만 ABC 제어는 그 모니터상에 찍혀 나온 영상의 밝기를 보기 편한 밝기로 자동적으로 바꾸어 준다.

일반적으로는 모니터상의 영상신호를 피드백(feed back)하여 관전압과 관전류를 제어하고 있지만 관전압과 관전류가 모두 연동하는 완전자동방식(full auto mode), 즉 kV-mA와 설정된 관전압에 따라서 mA가 연동하는 mA 자동방식이 있지만 외과용 X선장치의 경우는 의사가 사용하는 것을 전제로 하고 있기 때문에 대부분은 완전자동방식을 채용하고 있으며 장치전원이 투입되면 자동적으로 ABC 모드가 선택되도록 되어 있는 경우가 많다.

ABC 모드로 투시를 하고 있으면 장치 또는 피사체가 조금이라도 움직이면 X선조건(kV,mA)이 변화하지만 피사체가 있는 부분만을 같은 밝기(같은 X선조건)로 보고 싶은 경우는 ABC 조건을 고정할 수 있는 ABC 잠금 스위치(lock switch)를 설치하고 있는 장치도 있다.

투시적산시간 제어는 1인당의 투시시간의 표시와 투시시간을 측정하는 타이머회로로 실시한다. 투시에 의한 환자의 피폭을 적게하기 위해 어떤 일정시간이 경과하면 경고 알람이 발신된다. JIS 등에서는 10분 이내의 설정시간 내에서 경고 알람을 발신하도록 규정하고 있다.

경고 알람은 알람 리셋 스위치(reset switch)로 해제할 수 있다. 또 환자가 바뀌었을 때, 적산시간을 reset(0분)하는 적산시간 리셋 스위치도 설치되어 있다.

③ 이동형 본체

이동형 본체는 그림 6-19에 나타내는 것 같이 C-arm의 한 끝에는 X선발생기와 X선조리개장치가 갖추어져 있고 다른 한 끝에는 I.I와 TV카메라가 대향하여 설치되어 있다.

이동형 본체의 상면에는 투시와 촬영들의 설정을 하는 스위치나 각종표시기를 갖춘 조작 패널(panel)이 있고 내부에는 X선제어부, TV카메라의 제어부 등이 수납되어 있다.

제조사에 따라 다소 차이가 있지만 X선관초점과 I.I 입력면간 거리는 약 900mm 정도이며, X선발생기상단에서 I.I 입력면간 거리는 약 700mm 정도 된다. 그리고 C-arm은 수술하는 부위, 수술의 위치 조정이 가능해야 하므로 C-arm의 동작은 상하, 전후, 경사, 회전 등 이동을 할 수 있다.

또한 C-arm에는 X선 발생장치, X선조절장치, I.I, TV카메라 등의 케이블이 내장되어 C-arm 중심부로 이어져 이동형 본체내부에 접속하고 있다. 최근에는 C-arm 중심부로부터 끌어내고 있는 케이블도 C-arm지지부, 수평지지부에 내장하여 완전히 C-arm부 부터는 케이블을 노출시키지 않는 장치도 있다. C-arm 동작의 브레이크(brake)는 레벨(level) 방식이 일반적이지만, 최근에는 스위치 하나로 브레이크의 제동을 on/off를 하는 장치도 채용되고 있다.

조작 패널은 초기의 버튼 누르기나 다이얼이 사용되고 있었는데 최근에는 디지털 표시로 평면스위치화 되어 있다. 이것은 패널의 청결성을 유지하기 위한 청소와 시인성(눈의 인지성)이 좋기 때문이다.

조작 패널에는 전원의 on/off, X선-조건의 설정, 각X선 모드의 설정, 조절날개의 위치 결정, 모니터의 반전, 회전, 긴급정지용 스위치 등과 각종 상태를 표시하는 표시(display)부로 이루어져 있다.

④ TV장치

외과용 X선장치에서 대표적 TV장치로 I.I, TV 카메라, 모니터 등이 있는데, 이 중 I.I의 일반적인 사이즈는 정형외과 등에 사용되는 외과용 X선장치는 6인치~7인치이며, 뇌신경외과 영역에서 혈관조영을 하는 DSA(Digital Subtraction Angiography) 기능을 가진 장치나 천정식(ceiling type) C-arm 장치에서는 9인치 이상의 것도 있다.

TV카메라는 종래에는 비디콘관이나 촬니콘관의 찰상관을 조합시킨 것이었으나 최근에는 단일 렌즈와 촬상소자로서 CCD(전하결합소자)를 이용한 CCD카메라가 주류를 이루고 있다.

CCD카메라는 전체가 소형이기 때문에 I.I 카메라부가 짧으며, X선관이 상부에 있는 경우에도 I.I, 카메라부가 바닥에 닿는 문제가 없다. 술자가 수술 중에 모니터의 영상을 보았을 때에 정상을 얻을 수 있도록 영상의 상하반전, 회전이 필요하다. 이들의 동작은 카메라로 행하고 있는 경우와 모니터로 행하고 있는 경우 2가지가 있다.

촬상관을 사용한 카메라로 행하고 있는 경우는 편향코일의 극성을 전환하여 반전하고, V편향과 H편향을 전기적으로 변조하여 회전하고 있다. CCD카메라의 경우는 카메라에 내장되어 있는 메모리로 행하고 있다. 영상의 회전을 TV모니터로 행하고 있는 경우는 편향코일을 기계적으로 회전시키고 있다.

TV모니터는 일반적으로 원형의 마스크로 걸려져 있으나 종래는 기계적인 마스크를 모니터에 설치하고 있었다. 최근에는 카메라 쪽에서 전자적으로 원형 마스크를 이루도록 하는 것이 주류를 이루고 있다. 모니터에는 영상의 대조도와 휘도를 조절할 수 있는 스위치가 설치되어 있다.

모니터 대차는 모니터를 대차에 싣고 의사, 방사선사가 모니터영상을 보기 쉬운 위치에 이동할 수 있도록 사륜바퀴가 붙어 있다. 이동형 본체에 영상신호선 등 다수의 신호선을 내장한 굵은 케이블 1개로 접속되어 있다. 모니터 대차 내부에는 고압 트랜스 등의 제어 부분을 내장하고 있는 장치도 있다. 또 비디오 메모리 장치, imager 및 printer 등도 이 모니터 대차에 탑재된다.

⑤ 비디오 메모리 장치

외과분야에서는 수술 중에 투시되는 피사체가 느린 움직임 아니면 정지상태이기 때문에 투시의 X선을 연속하여 낼 필요가 없는 일이 많다. 비디오 메모리 장치는 모니터의 영상을 일시적으로 기억·재생하는 것이며 환자의 피폭선량저감의 기능을 갖춘다.

IC메모리 장치와 디스크(disk)메모리 장치가 있다. IC메모리 장치는 장치의 전원 off로 메모리 영상이 지워지지만, 디스크 메모리 영상은 전원을 off하여도 기록되어 있다.

그 외에도 여러 가지 기능이 있는데, 첫번째로 피폭선량저감기능이 있다.

피폭선량저감기능에 의한 투시선량의 저감은 1회의 수술로는 약 1/2에서 1/10까지 저감시킬 수 있다. 피폭선량저감기능은 두 가지를 대표적으로 들 수 있는데, 첫번째로 LIH(last image hold)는 투시 스위치를 off한 순간의 영상을 기억하여 메모리화면에 나타낸다. 이 기능이 없으면 모니터에는 투시하고 있을 때만 영상이 표시되어 투시하고 있지 않을 때는 영상이 표시되지 않으므로 결과적으로는 투시시간이 길어지고 환자의 피폭선량이 많아진다.

두번째로 펄스(pulse)투시(interval 투시)는 투시 스위치를 누르면 간헐적(일반적으로는 0.5~5초간격)으로 X선이 조사된다. 촬상관 카메라는 기동응답지연 때문에 1회당 20msec를 필요로 하지만 CCD 카메라로는 기동응답지연이 없고 X선 펄스폭을 TV신호로 동기시키면 더욱 단시간 조사가 가능해져 환자의 피폭선량을 한층 저감 할 수 있다.

세번째로 모니터영상의 일시적인 기억·재생기능이 있는데, 별도의 모니터 대차(monitor car)에 2대의 모니터를 설치하여 정면영상과 측면영상의 어느 쪽을 기억하여 1대의 모니터에 참조영상으로서 재생하고 2대째의 모니터에 실시간(real time) 영상을 비추어 내어 대비시켜 관찰한다. 2대의 모니터를 갖춘 것은 옵션(option)으로 하는 경우가 많아 표준 구성품에 두 번째 모니터 및 두 번째 모니터용 대차와 이 비디오 메모리 장치의 추가가 필요하다.

그 외의 기능으로 연속투시영상에 의한 양자 노이즈를 저감하는 기능과 영상의 강조, 줌(zoom), 현재 비추어져 나오는 영상이 실시간 영상인가, 재생영상인가를 표시하는 관찰화면번호, 시각표시 등도 행하는 것이 있다. 또한 모니터에 나타난 영상을 다른 매체에 기록하는 장치로서는 imager나 printer 등이 있는데, 이과수술 등의 술전, 술중, 술후의 영상을 기록으로 남기는 경우에 사용한다. Imager는 전용의 카세트를 사용하여 비디오메모리 장치에서 선택한 필요 영상을 필름상으로 찍는다. Printer는 imager와 같이 모니터의 영상을 printer 종이에 출력한다. 사용목적은 imager와 같지만 현상처리 등을 필요로 하지 않고 간단한 조작으로 할 수 있다.

DSA 기능이 가능한 외과용 X선장치는 표준의 외과용 X선장치에 DSA 기능을 가진 비디오 메모리 장치를 조합시키고 있는 것이 많다. 이동형 본체는 외과용 X선장치의 본체와 같으나 모니터 대차만 다르다.

예전의 뇌신경외과 영역에서는 수술 전에 순환기실에서 수술부위를 확인하고 수술실에서 수술 후 다시 순환기실에서 확인을 하는 등 환자나 의사에게 있어서는 부담이 많았다. 외과용 X선장치에 DSA기능이 추가되어 수술실내에서의 수술 중, 수술 후의 혈관조영에 의한 혈류확인을 할 수 있으므로 수술에 동반하는 위험을 보다 작게 할 수 있어 환자나 의사의 부담이 경감된다.

⑥ 촬영 및 투시 스위치

외과용 X선장치에서의 촬영은 I.I 입력면의 전면에 카세트 홀더를 설치하여 카세트를 카세트 홀더에 삽입하여 촬영이 이루어진다. 통상은 카세트의 설치만으로는 촬영 모드로 되지 못하고 카세트를 삽입하여 카세트가 검출된 후에 촬영 모드로 된다.

촬영 모드로 되면 조작 패널(panel)의 표시가 자동적으로 촬영조건을 표시하고 촬영용 핸드 스위치(hand switch)로 촬영이 이루어진다.

외과용 X선장치에서의 촬영은 현재의 X선 발생장치의 출력이 작다는 이유에서 사용빈도가 낮아져 카세트 홀더와 촬영용 핸드 스위치로 묶어 옵션으로서 하는 장치도 있다.

투시용 스위치는 X선조사를 의사가 하는 일이 많기 때문에 멸균을 유지하기 위해 패달 스위치로 되어 있다. 통상 패달 스위치는 하나이지만 장치에 따라서는 단발 X선 투시용 스위치와 합쳐져 두 대의 패달 스위치가 있는 것도 있다. 또 장치에 따라서는 이동형 본체의 조작 패널에 투시 스위치를 설치하여 의사 이외의 멸균을 필요로 하지 않는 방사선사 등이 조작할 수 있게도 하고 있다.

또한 방사선진료종사자가 수술실 이외에서 사용하는 경우는 원격으로 X선 조작을 행하기 위한 조작 스위치(투시용 패달 스위치, 촬영용 핸드 스위치)를 필요로 한다. 촬영실에서의 결석파쇄장치와 조합시켜 결석의 시술을 행하는 경우나 CT와 조합시켜 사용하는 CT angio에서는 이 스위치를 사용하여 조작실에서 X선을 조사해야 한다. 이들 스위치의 케이블 길이는 10~15 m이다.

(4) 사용조건

외과용 X선장치는 주로 이동형이므로 전원은 벽의 콘센트로부터 취하는 것을 전제로 하고 있다. 소요전원으로 단상교류 100 V 또는 200 V로 약 3 kW가 필요하게 된다. 용량이 적은 전원이나 임피던스(impedance)가 나쁜(100 V 전원으로 5 Ω를 넘는) 경우에 투시시는 거의 문제가 없지만 촬영시는 장치가 정상으로 작동하지 않는 것이 많기 때문에 장치를 사용하기 전에 사용하는 콘센트의 전원상태를 조사할 필요가 있다. 또한 장치는 극히 미세한 누설전류가 있기 때문에 전원은 꼭 접지선이 있는 3구의 콘센트를 사용하고 추가보호접지선을 연결해야 한다. 전원 콘센트가 2구인 경우도 전환 플러그를 이용하거나 연장 코드를 사용하는 일은 금지되어 있다.

장치내부에 정밀부품이 많이 사용되고 있기 때문에 적정한 환경조건 하에서 사용하는 것이 바람직하다. 장치가 요구하고 있는 환경조건은 온도는 +10~+40℃, 습도는 30~80% 정도이다. 또한 장치의 사용시 아래 사항을 유의하여 사용해야 한다.

첫째, 장치로부터의 누설 X선량은 극소량이지만 피사체 등으로부터의 산란선 피폭을 막기 위해 0.3mm 납당량 이상의 방어복의 착용이 필요하다.

또한 외과용 X선장치는 수술실내 이동을 전제로 하고 있기 때문에 병원내 회진을 목적으로 한 회진용 X선장치와 같이 큰 바퀴는 가지고 있지 않다. 따라서 수술실 간의 바닥의 단차나 엘리베이터의 단차 등을 넘어가는 경우에는 강한 충격을 주지 않도록 주의가 필요하다.

그리고 외과용 X선장치는 3륜의 이동형장치로 C-arm이 넓은 범위에서 동작하기 때문에 I.I부나 X선 발생장치부에 강한 외력을 가하면 전복할 가능성이 있으므로 외력을 가하는 경우에는 주의해야 한다. 또 이동시의 전복이나 장치의 충격을 적게 하기 위해 장치에서 표시하고 있는 이동시의 자세로 이동할 필요가 있다.

끝으로 장시간(1시간 이상) 장치를 사용하지 않은 경우는 X선관의 안정된 동작이나 수명연장을 위해 장비 제조사에서 정한 방법으로 조작해야 한다.

6) 간접촬영장치

보통의 X선촬영에서 X선은 피사체를 투과하여 필름에 직접상을 만든다. 그런데 간접촬영의 경우, 수고와 경비를 절약하기 위해 보통의 필름 증감지를 사용하는 대신 형광판을 이용하여 영상을 생성하며 이것을 보통 카메라를 써서 촬영하는 방법이 쓰인다. 이러한 촬영법을 간접촬영법이라 한다.

따라서 촬영법에는 보통의 직접 X선촬영용의 장치에 곁들여, 상을 생기게 하는 형광판과 이것을 촬영할 카메라가 필요하다. 형광판상을 사용하기 때문에 실내의 빛이 차단되도록 어둠상자를 만들어 촬영한다.

이 어둠상자는 X선간접촬영 암통(hood)이라 하며, 형광판면과 X선간접촬영 카메라 사이에 외부로부터 빛이 들어오는 것을 막는 동시에, 형광판의 중앙부를 정확하게 위치시키고 형광판과 필름 사이의 거리를 정확히 유지하는 역할을 한다.

간접 암통에는 X선을 방어하기 위해, 형광판에 접촉부터 간접 카메라까지 X선방어용 납유리가 장착되어 있다. 이것은 간접 카메라 내에 장착된 간접촬영용 필름이 X선에 의한 미노출 부분의 감광을 일으키지 않고 또 불필요한 X선피폭을 막기 위해서이다. 간접 암통의 크기는 목적하는 촬영 부위에 따라 다르지만, 형광판의 유효 치수가 400×400 mm^2의 것으로부터 200×200 mm^2의 것까지 있다,

간접 암통에 필요한 성능으로는 빛이 새지 않을 것, 내부에서 빛의 반사가 일어나지 않는 재질로 되어 있을 것, 길이가 규정대로일 것, 형광판의 부착면이 평판이며, 그 중심이 동일 수직선상에 있을 것 등이 요구된다.

(1) 간접촬영용 카메라

간접 암통에는 간접카메라가 설치되는데, 간접카메라에는 렌즈를 사용한 렌즈카메라와 오목거울을 사용한 미러 카메라가 있다.

또한 간접카메라는 70 mm와 100 mm가 사용되며, 이중 현재는 100 mm가 대부분이다. 간접카메라의 요구조건은 촬영대상이 되는 상의 밝기가 어두우므로 렌즈계가 밝을 것, 렌즈의 분해능이 좋을 것, 상의 왜곡이 적을 것, 많은 화상을 기록할 수 있는 롤 필름(roll film)의 사용이 가능할 것, 필름교환이 용이해야 할 것이다.

사용상 특징으로 1회 촬영때마다 필름을 감고 번호를 변경하기가 어려운 능률저하의 과거 방식에서 현재는 자동 모터에 의해 필름의 1컷이 감아 올라가 번호가 자동으로 변경되는 것이 대부분이다. 또 간접카메라의 필름장 전부가 암통에 간접카메라를 장착한 채로 간단히 탈착할 수 있도록 되어 있어 필름교환시간을 단축할 수 있다. 또 롤 필름과 1장의 촬영 필름을 교환할 수 있는 방식도 있는데, 이 방법은 1명이 수시로 간접 촬영할 수 있다는 장점이 있다.

지금까지 설명한 렌즈카메라 방식과 달리 최근에는 광학계에 오목거울을 채용한 미러 카메라가 대부분을 차지하고 있다. 미러 카메라는 렌즈카메라에 비해 밝고 소량의 X선으로 촬영할 수 있으며 촬영된 화질도 양호하다. 이 때문에 단순히 집단검진에만 국한되지 않고 일반적인 촬영에도 이용되고 있다.

미러 카메라에서는 상이 어둠상자내부에 결상하므로 필름은 어둠상자 중간에 유지되는 기구로 되어있으며, 형광판, 미러, 어둠상자가 일체로 된 구조로 되어 있다. 전체가 직통으로 된 것과 중간에 반사경을 넣어 90° 굴곡된 모양의 것이 있다. 미러 카메라 타입은 형광판이 거울을 향해 볼록한 구면으로 되어 있으며, 필름도 평면상이 아닌 구면상으로 유지되어 구면 수차를 제거하도록 되어 있다.

미러 카메라는 초당 다수의 촬영이 가능한 연속촬영에도 사용되는데 식도의 연하운동촬영이나 심혈관 조영 등에도 사용되는 경우가 있다. 또한 필름 크기도 렌즈카메라와 같이 100 mm의 필름이 대부분 사용되었으나 최근에는 디지털촬영장치로 전환되고 있는 추세이다.

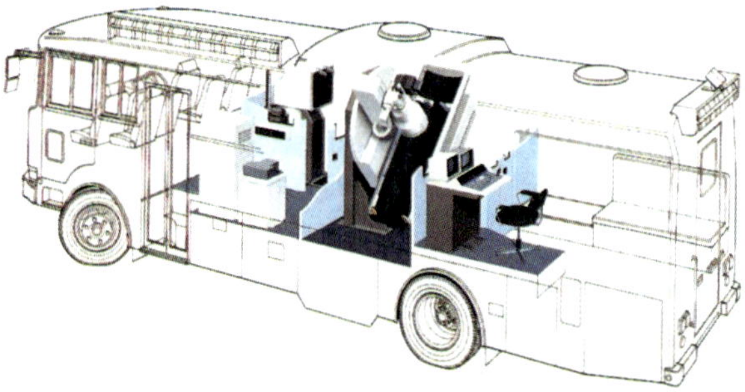

그림 6-20. 차량검진용 간접촬영X선장치

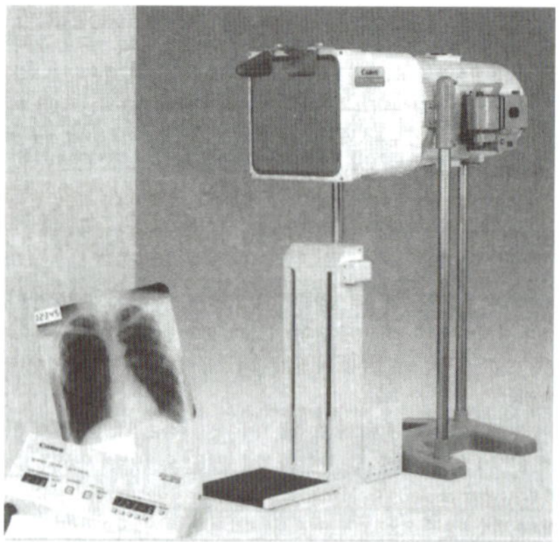

그림 6-21. 간접촬영X선장치

(2) 간접촬영용 X선 발생장치

직접촬영에 비해 큰 선량을 필요로 한다. 단시간 내에 자주 반복 조사되는 장치나 X선관은 정격에 맞게 조합되어야 한다. 주로 이동형 흉부간접촬영 및 위장검진이 대부분인 관계로 콘덴서회로 방식 및 단상전파정류 방식이 사용되었으나 현재는 인버터장치로 대체되었다.

흉부 X선 간접촬영장치에서 X선관의 초점에서 형광판까지의 거리는 90 cm를 표준으로 하며, 형광판은 형광체로 쓰이며 미러 카메라용은 곡면으로 되어 있다.

또한 간접촬영은 많은 사람을 단시간 내에 촬영해야 하므로 피사체의 두께에 따라 촬영조건의 변경이 곤란하며, 착오를 일으킬 가능성도 크므로 광전자 증배관(P-M tube)을 이용하여 광량을 검출하는 포토타이머(phototimer)를 이용하여 촬영하기도 한다. 이것은 간접촬영용 형광판의 특정 부분의 밝기를 광전자증배관 등에 의해 측정하고 일정한 광량이 얻어졌을 때에 자동적으로 X선을 차단하는 것이다. 광전자증배관에는 형광판의 휘도에 비례한 전류가 흐르고, 이것이 콘덴서를 충전하며 전위가 시간이 지남에 따라 상승한다. 일정한 전위에 이르면 이에 접속되어 있는 사이라트론이 X선 회로를 동작시켜 X선조사를 끝내는 기전으로 되어 있다.

3극관 장치와 조합할 경우에는 X선관의 격자전위를 포토타이머가 제어하게 되어 있다. 그림 6-20은 차량검진용 간접흉부촬영X선장치이며, 그림 6-21 간접흉부촬영X선장치의 구성도를 나타내었다.

7) 이동형 X선촬영장치

주로 방어시설이 갖추어진 촬영실에서 사용하는 일반적인 X선 장치와 달리 이동형(portable) X선촬영장치는 회진용 X선장치로서 병실이나 수술실, 응급실 등 X선 촬영실로 이동이 불가능한 경우나 의료기관이 아닌 외부 출장 검진 등에 이용된다. 이처럼 부득이한 경우에는 X선촬영장치를 촬영할 장소로 이동해야 한다. 이 목적에 부합되게 만들어진 것이 이동형 X선촬영장치이다.

이동형 X선촬영장치는 다음과 같은 특징이 있다.

(1) 최대한 소형이고 경량이다.
(2) 특별히 큰 전원 설비를 필요로 하지 않는다.
(3) 촬영만 가능한 장치로서 수동이동식과 전기모터에 의한 전동식 이동형이 있다.
(4) 피폭 및 카세트와 필름교환 문제로 인한 촬영건수제한이 있다.
(5) 콘넨서 장치이며 3극 X선관을 이용한 X선의 개폐가 이루어진다.

이것은 이동형(portable) 장치라고 하는데, 일반적으로 최고 사용 전압도 낮고, 최대 관전류도 작으며, 타이머에도 휴대용 기계식 타이머(mechanical timer)를 사용한다. X선관, 변압기가 일체로 된 본체를 휴대용 손잡이 또는 어깨걸이용 벨트를 이용하여 운반하고, X선관을 지지하는 부분이 금속 막대의 조합으로 만들어져 운반할 때는 분해하고, 사용할 때는 조립하게 되어 있는 것도 있다.

콘덴서식 장치가 이동형 장치의 목적에 가장 적합하며, 현재는 이동용 장치에는 주로 이것을 사용하고 있다. 콘덴서식 장치는 이미 X선 고압발생기의 항에서 기술한 바와 같이, 전원의 주변압기는 콘덴서의 충전에 필요한 전류를 공급할 뿐이고 일반적인 변압기식 X선장치처럼 촬영 순간에 아주 큰 부하가 걸리지 않으므로 변압기의 출력전원은 작아도 된다. 이 때문에 변압기는 소형 및 경량이 되고, 또 이를 위한 전원설비도 작은 용량의 보통의 가정용 전원으로도 충분하다. 이와 같이 이동식 장치로서 필요한 성질을 완전히 충족시키고 있기 때문에 현재 널리 사용되고 있는 이동용 장치는 대부분 이와 같은 형식이다.

이 장치의 고전압방식은 콘덴서식처럼 X선량의 제어를 위해 3극 X선관을 써서 고압을 가한 채로 X선을 넣거나 끊을 수 있고 재충전 시간도 단축할 수 있게 된 것이 대부분이다. 그림 6-22는 이동형 X선장치로 의료기관에서는 회진용 X선장치라 불리기도 한다.

이동형의 X선 촬영장치에는 이 밖에 자동차에 실어 밖으로 이동하여 검진 등을 할 때에 사용할 목적으로 만들어진 것이 있다. 이 경우, X선 촬영장치가 대형 자동차의 내부에 설치되어 있는 것과, 자동차는 장치의 운반에만 이용하고 촬영은 적당한 장소에서 장치를 조립하여 실시하는 2종류가 있다.

자동차 내에서 그대로 촬영할 수 있도록 설치된 검진용 차량이 있으며 그림 6-20과 같다. 이 장치는 자동차 내의 한정된 공간에서 검사를 할 수 있도록 소형으로 되어 있으며, 이용 가능한 전원의 용량이 작은 것이 많아 이에 대응할 수 있도록 되어 있다. 따라서 이 경우도 콘덴서 장치가 쓰이는 것이 보통이다.

다음에 설명하는 차로 운반만을 하는 것이나 검진차는 모두 이동 집단검진을 목적으로 하기 때문에 간접촬영장치로 되어 있는 것이 보통이다.

제2의 방식은, 장치를 차에서 설치장소까지 인력으로 운반하여 사용할 필요가 있다. 이 때문에 검진차용 장치에 요구되는 성질에 곁들여, 인력으로 운반할 수 있는 몇 개의 부분으로 분해할 수 있도록 되어 있다.

차로 운반되는 장치나 검진차의 장치는 모두 주행할 때의 진동에 견딜 수 있는 구조로 되어 있어야 한다. 이 때문에 진동에 약한 부분은 떼어 내어 충격을 막는 기구를 가진 용기에 넣어 이동하도록 된 것도 있다.

검진차는 흉부간접촬영용의 것이 예부터 사용되어 왔으나, 최근에는 X선 TV를 장착한 위장간접촬영용 검진차도 만들어져 있다.

그 외 여러 X선장치가 있는데 그림 6-23은 비뇨기과용 검사를 할 수 있는 X선장치이다.

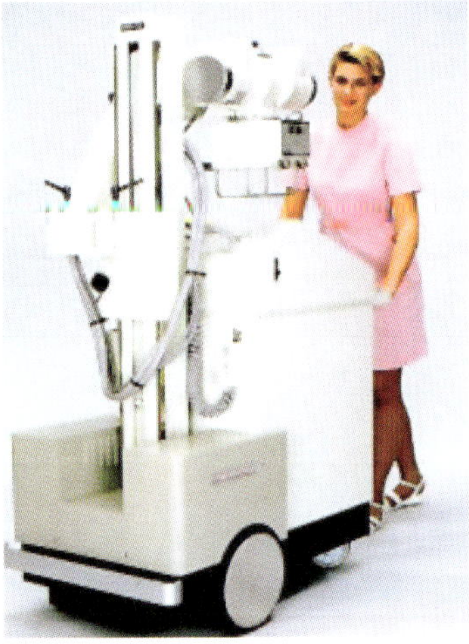

그림 6-22. 회진용 X선장치

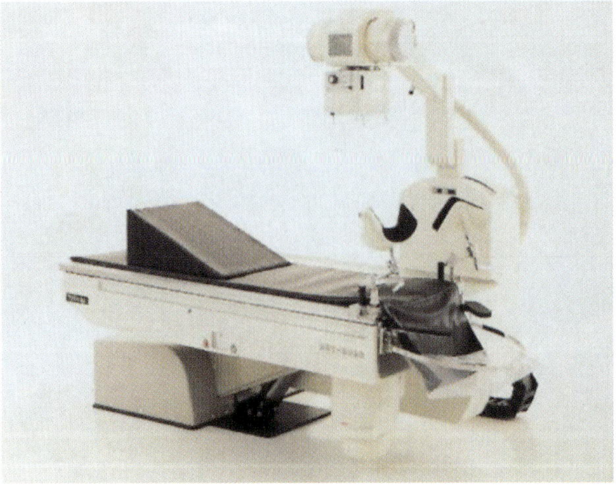

그림 6-23. 비뇨기과용 X선장치

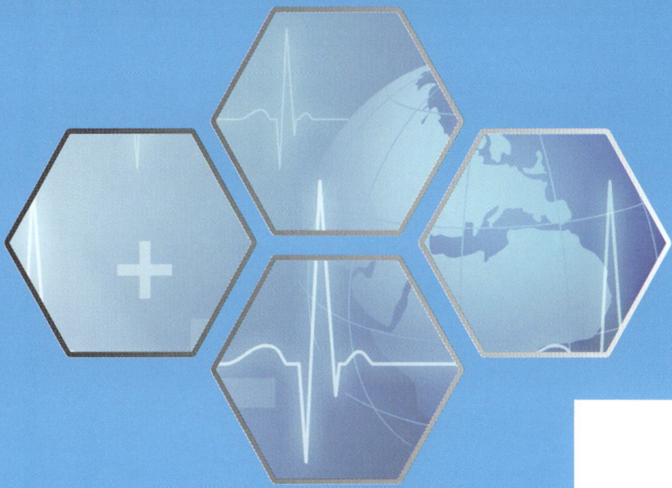

제7장 디지털 X선 촬영장치

1. CR
2. DR
3 디지털 X선 촬영 장치의 종류

CHAPTER 07

디지털 X선 촬영장치

1. CR(Computed Radiography)

1970년대 후반부터 기존의 S/F(screen/film)시스템보다 효율적인 영상 시스템에 관한 연구가 시작되었으며, 휘진성 형광물질(photo-stimulated luminescence; PSL)을 도포한 IP(image plate)가 개발되었다.

CR 시스템이 빠른 속도로 현재의 의료장비로 대체된 가장 큰 이유는 기존의 X선 시스템 진단장치를 그대로 사용할 수 있는 장점과 DR(digital radiography) 시스템으로 넘어가기 위한 중간단계의 역할을 충분히 수행할 수 있기 때문이다. CR 시스템은 진단 영역에서 초기 Mini-PACS로 구성되어 많이 사용되었으며 CT, MRI, US와 같이 일정영역 내에서는 효율적으로 사용할 수 있어 현재 소형 병원에서는 CR 시스템이 근간을 이루는 PACS를 구성하고 있다.

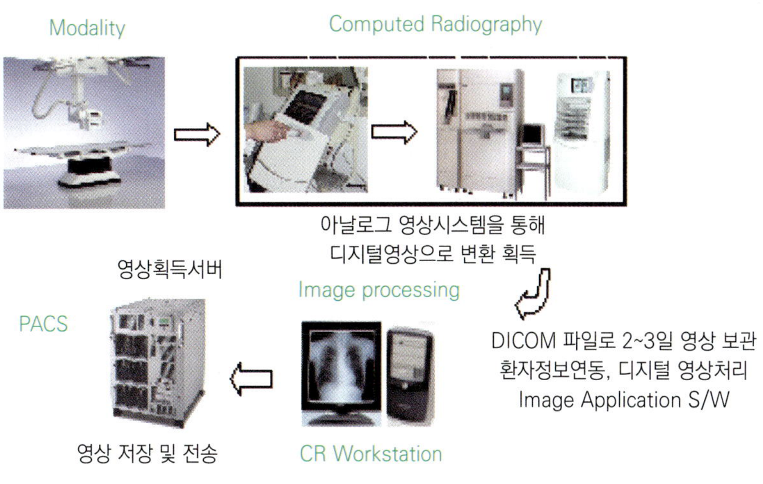

그림 7-1. CR 시스템의 흐름도

CR시스템은 직접적으로 PACS 서버와 연동하여 사용할 수 있지만, 초기 모델은 DASM(data acquisition system manager)이라는 DICOM Gateway를 이용하여 연동하였다. CR시스템의 단독 구성을 위해서 현재 CR제조회사에서는 사용자 응용 소프트웨어 개발을 강화하고 있는 추세이다.

1) CR 시스템의 원리

CR 시스템은 기존의 screen/film 대신 광자극발광(휘진성) 형광체(photo stimulated luminescence phosphor; PSL)를 도포한 영상판(imaging plate; IP)을 사용하여 X선 영상을 획득하는 장치이다. 먼저 IP판의 도포된 형광물질(BaFX:EU^{2+},X플루오린바륨:유로퓸) 중 유로퓸(EU^{2+})은 인체를 투과한 X선을 흡수하면서 EU^{3+}으로 변환되면서 자유전자를 방출한다. 그 방출된 자유전자는 -1의 이온을 가진 할로겐족 원소 BaFX의 주변으로 포획(trap)되어 준안정상태가 된다. 이러한 상태의 IP판은 CR 시스템으로 삽입되어, 내부에서 발생하는 레이저 빛을 흡수하여 2차 여기가 발생한다. 2차적으로 여기상태가 된 전자는 전도대로 이동하고, 처음에 X선 흡수에 의해 EU^{3+}으로 변환되면서 생긴 정공(가전자대)자리로 되돌아가면서 그 흡수된 에너지 차이만큼의 가시광선 빛을 방출하게 된다. 즉, X선이 조사된 IP판에 레이저 빔이 주사되면 그 축적된 X선량에 비례하는 광신호가 방출한다. 그 발생된 광신호는 집광 가이드(light guide)로 모아 광전자증배관(photo multiplier tube, PM tube)에서 전기적 신호로 변환된 후 ADC(analog to digital convertor) 통해 아날로그 신호가 디지털 신호로 변환되어 컴퓨터에 전송 및 저장된다.

2) CR 시스템의 구성

CR 시스템의 구성은 영상판독부(image reading)와 영상처리부(image processing)로 나눌 수 있다. 먼저 영상 판독부는 기본적인 영상획득의 하드웨어 구성으로 IP의 영상 데이터 판독을 담당한다. 그 구성으로는 입구에는 IP와 카세트를 분리시켜 입력하는 feed 부분과 IP를 laser 해독부에 밀착시켜 이동시키는 load부분이 있다. IP를 보관하는 저장부(stacker)와 그림 7-2와 같은 광학부가 있다. Laser beam, optical scanner, photo-multiplier tube, light collecting guide, polygon mirror로 구성되어 있으며, X선으로 인해 잠상이 형성된 IP에 레이저의 에너지를 흡수시켜 영상 신호를 얻는 역할을 수행한다. 이어서, 영상 처리부는 디지털 영상의 전처리 단계(pre-processing)인 히스토그램의 원리를 이용한 자동감도 인식 처리(exposure data recognizer; EDR)와 후

처리 과정(post-processing)인 공간 필터, 특성곡선, 주파수 특성 등의 영상처리가 통해 디지털 영상이 완성된다. 이러한 영상은 CR workstation에 저장되는 동시에 PACS의 메인 서버로 전송되어 저장된다.

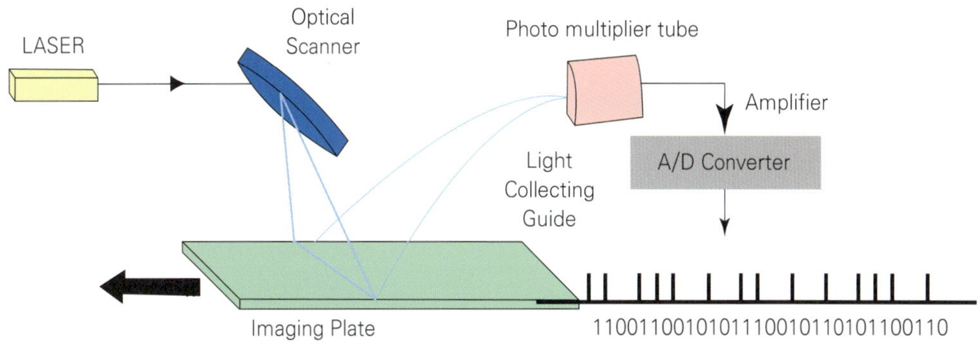

그림 7-2. X선 에너지의 영상처리 과정

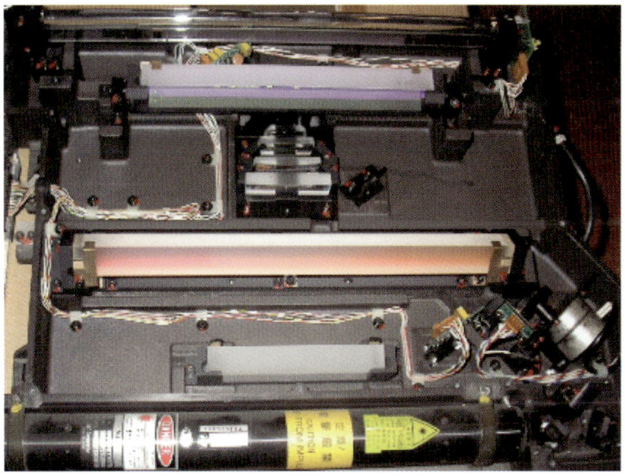

Structure of FCR9000 scanner

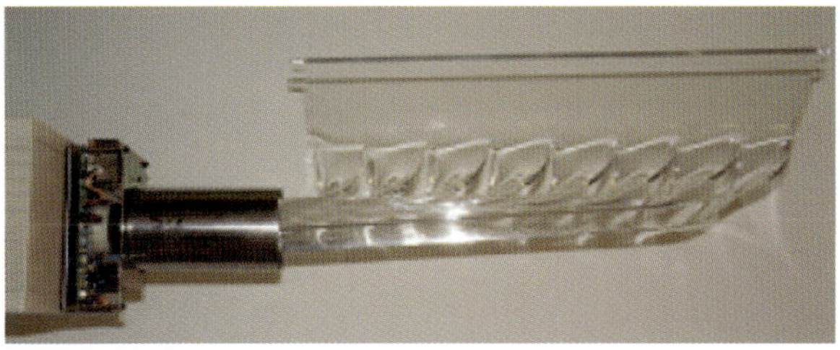

Light collecting guide

그림 7-3. CR의 내부 구조

3) 영상판(Image Plate; IP)

(1) IP의 기본원리와 구조

IP는 고분자 재료의 지지체 위에 할로겐화 물질의 결정을 도포한 0.5~1 mm 두께의 얇고 유연한 판(plate)이다. IP에 X선을 조사하면 광휘진 발광현상에 의해 IP결정내에 에너지가 축적되고, 이 할로겐화 물질의 결정내에 적색의 Laser가 조사되면 축적된 X선에너지는 청색의 형광으로 발광한다(그림7-2). IP는 그림 7-4에서 보듯이 표면 보호층, 형광체층, 지지체, 후면 보호층, 그리고 바코드 표지로 구성되어 있고, X선 촬영 시스템에서는 S/F형식과 동일하게 카세트에서 사용된다.

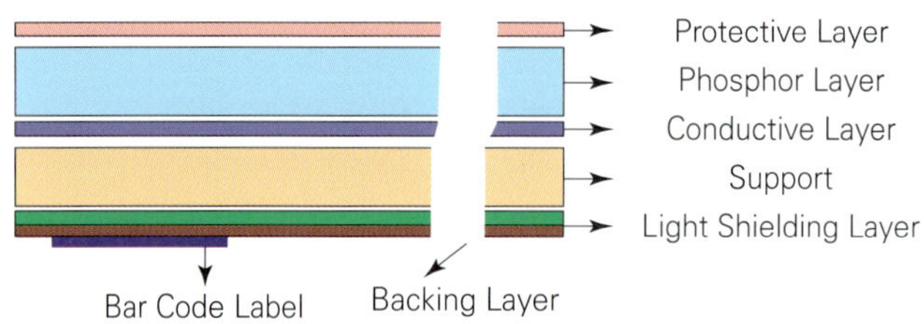

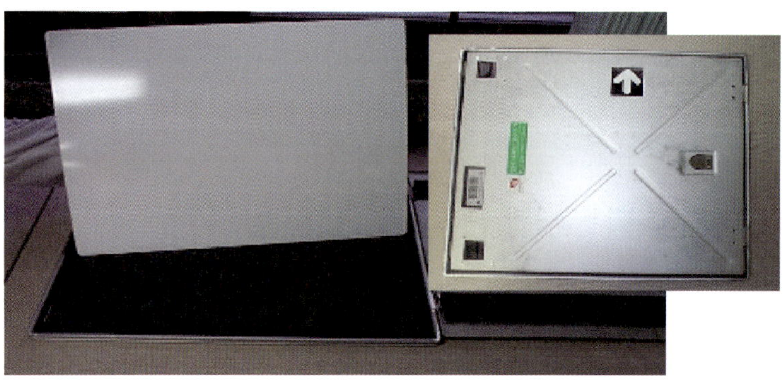

그림 7-4. IP 의 구조와 Cassette

① 보호층(protective layer)

Reading 시 phosphor layer를 보호하는 것으로 전면부와 후면부에 있으며, 온도와 습도변화에 큰 반응이 없도록 만들어진 투명하고 견고한 얇은 막이다. 재질은 polyester가 사용되며 층의 두께는 선예도에 관계되므로 얇을수록 좋다.

② 형광체층(phosphor layer)

X선 에너지 저장형의 광자극 발광(휘진성)형광체인 barium(BaFX:EU^{2+},X=Cl,I,Br)의 미립자가 Binder로 분산되어 고밀도로 충전 분산되어 있는 층이다. Binder는 형광체 입자가 서로 결합한 것으로 아크릴, 셀룰로스 등의 고분자 화합물이 사용된다.

③ 지지체(support)

형광체층을 보호하고, 기계적인 압력에 대해 신축성을 지닐 수 있도록 평면성과 내구성을 가지고 견고한 carbon을 함유한 PET film을 이용한다. 빛 차폐층(light shielding layer)를 지니고 있어 레이저 빔의 반사와 흡수에 기여하여 선예도를 향상시키는데 이것은 필름의 구조에서 할레이션(halation) 방지층과 동일한 역할을 수행한다.

④ bar code

각 IP의 종류와 IP고유 번호가 bar code에 기록되어 있고 ID card, IDT(ID terminal)에 의한 환자정보와 IP의 영상정보 매칭 등에 사용된다.

(2) 영상 판독 내부의 흐름

그림 7-5는 CR 영상판독기 내의 흐름도이다. CR 내부에서 이루어지는 영상판독은 주로 IP의 이동과 형광체 내부의 X선정보를 전기신호로 획득하는 과정이다. 다만, IP는 S/F 시스템과는 달리 영상소거가 가능하므로 재사용에 관련된 시스템이 필요하다.

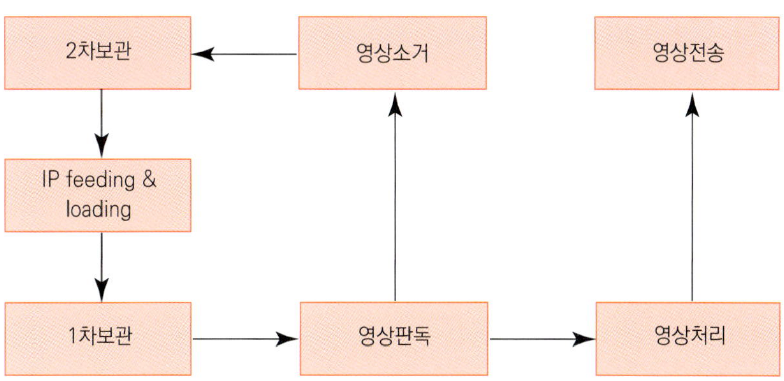

그림 7-5. CR 영상판독기 내에서의 흐름도

CR 시스템의 영상 판독부는 PACS와 직접 연결되는 부분으로 영상처리부와는 달리 하드웨어적 조건을 갖추어야 한다. 영상의 획득량에 맞는 전송시스템과 저장시스템을 자체적으로 구비하고 있어야 응급사항에 적절히 대처할 수 있다. 영상판독 시스템은 CR에서의 내부적인 모습을 말하며, 영상처리에 이르기까지 IP의 특성을 잘 이해해야 한다.

4) CR의 영상처리

CR 시스템에서 이용되는 영상처리는 크게 전처리와 후처리 두 종류로 나눌 수 있으며, 디지털 영상의 농도와 대조도의 안정성을 향상시키는 전처리 과정인 자동감도인식 처리(EDR)단계와 계조처리 및 주파수 처리인 영상 후처리 과정이 존재한다.

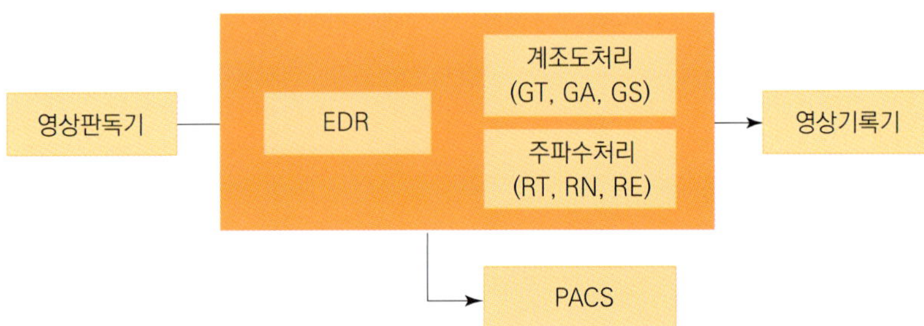

그림 7-6. CR의 영상처리 흐름도

(1) 자동감도인식 처리(Exposure Data Recognition processing; EDR)

자동감도인식 처리란 IP로 인해 얻은 정보량이 조사선량에 비례하여 획득되기 때문에 영상을 구성하는 그레이스케일(gray scale)의 비율이 늘어나 대조도 분해능이 떨어지는 면이 있어 S/F 시스템과는 시각적인 차이가 크다.

S/F 시스템은 특성 곡선(S곡선)에 비례에 따라 영상 대조도가 형성되지만, 디지털 시스템은 조사선량의 선형적 관계에 의해 형성되기 때문에 두 시스템의 곡선 기울기에 따라 영상 대조도의 시각적인 차이가 발생한다(그림 7-7). 다시 말해, 디지털 영상은 동일한 조사선량일 때 S/F 시스템보다 영상을 표현하는 회색조인 그레이 스케일(gray scale)의 비율이 감소되어 대조도 분해능이 떨어지는 현상이 발생한다. 자동감도인식 처리(EDR)는 디지털시스템을 활용함에 있어 발생하는 영상학적 차이를 보정하기 위해 획득된 영상의 전반적인 농도와 대조도 안정성을 유지하도록 선행되는 단

계이다. 이 방법은 X선 촬영 시 촬영 부위에 따라 특징적인 히스토그램이 관찰된다는 사실을 기반으로, 이미 설정된 히스토그램과 IP판 위에 기록되어 있는 정보를 coarse scan(거친 영상데이터; 20 pixel/mm or 12 bit/pixel)을 통한 히스토그램이 유사하도록 대조도의 감도 및 범위를 조절한다. 즉, 검사 부위에 따른 조사선량에 대한 변동을 자동적으로 인식하여 대조도 감도 및 범위를 조절하는 역할을 함으로써 노출 조건의 부족에 의한 촬영의 실패 방지와 항시 균일한 영상을 획득하기 위함이다.

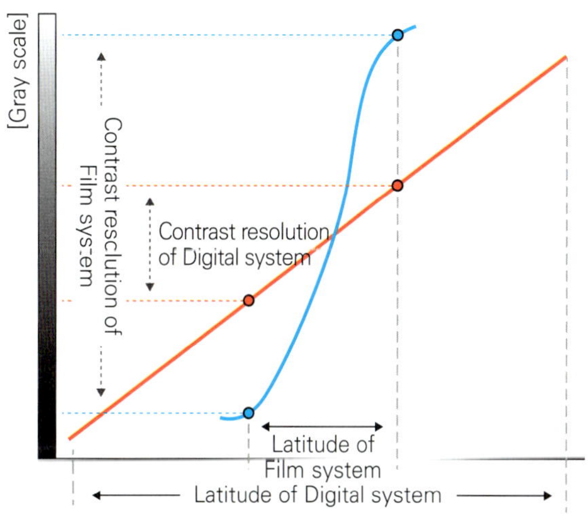

그림 7-7. 디지털시스템과 필름/증감지 시스템의 관용도 및 대조도 차이

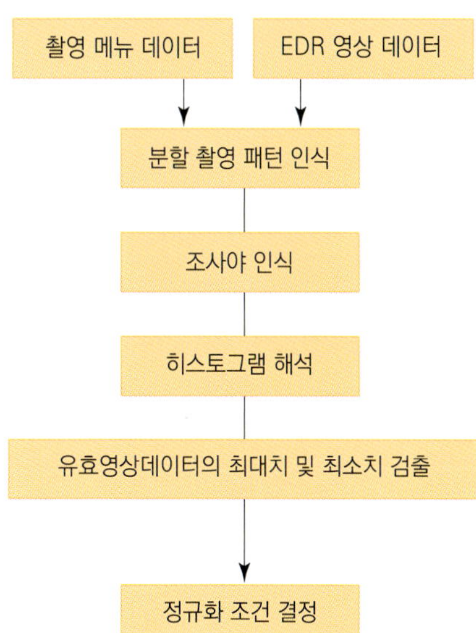

그림 7-8. EDR의 원리

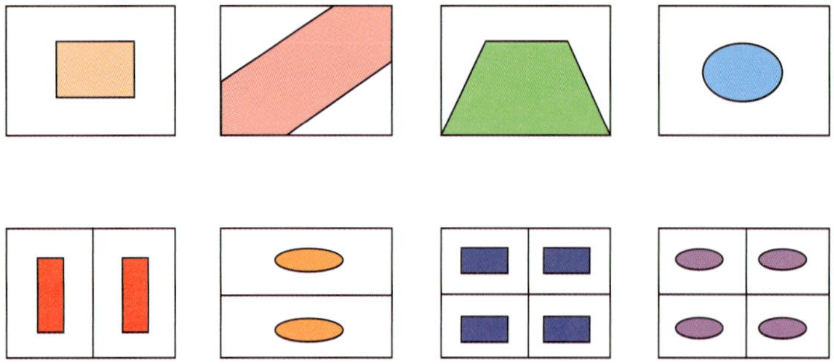

그림 7-9. CR 시스템에서 자동 인식 분할 패턴

① X선 영상의 히스토그램

영상 히스토그램은 X선 영상에서 형성된 신호 크기를 빈도수에 따라 정리된 그래프를 의미하며, 이는 조사선량과 인체 조직의 선감약계수에 따른 상호작용에 의해 조직들이 구성하는 신호의 크기 범위가 변경되어 그 히스토그램의 형태가 달라진다. 예를 들어, 두부(skull), 발목(ankle), 복부(abdomen) 검사를 통해 획득한 히스토그램은 그림 7-10처럼 서로 다른 형태로 나타난다. 이러한 검사 부위에 따른 다양한 히스토그램들은 자동감도인식 처리를 통한 균일한 영상을 획득하기 위해서는 X선 영상에 기여하는 조직들의 신호 범위가 우선적으로 결정되어야 한다. 그 범위로는 최대치 S1과 최소치 S2의 범위로 설정되며, 이는 조사야 형태인식을 통해 결정된다.

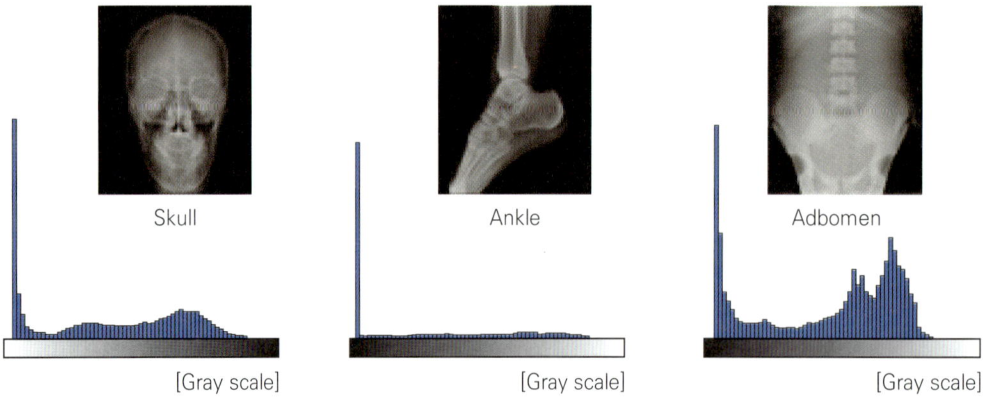

그림 7-10. 각 촬영부위에 따른 히스토그램의 변화

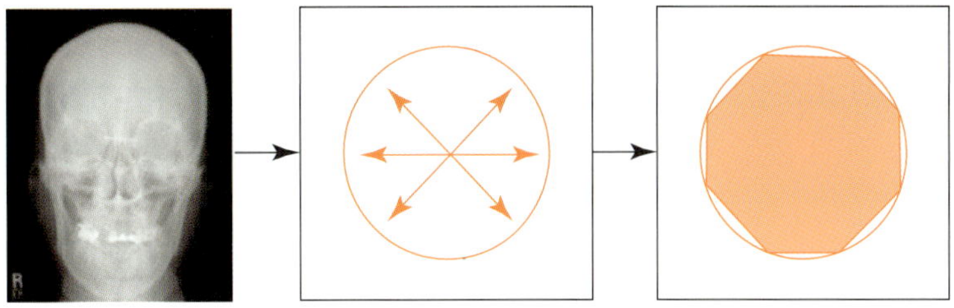

그림 7-11. EDR에서의 조사야 인식처리 모형도

② 조사야 인식

조사야 인식은 그 중심을 결정하기 위하여 영상 데이터의 중앙이 계산되고, 결정된 조사야 중심으로부터 외곽으로 나가면서 방사형으로 미분 처리로 조사야 범위가 인식된다. 미분은 2개의 점에서 기울기(경사도)를 의미하는 것으로, 영상 처리에서 미분은 2개의 픽셀의 신호 크기가 증가하면 그 영상을 구성하고 있는 경계를 파악할 수 있다. 그 파악된 점들(보통 8개, 다각형)은 서로 연결되어 인체 조직들이 영상에 기여하고 있는 범위인 조사야를 파악한 다음, 그 내부 영역의 히스토그램을 다시 계산하면 X선 영상에서 실질 조직들이 나타내는 낮은 신호(S2)부터 높은 신호(S1)의 범위를 설정할 수 있다.

③ 히스토그램 해석 및 보정

조사야 인식을 통한 히스토그램은 동일한 조사조건과 부위에서의 검사라 하더라도 피사체의 형태에 따라 그 범위가 항상 변화된다. 이는 피사체에 따른 영상학적 차이가 발생하기에, 각 촬영 부위에 따른 S1과 S2가 계산되면 항상 고정된 범위인 Q1과 Q2로 변화시키는 정규화(regularization)단계를 통해 조사선량에 대한 감도 및 영상의 범위 조절이 필요하다. 영상처리 방법으로는 디지털 영상의 신호 변화는 조사선량과 선형적인 관계를 나타나기 때문에 조사야 인식을 통해 S1과 S2 범위를 설정한다. 예를 들어, 조사선량이 증가하면 히스토그램의 S1과 S2의 범위는 조사선량이 최적화될 때보다 좁게 형성된다(그림 7-13). 조사선량이 증가한다면 X선의 투과도가 증가하고, 이로 인해 영상의 농도(영상이 어두워지는 현상 발생)가 높아져 히스토그램이 한 쪽 방향으로 모이는 현상의 발생으로 S1과 S2의 간격이 좁아진다. 이러한 범위를 항상 일정한 간격인 Q1과 Q2로 설정하기 위해서는 측정된 S1과 S2의 간격에 임의적인 선형 기울기를 추가해 줌에 따라 동일한 Q1과 Q2 범위 내로 고정할 수 있다. 다른 관점의 해석으로, S1과 S2의 간격이 미리 정해진 Q1과 Q2의 범위보다 작으면(조사선량이 높은 경우, 고 농도) 경사도가 작은 선형기울기를 곱해서 S1과 S2의 간격을 증가시키고, S1과 S2의 간격이 크다면(낮은 조사선량) 경사도가 높은 기울기로 그 히스토그램 구간을 감소시켜 항상 일정한 Q1과 Q2 범위 내로 변화시키는 것이다(그림 7-14).

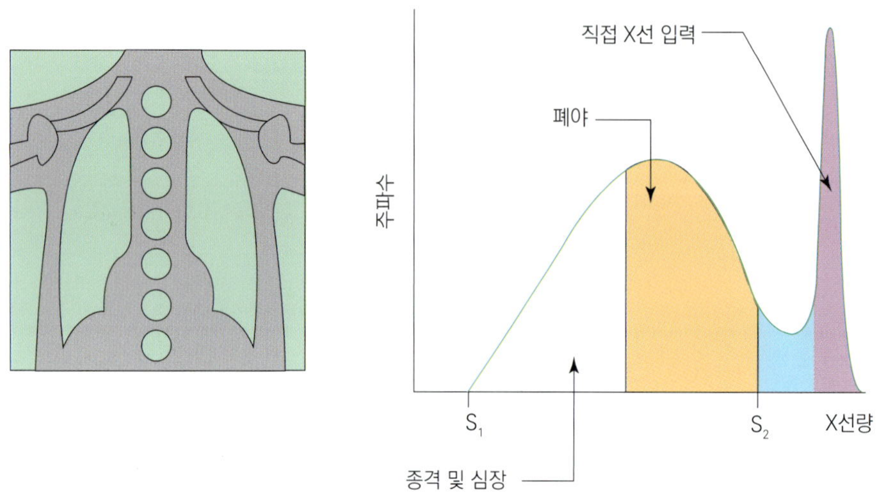

그림 7-12. **가슴 X선 영상의 히스토그램**

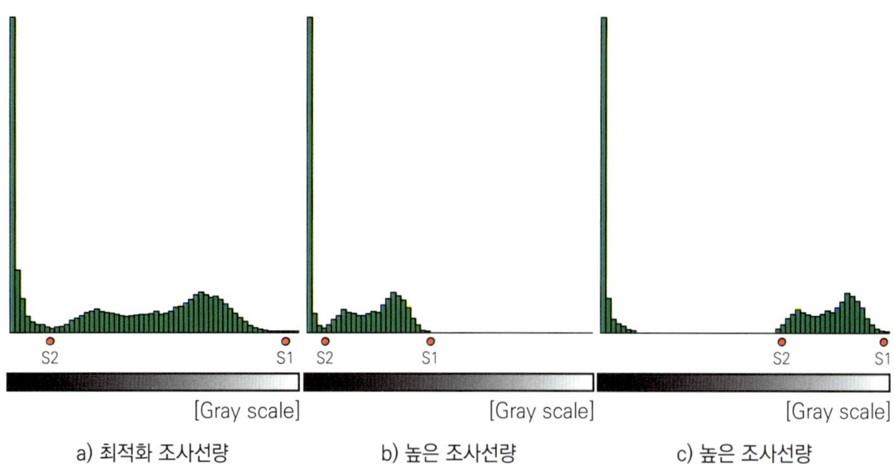

그림 7-13. **조사선량에 따른 히스토그램의 변화와 S1과 S2의 차이**

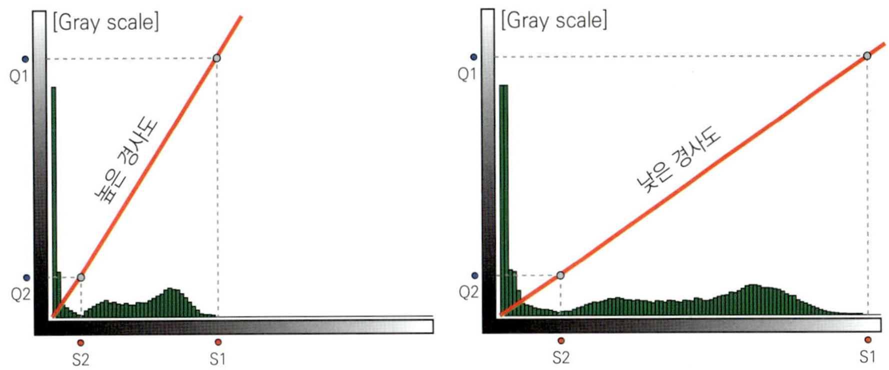

그림 7-14. 조사선량 변화에 따른 S1과 S2를 Q1과 Q2로 정규화 과정

(2) 계조처리(Gradation process)

S/F 시스템은 특성 곡선(S곡선)에 따라 X선 영상을 생성한다. 이에 따라 S/F 시스템과 동일한 디지털 영상을 생성하기 위해, 디지털 영상도 특성곡선에 따라 영상 대조도가 형성된다. 즉, 자동감도인식 처리가 완료된 영상은 각 촬영에 대해 Q1과 Q2 범위로만 변환된 것으로 디지털 영상의 선형적 기울기는 아직 그대로인 상태이다. 따라서 디지털 영상의 선형적 기울기를 특성 곡선인 S 모양을 만드는 방법이 계조처리이다. 이 방법은 계조형태(Gradation type, GT), 계조중심(Gradation center, GC), 계조각도(Gradation angle, GA), 그리고 계조편향(Gradation shift, GS)의 단계로 이루어져 있다. 이 처리는 기본으로 제공되는 선형 및 비선형 곡선들로 조합된 계조형태(GT)들을 기반으로, GA와 GC는 대조도 변화에 기여하고 GS는 농도를 미세하게 조절한다.

① 계조중심(Gradation center, GC)과 계조각도(Gradation angle, GA)

GA와 GC는 농도를 변화시키지 않는 상태로 계조형태(GT)의 특성곡선 기울기를 변화시키면서 대조도를 변화시키는 역할을 한다. 앞에 그림 7-14와 유사한 개념으로 GA의 기울기가 1보다 작아지면 그 기울기가 완만해지면서 X선 영상의 히스토그램의 간격이 좁아진다(그림 7-15, A). 이는 대조도가 증가와 관용도의 감소가 발생할 수 있고, 그 반대로 GA의 기울기가 1보다 커지면 히스토그램의 범위가 넓어져 대조도의 감소와 관용도가 증가하는 효과가 발생한다. 따라서, GA와 GC는 조사선량의 노출 범위에 따라 영상의 세부영역을 표현할 수 있는 합당한 관용도 범위 내로 조절하는 역할을 한다.

② 계조편향(Gradation shift, GS)

GS는 계조형태(GT)의 특성곡선을 평행하게 이동시키면서 영상 전체의 농도를 조절하는 역할을 한다. 자동감도인식 처리로 정규화된 히스토그램을 대상으로, GS가 왼쪽으로 이동하면 영상의 농도는 전반적으로 어두워지며, 오른쪽으로 이동하면 농도는 반대로 밝아진다(그림 7-15, B). 이 방법 또한 합당한 관용도 범위 내로 조절하여 영상의 세부영역 표현을 S/F 시스템과 동일하게 나타내기 위한 목적이다.

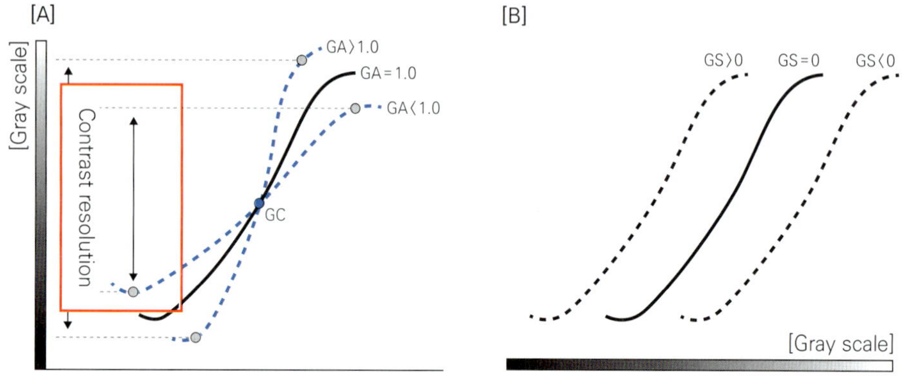

그림 7-15. 계조처리에 따른 영상 대조도 및 농도 변화

[A] 계조각도(GA)에 따른 대조도 분해능 범위 변화 [B] 계조편향(GS)에 따른 영상농도 변화

2. DR(Digital Radiography)

1) DR 시스템의 개요

DR은 넓은 의미로는 디지털영상을 얻는 CT, MRI, US, 투시장비의 영상도 포함되나 일반적인 좁은 의미의 DR은 단순일반촬영의 디지털화에 관한 것이며, TFT(thin film transistor)를 이용한 평판형 검출기 방식과 CCD(charge coupled device)방식의 검출기를 이용한 단순일반촬영만을 의미한다.

DR은 인체를 투과한 X선의 강약에 따른 정보를 전기신호로 변환시킨 후, 아날로그-디지털 변환과정을 거쳐 화소의 그레이-스케일 값을 얻고, 이렇게 얻은 초기 상태의 데이터를 적절한 영상처리과정을 통해 잡음이나 불균일성을 제거하고 이를 모니터를 통해 조회하는 시스템을 말한다. 최근에는 일반촬영의 시스템이 CR시스템에서 DR시스템으로 변화되고 있는 과정에 있으며, 이 과정에서 많은 시행착오와 연습을 필요로 한다. 영상의학과의 의료방사선장비의 변천과정에서 알 수 있듯이 방사선사의 업무범위, 역할, 촬영방법 등 다양한 분야에 영향을 미치기 때문에 매우 중요하다.

S/F(film/screen) 시스템이 DR시스템으로 변환되는 과정에서는 아날로그시스템과 비교하여 적정량의 선량수준에서 높은 공간분해능과 대조도 분해능이 동등하거나, 더 우수한 영상이 획득되어야 한다. 이처럼 DR시스템에서 가장 중요하게 대두되는 문제가 바로 영상의 화질 해상도이다. 그 동안 공간분해능이 3lp/mm 이상인 필름영상에 익숙하여 DR시스템이 이러한 화질문제를 해결하면서 이용되기 시작하였다.

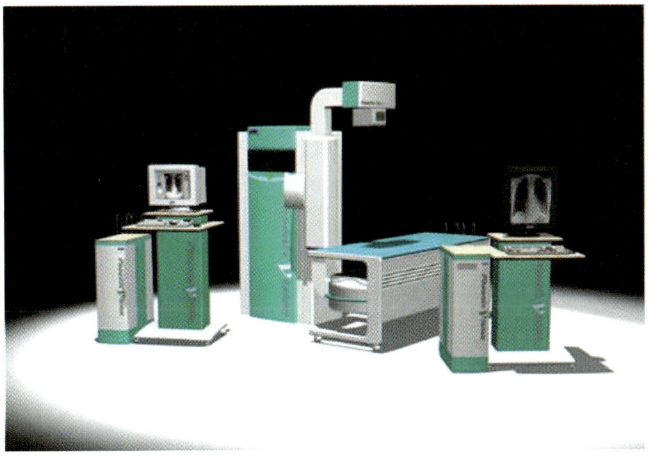

그림 7-16. DR 영상시스템

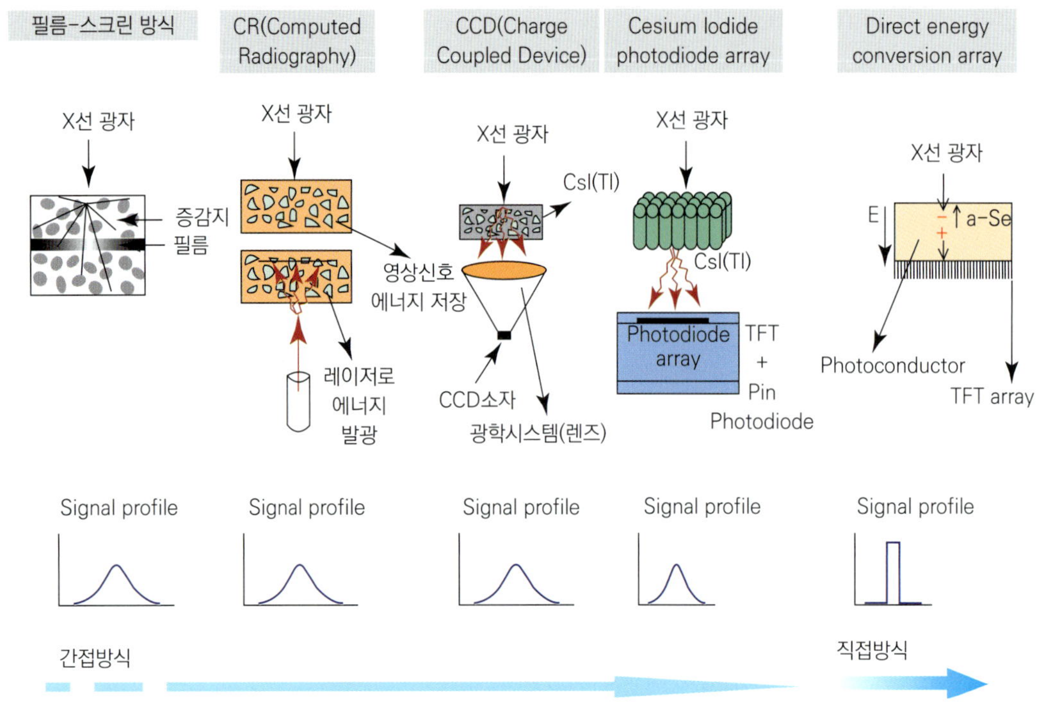

그림 7-17. X선 에너지 변환방식에 따른 분류

2) DR의 종류

최근 디스플레이 영상산업 발전의 파급효과로 TFT(thin film transistor) 기술이 향상됨에 따라 2차원 평면에서 미소면적의 픽셀을 독립적으로 구동하는 것이 가능해졌고, 이러한 기술을 X선 영상검출기에 응용하여 실시간으로 영상획득이 가능한 DR시스템을 개발하고 있다. DR 영상획득의 기본은 X선 에너지를 전기적신호와 위치정보와 같이 생성하여 이미지를 형성하는 것이다.

검출기는 X선에너지를 처리하는 방식에 따라 간접방식과 직접방식으로 구별할 수 있다. 혹은 X선 흡수에 사용되는 물질과 검출기 내의 전자소자에 사용되는 물질을 혼동하는 경우가 있다. 직접방식과 간접방식 모두 박막 트랜지스터(TFT)또는 박막 필름 다이오드(TFD)와 같은 검출기 전자소자에 아몰포스 실리콘(a-Si)이란 물질을 사용한다는 점에서 동일하다.

반면 두 가지 방식의 차이는 X선 흡수물질이 다르다는 점이다. DR 시스템은 입사 X선광자에 의하여 발생된 빛 또는 전자가 타 방법에 비해 거의 손실 없이 신호에 기여한다는 점 때문에 적은 조사선량으로 고화질의 DR을 얻을 수 있다는 기본 물리적 특성을 가지고 있고, 큰 면적의 영상검출기 제작이 용이하고 공간분해능, 계조분해능이 매우 우수하다. X선 검출물질에 따라 몇 가지 형태로 세분화된다.

3) 직접방식의 디지털 의료영상 장치(direct DR; DDR)

X선 에너지를 사용하여 직접 변환 방식인 원자번호가 큰 아몰포스 셀레늄(a-Se)을 사용하는 검출효율이 큰 검출기의 경우는 흡수된 X선이 즉시 전자 정공쌍(또는 전하)을 형성하는데, 이것은 광전도체로 알려진 특수 반도체인 a-Se의 자연적 특성 때문이다. 이 물질은 입사 X선을 획득하는 즉시 물질 내에서 전하를 직접 생산한다. 여기에 전계가 가해지면 생성된 전하는 집전극을 향해 유도된다.

이처럼 직접방식은 X선을 빛으로 전환하는 과정 없이 곧바로 전하로 변환시킨다. X선이 빛으로 변환하는 중간단계 없이 바로 전하로 변환되는 방식으로 디지털 신호가 공간분해능을 감소시키는 산란선 발생 없이 형성될 수 있다. 또한 실시간 영상획득과 조회 시스템의 연동이 가능하여 촬영과 획득에 주어지는 시간을 줄일 수 있다.

그러나 초기 셀레늄 기판 상층에 높은 고전압을 인가하여 전기장을 부여하여야 하고 이로 인해 인가에 의한 열이 발생되어 타 프로세싱에 영향을 주는 단점이 있다. 따라서 최근에는 열로 인해 처음 로딩시간과 후의 연속진행속도가 늦어져서 근본적인 연구와 수정을 필요로 한다. 다만 간접방식보다 검출효율과 감도, 분해능이 우수하다.

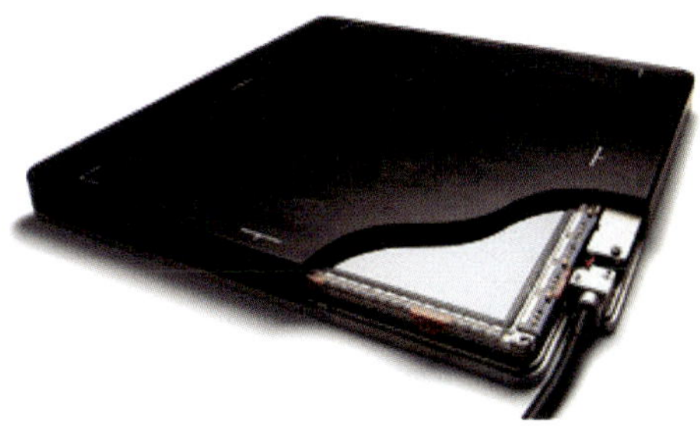

그림 7-18. 직접방식의 검출기

TFT 기술은 직접 및 간접 디지털 영상획득기술에서 가장 중요한 위치를 차지하고 있으며, 배열소자들은 유리기판(glass substrate)에 다층 도포하여 전자샌드위치(electronic sandwich)라고도 하며, 상층에 위치하여 에너지를 감지하게 되어 있다. 14×17인치(35×43 cm)의 영역에 2,560×3,072개의 검출소자 메트릭스를 가지고 있다. 외장형으로 형성되어 외부의 물리적 충격에도 강해야 하며, 다루기가 쉽도록 용량면에서도 실용성이 있어야 한다.

이 방식은 X선의 흡수에 의해서 중간단계를 거치지 않고 바로 전기적인 신호를 발생시키는 광전물질(photoconductors)을 사용한다. 구조를 살펴보면 광전물질 양단 전극에 고전압을 인가한 형태를 취하고 있다. X선이 조사되면 일차적으로 광전물질 내부에서 전자-정공쌍(electron-hole pair)이 생성된다. 이들은 물질 양단에 인가되어 있는 전장에 의해 전자는 +극으로, 정공은 -극으로 이동한다.

이 중 아래에 위치한 active matrix array에서 검출되는 것은 정공이며, 이들의 양은 부분적인 X선 선량과 관계가 있다. 직접변환방식의 신호특성은 간접방식보다 훨씬 더 파장이 짧은 신호특성을 보인다. 즉, 분해능이 더 좋으므로 간접변환방식에 비해서 우수한 해상도를 가진다. 하지만 동시에 발생한 전자-정공쌍의 효율적인 발생과 검출을 위해서 변환물질 내에 강한 전기장을 인가해 주어야 하는 단점이 있다.

4) 간접방식의 디지털 의료영상 장치(indirect DR; IDR)

간접방식의 경우는 X선 흡수를 위해 scintillator(발광물질: 주로 cesium iodide (CsI)) 또는 phosphor screen을 사용한다. 이것은 섬광체 또는 형광체와 P-I-N diode와 TFT를 결합한 형태로 입사된 X선은 1차적으로 scintillator 또는 phosphor와 같은 장치에 의해 발생된 빛을 전하로 변환시킨다.

[A] [B]

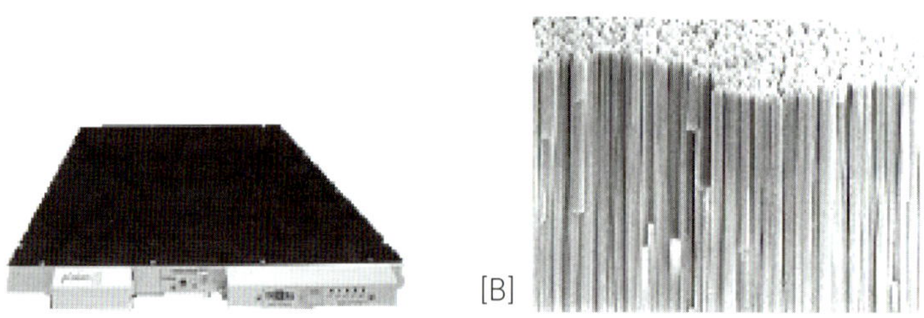

그림 7-19. **간접방식의 검출기**

[A] Phospher + a-Si TFT 형태 [B] CsI(Tl) columnar structure

간접방식은 X선 흡수단계에서 빛을 발생시킨다는 단점이 있다. 간접방식을 사용하는 대부분의 평판형 검출기는 산란선의 감소를 위해 CsI를 채택하고 있는데, 이는 CsI의 다각형 구조가 매우 작은 "light pipes"처럼 작용하기 때문이다. 그럼에도 불구하고 이것은 여전히 빛을 발생시키기 때문에 산란선이 존재할 수밖에 없다. 다시 말해 변환과정에 있어서 한 단계를 더 거쳐야 한다는 것은 보다 많은 이미지 소실이 발생함을 의미하는 것이다.

기존의 X선 영상에서 필름의 촬영 효과를 높이기 위한 목적으로 사용되었던 증감지의 주요물질인 형광체를 이용하여 X선을 가시광선으로 전환하는 방식을 간접변환방식이라 한다. 변환된 가시광선은 포토다이오드와 같은 광소자로써 전기적 신호로 변환하여 방사선을 검출하게 된다. 즉, X선을 전기적 신호로 변환하는 과정에 있어서 가시광선 변환 및 검출이라는 중간단계가 포함된 방식이다.

이러한 간접변환방식은 형광체 내부에서 발생되는 산란광이 문제시되어 영상의 흐림이 발생하게 되고 해상도가 직접변환방식에 비해 떨어지는 단점을 가진다. 또한 X선에서 가시광선으로, 가시광선을 다시 전기신호로 변환하여 신호를 획득하므로 에너지 변환효율도 낮다.

하나의 화소를 구성하는 검출기는 가시광선을 전기적 신호로 변환하는 포토다이오드로 구성되어 있다. 1차적으로 X선이 입사되면 형광물질에 의해 가시광선으로 변환되고, 이를 포토다이오드를 통해 전기적 신호로 변환한다. 최근에는 이러한 문제점을 많이 개선하고 변환효율도 높여 방사선촬영에 많이 사용되고 있는 추세이다.

5) 검출방식에 따른 분류

X선 촬영에 의한 영상신호를 전기적 신호로 변환하는 방식에 있어서 여러 가지 방법이 제시되어 왔다. 현재 DR의 검출기 방식은 크게 CsI, 형광판 등을 이용한 간접변환방식과 아몰포스 셀레늄(a-Se), CdZnTe, PbI_2 등을 이용한 직접변환방식으로 나누어 진다.

간접방식에서는 X선이 조사되었을 때 형광체가 빛을 발생시키며 이를 포토다이오드와 같은 광전소자를 이용하여 전기적인 신호로 변환, 검출하는 방식이다. 즉, 간접변환방식에서는 X선이 흡수되면 전자적으로 변환이 가능한 가시광선이 발생하게 된다는 것이다. 그러나 이 과정에서 빛의 산란이 일어나며 산란광의 효과적인 제거는 일반적으로 어려운 일이다. 이는 곧 영상의 잡음으로 작용하며 영상의 흐림이 발생하고 해상도가 직접변환방식보다 떨어지는 주된 요인이 된다. 또한 X선에서 가시광선으로, 가시광선에서 다시 전기신호로 변환하여 신호를 획득하므로 에너지 변환 효율이 낮은 반면 열이 적게 발생되어 화질의 지속적인 유지가 우수하다.

하지만 직접변환방식에서는 빛으로의 전환 없이 조사된 X선에 의해서 일차적으로 전자-전공쌍이 생성되며 이를 직접검출하기 때문에 높은 해상도를 구현할 수 있고 영상의 흐림 현상도 방지할 수 있다. 이러한 직접변환방식에서는 X선 흡수에 의해서 바로 전기적인 신호를 발생시키는 변환물질을 사용한다. 이런 물질을 광전물질(photoconductor)이라 하며 일반적으로 반도체라고 알려진 물질들이 이에 속한다.

여러 형태의 광전물질들, 즉 아몰포스 셀레늄(a-Se), PbO(lead oxide), TlBr(thallium bromide) 그리고 CdTe(cadmium telluride) 등이 사용된다. 이 중에서 아몰포스 셀레늄은 누설전류가 낮으며 제로래디오그래피(xeroradiography) 등에서 이미 의료영상에 적용된 사례가 있고, 외부적으로 구현이 비교적 용이한 장점으로 최적의 X선 변환물질로 거론되고 있다. 이와 같이 X선 흡수에 의해서 발생하는 전자-정공쌍(electron-hole pair)을 검출하는 방식을 직접변환방식이라 한다.

초기의 직접변환방식의 신호특성은 간접방식에 비해서 우수한 해상도를 가진다. 하지만 동시에 발생한 전자-정공쌍의 효율적인 발생과 검출을 위해서 변환물질 내에 강한 전기장을 인가해 주어야 하므로 이 때 열이 많이 발생되는 단점이 있다.

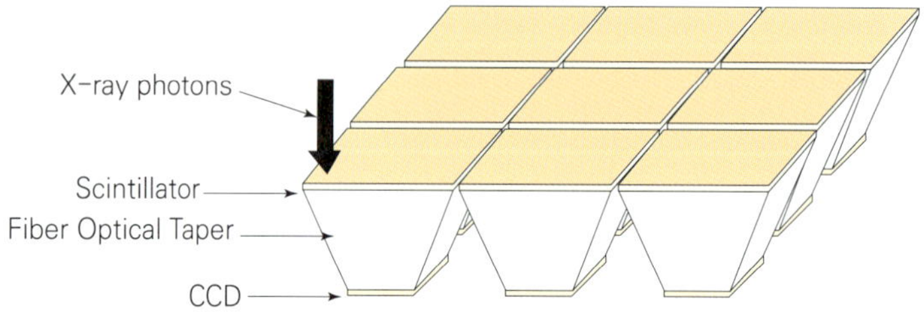

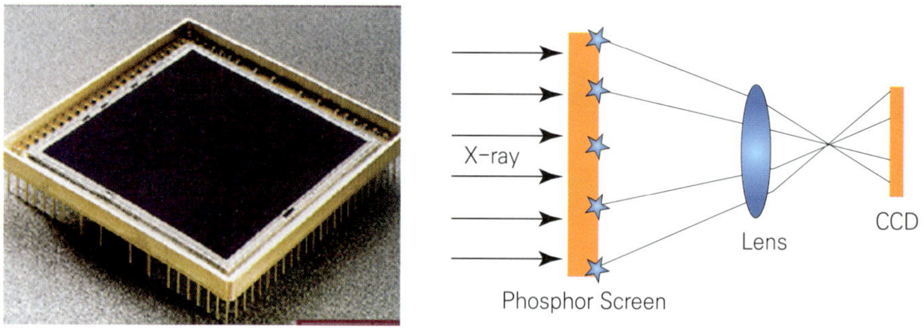

그림 7-20. **CCD 방식 DR 시스템의 모식도**

직접방식은 간접방식에 비해 중간단계가 없어 빛의 산란으로 인한 2차적인 퍼짐현상이 적게 나타나고 X선 에너지의 검출 효율이 좋으므로 영상의 화질이 비교적 우수하나 현재 간접방식도 많은 문제점을 해결하여 우수한 화질의 영상을 획득하고 있다.

CCD(charge-coupled device)를 이용한 간접방식도 있다. 원래 CCD는 1970년대 후반 비디오카메라 응용을 목적으로 개발되었다. CCD는 가시광선 영상을 검출하기 위한 소자이며, 여기서 소개될 방법은 CCD를 X선 영상 검출방법으로 응용한 것이다. 원리는 작은 CCD 소자나 TV 비디콘상에 렌즈를 이용하여 대면적 스크린의 광학적 영상을 집속하여 축소하는 것이다. 이러한 시도는 환자와 관련이 적은 초기단계의 의료영상에의 적용은 성공적이었다. 그러나 매우 낮은 양자검출효율(detective quantum efficiency; DQE)로 인하여 환자에 대한 피폭이 증가한 것이 의료영상으로써는 큰 단점이 아닐 수 없었다. X선 신호는 먼저 형광판에 부딪치면서 가시광선으로 변환되고, 이는 렌즈를 통해 집광된 후 CCD를 통해 디지털 영상으로 변환하게 된다.

CCD에 전달되는 빛에너지의 손실을 최소화하기 위한 방법으로 형광매개체에서 발생한 가시광선을 광섬유에 의해 CCD에 전송하는 구조로 되었으며, 그 결과 렌즈만을 사용하여 스크린 영상을 집속시키던 기존의 방식에 비해 광전송효율은 다소 개선되었다.

6) 영상 검출기의 성능

진단용 X선 영상의 궁극적인 목표는 환자에 대한 피폭은 최소화하면서, 즉 저선량으로 고화질의 영상을 획득하는 것이다. 이를 위해 검출기는 검출 면적이 넓어야 한다. 물론 정확한 진단을 위하여 고화질이어야 하는데, 화질을 결정하는 인자는 다음과 같다.

공간 분해능은 가까이 붙어 있는 두 물체를 촬영하였을 때, 각각 독립적인 개체로 구분할 수 있는 능력을 말하며, 계조도 분해능은 표현할 수 있는 그레이스케일의 단계이며, 신호 대 잡음비는 신호와 잡음의 비율로 신호가 크고 잡음이 작으면 SNR이 증가하고 신호에 비하여 잡음이 크면 SNR이 감소한다. SNR이 높은 영상일수록 화질이 좋으며, 물체를 선명하게 관찰할 수 있어야 한다.

검출기의 검출효율이 우수하여야 하는데, 저 조사선량에서도 민감하게 반응하는 검출기를 사용함으로서 환자에 대한 피폭을 줄이면서도 획득되는 영상의 질을 향상시킬 수 있어야 하며, 수명이 길고, 안정성이 높아야 한다.

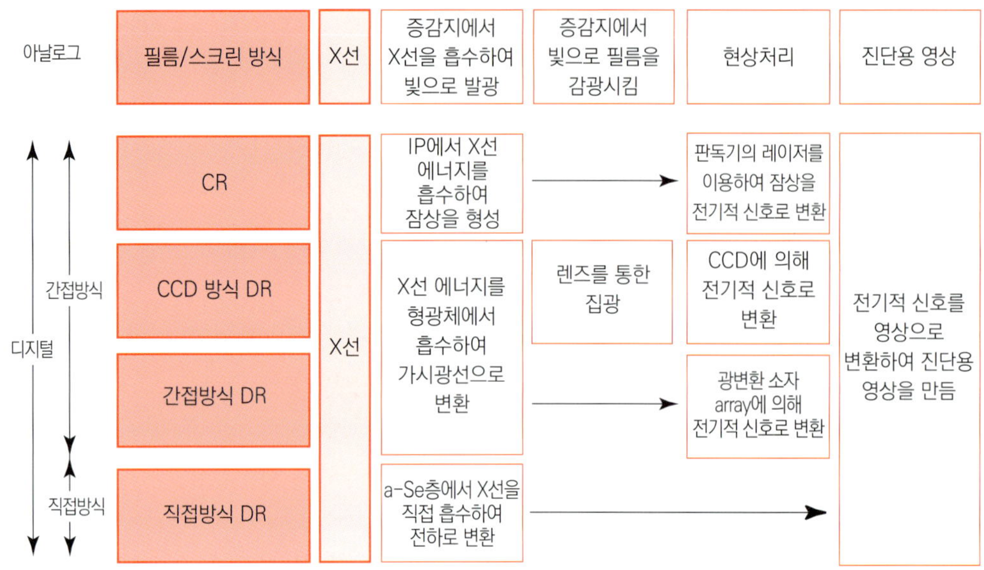

그림 7-21. 영상 변환 방식의 종류

3. 디지털 X선 촬영장치의 종류

1) 디지털 일반촬영 장치(Digital general x-ray system)

디지털 일반촬영 장치의 구성은 X선 아날로그 시스템과 유사하다. 고전압장치는 고주파를 이용한 인버터 방식을 채용하며 X선 영상을 생성하기 위해서는 검출기를 이용한 디지털변환방식이 사용된다. 이 검출기는 CR(Computed Radiography)기술과 간접(indirect) 및 직접(direct) 디지털 검출기를 포함하지만, 최근에는 특별히 설계된 전자 부품들을 활용하는 직접 디지털 검출기 방식 즉, 비정질 실리콘(a-Si) 및 비정질 셀레늄(a-Se)을 기반으로 하는 시스템이 제공된다. 간접 디지털 방식은 X선 신틸레이터를 사용하여 영상을 생성하는 반면, 직접 방식은 비정질 셀레늄(a-Se)과 같은 광전도체를 사용하여 피사체의 X선 광자를 감지하고 이를 직접 전하로 변화하는 것을 기반으로 한다. 그 수집된 전하들은 원시 데이터(raw data)라고 지칭하며, 이 데이터들은 디지털 영상 전처리 및 후처리를 통해 모니터에 표시되는 형태이다. 그림 7-22는 디지털 일반촬영 장치를 소개하였으며 천정식 X선관 지지장치와 테이블 밑에 평판형 검출기가 장착되어 있다.

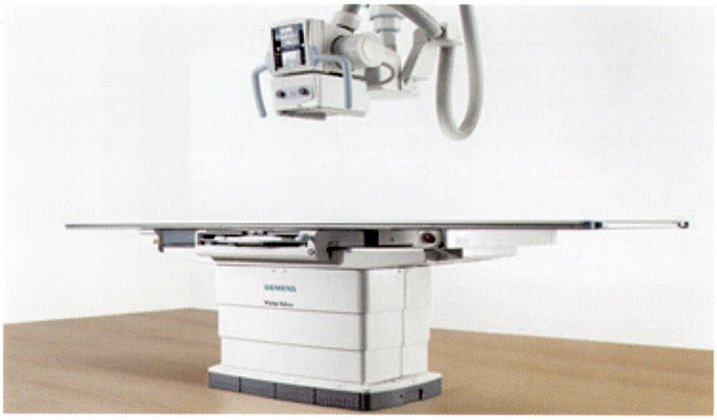

그림 7-22. **디지털 일반촬영 장치**
(출처: 지멘스, https://www.siemens-healthineers.com/kr)

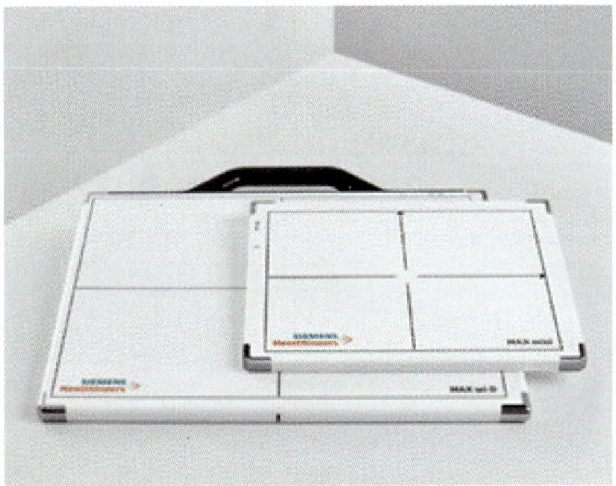

그림 7-23. 무선형 디지털 검출기

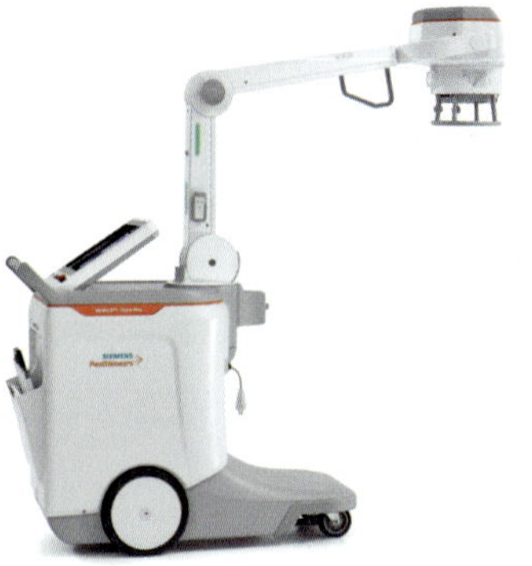

그림 7-24. 디지털 이동형 X선 발생장치

(출처: 지멘스, https://www.siemens-healthineers.com/kr)

DR의 검출기는 주로 디지털 평판형 검출기이며 고정형과 무선형 두가지의 검출기로 나뉜다. 그림 7-23은 무선형 검출기이다. 고정형 검출기는 주로 장치에 장착되어 있으며 무선형 검출기는 장치와 분리된 채로 환자 촬영에 이용된다.

대체적으로 검출기의 사이즈는 제조사별로 다르지만 입위 촬영대와 일반촬영대에 고정되어 있는 경우는 17″×17″, 무선 검출기는 14″×17″가 대부분이며 미니사이즈로 10″×12″의 검출기도 있다.

이동형 X선 발생장치(portable x-ray system) 또한 아날로그방식의 고전압장치와 동일한 콘덴서식 인버터방식이 채용된다(그림 7-24). 현재의 이동형 X선 발생장치는 더욱더 슬림하고 컴팩트한 디자인으로 좁은공간의 활용도가 높고 손쉽게 이동하여 검사를 진행할 수 있다. 또한 장비의 무게를 경량화하여 장소에 제약없이 이동하여 환자에게 접근성이 용이하도록 설계되어 환자와 사용자에게 편의성을 제공하였다. 아날로그방식의 필름대신에 DR의 초기에는 CR방식의 IP를 이용한 촬영후 판독기에서 영상화 하였으나 현재는 무선검출기를 이용한 촬영과 무선 PACS로 영상의 획득이 이루어진다.

2) 디지털 투시조영 장치(Digital fluoroscopy)

투시조영술은 인체의 기능적 정보를 획득하기 위한 해부학적 구조와 장기의 움직임이거나 혈관과 장기에서의 조영제 이동을 관찰하는 영상기법이다(그림 7-25). 이는 기존의 필름에 영상을 기록하는 방법에서 디지털 시스템 사용의 장점인 넓은 관용도 범위 및 컴퓨터에 저장할 수 있는 디지털 투시조영술로 발전되었다. 디지털 투시조영술은 2가지의 방법이 있다. 첫 번째로는 디지털 영상과 결합된 영상증강장치(image intensifier)를 사용하는 것이고, 다른 하나는 디지털 평판검출기(digital flat-panel detectors)를 사용하는 방법이다. 이 평판검출기는 요오드화세슘 비정질-실리콘(CsI a-Si)를 활용하는 간접 디지털 검출기와 a-셀레늄의 직접 디지털 검출기로 구성되는데, 이들은 15~30 fps(초당 프레임) 이상의 높은 프레임 속도로 실시간 영상이 가능한 장점이 있다. 또한, 판독 방법(readout modes)은 하나의 영상을 생성하는데 30~50 msec의 속도를 가지고 연속 및 펄스 X선 fps 모드의 2가지로 구성되며, 특히, 펄스 X선 fps 모드는 환자의 선량을 줄이는 것이 주 목적이다. 추가적으로, 디지털 투시조영술은 왜곡이 없는 영상, 향상된 대조도 분해능, 높은 양자효율(high detective quantum effiency), 그리고 전체의 균일한 영상품질의 장점이 있다. 이러한 이유로, 현재 투시조영 방법은 영상증강장치를 활용하는 방식에서 실시간으로 동적 영상이 가능한 디지털 평판검출기 방식으로 대체되고 있다.

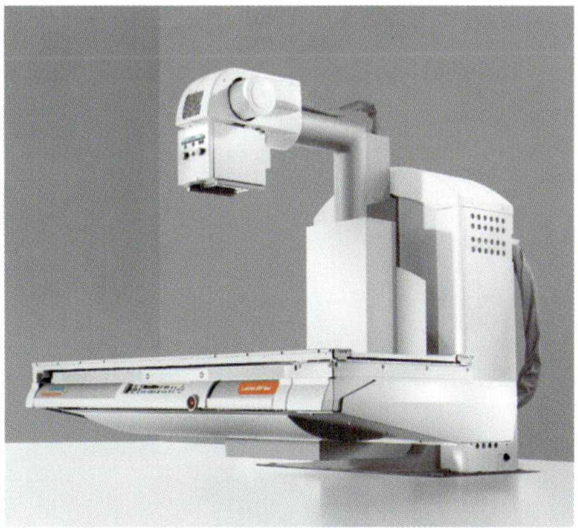
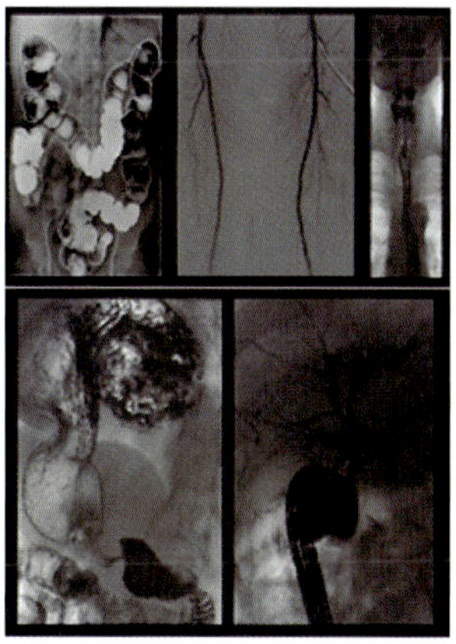

그림 7-25. **디지털 투시조영 장치와 영상**
(출처: 지멘스, https://www.siemens-healthineers.com/kr)

3) 디지털 유방촬영 장치(Digital mammography)

유방X선촬영장치의 영상진단은 미소석회와 및 미세병변부의 방사상음영을 나타내는 것이 중요하다. 따라서 저 관전압을 이용하며 X선관의 양극의 재질로 Mo을 쓰는 것이 대부분이나 현재 디지털 유방촬영 장치 중에는 X선관의 양극에 텅스텐을 이용하고 소프트웨어 알고리즘을 이용한 그리드를 사용하지 않는 검출기사용으로 적은 선량과 짧은 조사시간으로 피폭선량을 줄인 촬영도 가능한 장치가 개발되어 사용되고 있다(그림7-26). 또한 그림 7-27과 같이 X선관과 검출기가 좌우 회전하여 유방영상의 3D를 구현한 Tomography 기술이 가능하다. 이와같은 방법을 디지털 단층합성술(Digital tomosynthesis)이라 한다.

디지털 단층 합성술은 2차원 단층 촬영의 문제점을 극복하기 위해 X선관 각도가 다른 위치에서 다수의 투영데이터를 얻어 조직의 부피를 생성하는 방식이다. 이 단층합성술은 다수의 투영 데이터와 영상 재구성을 위한 특별히 개발된 알고리즘이 적용되어야 한다. 먼저, 영상 획득을 위한 유형은 두 가지가 있으며, 스텝 앤 촬영 시스템과 연속 스캔 시스템으로 분류된다. 전자의 방식은 하나의 각도에서 X선 영상을 얻은 후 다음 각도 위치로 이동해서 X선을 다시 조사한다. 후자는 X선관이 피사체를 스캔하는 동안 계속 움직이는 방식이다. 디지털 단층합성술은 디지털 유방촬영술에 많이 적용되고 있으며, 주요한 영상시스템 구성 요소로는 유방 압박 중 회전하도록 설계된 X선관과 하우징이다. 디지털 검출기는 전체영역 간접 평면패널(비정질 실리콘[a-si] 세슘요오다이드[CsI])이거나 전체영역 직접 평면패널(a-셀레늄) 방식이 사용된다.

디지털 유방촬영은 디지털 방식의 검출기를 사용하지만, 관용도 범위 즉 필름의 화학적 처리로 인한 신호의 크기 및 대조도가 필름/스크린 유방촬영술과 동일한 범위의 영상이 나타난다는 제한점이 있다. 하지만, 디지털 유방촬영 방식은 필름/스크린 방식과 비교하여 병변의 검출 가능성을 개선하기 위해 디지털 영상처리 기술을 활용하여 영상의 디테일과 대조도를 향상시킨다. 디지털 검출기는 4개의 타입으로 평면패널 형광 시스템, 전하결합소자 시스템, 평면 패널 비정질 셀레늄(a-Se) 시스템, 그리고 CR 방식을 사용하고, 이 검출기들은 병변 감지를 위해 최소 10 line pair/mm의 높은 공간 분해능을 제공한다. 또한, 필름/스크린 방식보다 높은 양자효율(DQE)이 가능한데, 이는 총 데이터 수집을 포함한 아날로그-디지털 변환부터 디지털 이미지처리, 이미지 저장 및 보관, PACS를 통한 영상 전송으로 총 5단계로 구성된다. 특히, 디지털 영상처리는 필수적인 기능이며, 영상 선명도를 증가시키기 위한 주파수 처리기술이나 영상대조도 조절을 위한 히스토그램기반 신호크기 조절, 대조도 제한 적응형 히스토그램 평활화와 같은 다양하고 정교한 디지털 후처리들을 반드시 동반한다.

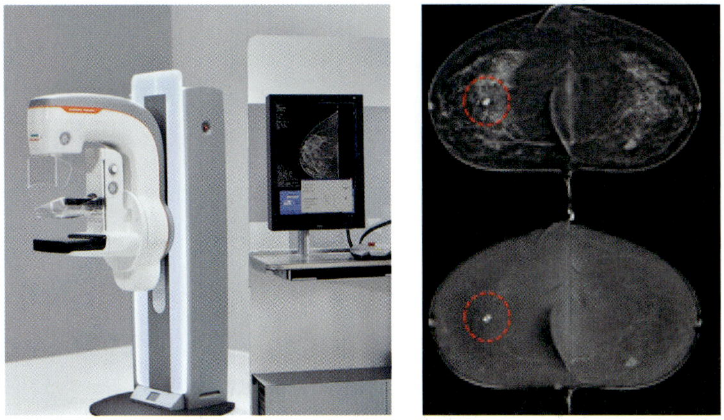

그림 7-26. **디지털 유방촬영 장치와 유방영상**
(출처: 지멘스, https://www.siemens-healthineers.com/kr)

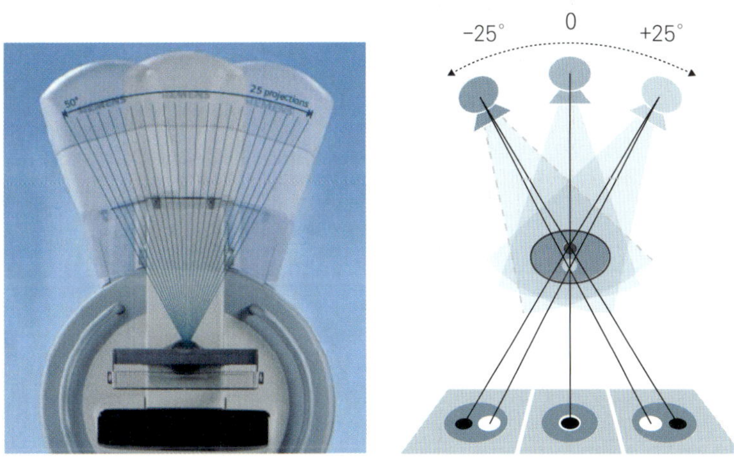

그림 7-27. **디지털 단층합성술(Digital tomosynthesis)**

4) 디지털 수술용 X선발생 장치(C-arm)

그림 7-28과 같이 디지털 C-arm 장치는 X선관과 영상 검출기가 C자 형태로 되어 있어 해당 명칭이 사용되며, 이동형 수술용 X선 발생장치로서 공간 제약없이 X선 촬영 및 투시가 가능하다. 의료기관에서는 주로 수술실에서 사용하고 골절 부위나 접합 수술 등의 영상학적 관찰을 위해 사용된다. 이 C-arm 장치가 계속적인 발전을 거듭하면서 현재는 혈관조영 장치까지 가능하게 되었고, 디지털 C-arm 장치는 디지털 투

시조영 장치와 동일한 장점을 가지고 있다. 이러한 이유는 디지털 검출기는 영상증강 장치이거나 디지털 평판검출기를 기반으로 사용되기에 디지털 투시조영 장치와 동일한 특징이 있을 뿐만 아니라 연속 촬영을 통한 동영상 저장 및 정지 영상 촬영도 가능하다.

5) 디지털 혈관조영장치(Digital angiography system)

디지털 혈관조영검사는 혈관내 조영제를 주입하여 X-ray에 반응한 혈관의 영상만을 실시간으로 표현해 줄 수 있는 검사 기법으로서 병변의 진단뿐만 아니라, 간단한 시술을 시행하여, 큰 절개를 하는 수술 없이 병변을 치료할 수 있는 점이 특징이다. 현재의 이 검사법은 수술을 간단한 시술로 대체함으로써, 인체에 훨씬 비침습적이고 회복시간이 빠를 뿐만 아니라, 부작용도 최소화할 수 있어 순환기 진단기법으로 많은 기여를 하고 있다.

그림 7-29는 biplane 방식의 Digital angiography 장치이다. 이 장치는 그림과 같이 두 개의 X선관, 검출기, C-arm 지지장치로 이루어져 있다.

X선관은 심장 및 혈관등 실시간의 연속적인 검사를 위해 대용량이며 미소초점을 가진 X선관이 사용되며 천정형 지지장치의 X선관과 검출기와 바닥에 위치하고 있는 X선관과 검출기가 동시에 동작하여 영상을 얻을 수 있다. 영상의 획득방식은 디지털 투시장치와 같으며 디지털 영상처리에 의하여 목적하는 영상을 얻을 수 있다.

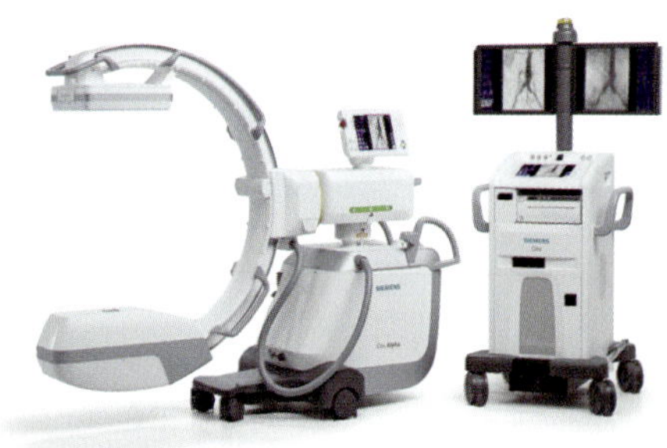

그림 7-28. 디지털 C-arm 장치

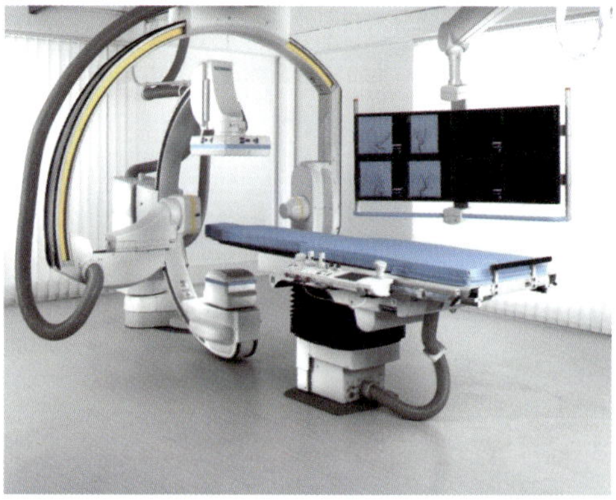

그림 7-29. Digital angiography system

(출처: 지멘스, https://www.siemens-healthineers.com/kr)

제3부

의료용 X선장치 성능관리

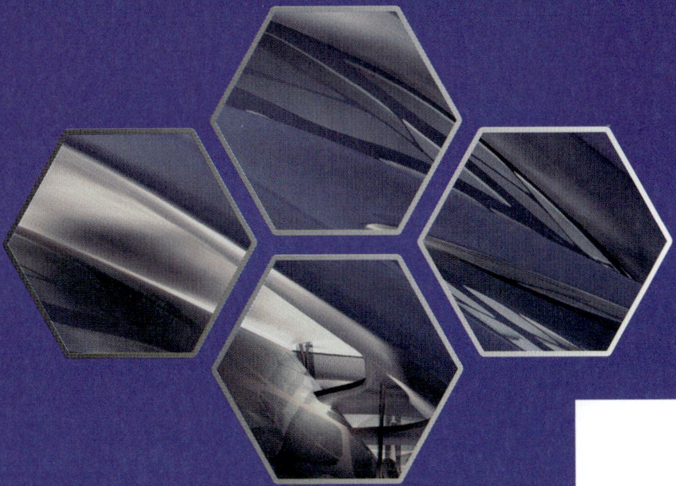

제8장 X선장치 성능관리

1. 정도관리의 역사
2. 정도관리의 필요성
3. 방사선 영역에서의 정도관리
4. 진단용 X선 발생장치의 정도관리 시 필요조건
5. 정도관리 관련용어

CHAPTER 08

X선장치 성능관리

방사선 의료기술의 비약적인 발달로 의료 방사선 영역에서 환자와 종사자의 피폭선량을 최소로 유지하고 비용을 절감하면서 많은 정보를 포함하여 진단에 도움을 이상적으로 줄 수 있는 화질을 생산하려는 분위기와 필요성이 국제화 시대에 발 맞춰 증가하고 있다.

① 정도관리

정도관리는 미리 정해 놓은 목적을 이루기 위해 계획을 세워 실행에 옮기고 그 결과를 확인하여 계획과 결과를 비교한다. 만일 차이가 발생하였다면 원인을 밝혀서 조처를 취하고 그 결과 얻어진 사실을 다음 계획 수립 시에 반영시켜 나가는 것을 말한다.

특히 X선 발생장치의 정도관리는 사전관리(품질관리)와 사후관리(성능관리)로 나누어 생각 할 수 있다. 사전관리(품질관리)는 약사법에 의거 제조허가 및 제품 허가를 보건복지부장관으로부터 얻어 생산한 진단용 방사선 장치가 생산 기준에 의해 적합하게 제조되어 제 성능을 유지하고 있는가를 검사하는 것을 말하는 것으로 국가에서 지정한 검사 기관과 생산업자 자체 연구소에서 검사한 후 판매하기 때문에 방사선 안전관리자는 장치 구입시 생산기준에 적합한 가를 확인해야 하며 이때의 최초 검사결과를 장치 사용기간 동안 보존 관리하여야 한다.

② 성능관리(사후관리)

성능관리(사후관리)라 함은 일반적으로 사용하는 "Quality Control" 업무를 수행하는 행위이다. 그 대상 업무가 사전 검사가 아니고 현재 사용하고 있는 장치를 대상으로 하여 생산기준과 사전검사를 토대로 장치의 성능을 좌우하는 중요한 사항만을 선택적으로 검사를 실시하는 것을 의미한다.

1. 정도관리의 역사

초기의 정도관리는 전제품에 대해 치수·중량·체적이나 재료의 화학적 성분 등을 측정하고, 그것을 미리 정해 놓은 품질표준과 비교하여 적부를 판정하는 방법이 취해졌다. 이 경우 그 측정은 과학성이 낮으며 또 전수검사(lot test)이기 때문에 비용에서도 부담이 컸다. 이 같은 결점을 극복하고자 1920년대에 벨전화연구소의 W.A.슈하트 등이 통계학을 정도관리에 응용한 것이 통계적 품질관리의 시작이다.

우리나라에서는 1959년 한국공업준협회(Korea Standard Association; KSA)가 창립된 것을 시작으로 1961년 공업 표준화법 공포, 1966년 품질관리협회 창립, 1970년대 들어서 공업진흥청을 설립, 1976년에 한국공업규격(Korea industrial Standard; KS)이 제정되어 본격적으로 발전되기 시작하였다.

1980년대는 품질수준의 유지·향상을 도모하는 것만으로는 불충분하므로 넓은 뜻의 개념으로서 전 조직관리와 경영관리 같은 활동까지도 정도관리 속에 포함되는 총체적 정도관리(Total Quality Control; TQC) 개념이 확립되었으며

1995년에 원자력 품질보증기준과 KSA 9000(ISO 9000)이 제정되고, 진단용 X선 방사선발생장치 안전관리에 관한 규칙이 제정, 2001년 개정되어 오늘날의 정도관리로 발전과 향상을 기하고 있다.

2. 정도관리의 필요성

최적의 목표에 부합한 동일한 품질과 성능을 가진 최종 생산품을 생산하기 위해 전문가 1인이 보유한 고유기술이 아닌 부서전체로 확산시키고 보급하는 것을 말한다. 다시 말해 최적의 생산품을 얻기 위한 작업 방식을 규정하는 것이 작업 표준이라 하며 이는 다른 작업자에 의해 일이 진행되더라도 동일한 결과가 도출되도록 정한 표준이다. 이 때 표준의 기준은 자체표준기준과 국가, 나아가 국제적 표준에 부합하도록 설정하여야 한다.

의료분야에서는 최소한의 비용과 최소한의 피폭선량으로 진단에 요구되는 최적의 화질을 생산하는 것이 목표인데 이 때 요구되는 화질의 수준은 요구부서, 요구자 개개인의 성향에 따라 약간의 상이한 차이를 보이는 것이 현재 임상의 실정이다. 각 의료기관마다 동일한 화질 기준은 현실상 어려운 문제가 있으리라 생각되며 최소한 동일 의료기관내에서 동일한 품질의 화질 기준이 확립되어야 할 것이다.

그러므로 환자에 대하여 기계장치, 각종 병원균으로부터 안전을 확보하고 가장 적은 피폭선량으로 가장 이상적인 진단학적 정보가 담긴 영상을 만들어내기 위하여 영상의 질을 저하시키는 원인을 제공하고 유익하지 않은 피폭을 유발할 수 있는 X선발생장치의 전기적, 기계적 이상을 점검하여야 하고, 유한 수명으로 장치의 성능에 지장을 초래하는 부품들을 확인하고 교체하여야 하며 장치의 고장 가능성을 미리 예견하고 방지하기 위해 정기적인 정도관리는 반드시 필요하다.

3. 방사선 영역에서의 정도관리

의료방사선 분야에서 정도관리는 ICRP 권고에 의하면 환자에 대하여 최소한의 비용과 방사선량으로 진단학적 가치가 높은 정보를 얻는 것이다. 이를 위하여 방사선 장치 등을 정기적으로 또는 필수적으로 감시하기 위한 방법을 수립하고 방사선 관계 종사자들의 계속적인 교육과 훈련에 의한 완전무결(zero defect; ZD)을 확립하고 진단의 질적 향상을 도모하며 선량에 대한 대책을 마련하는데 목적이 있다.

ICRP권고에 따라 방사선의 기술표준을 확립하고 완전무결의 실현 및 방사선 응용기술의 근거를 마련하고 방사선 관련 기술의 발전 및 목표 달성을 위하여 방사선 관련 장치의 관리 및 효율적인 운영이 적극 도입되고 있다.

특히 진단용 X선 발생장치의 정도관리는 진단용 X선 발생장치의 성능과 관계되는 모든 특성을 검사, 평가 및 유지하기 위한 독특한 일련의 기술적 절차라고 말할 수 있다.

1) 정도관리의 효율적 접근 방향

정도관리 체계에는 여러 가지 모형이 있으나 일반적으로 논의되고 있는 모형은 PDCA모형 이라고 말하는 것으로 그림 8-1에 보여 지는 것처럼 계획(plan)단계, 실행(do)단계, 평가(check)단계, 조치(action)단계로 이루어지는 체계이다. 이들의 단계들은 하나의 연결고리로서 이루어지는 모형으로 형성되고 있다. 또한 그림 8-1에서 정도관리 써클은 직장 내의 전원이 관리개선을 추진하기 위하여 어떠한 문제를 테마로 선정하여 데이터를 내고 실정과 원인을 조사하여 대책을 연구하고 실행하여 그것을 계속적으로 되풀이 해 나가는 활동을 설명하고 있다.

진단용 X선발생장치 정도관리 일환으로 성능검사 시 우선 항목의 설정범위와 검사주기에 대한 계획을 수립하여야 하고, 이 계획하에 검사를 실행하며 검사결과는 표준화된 양식에 의거 검사 성적서에 기록 한 후 분석, 평가하여 성능 기준의 적합 여부에 최종 판정을 내린다. 그리고 검사결과 판정에 따른 기술적 및 행정적인 조치를 취함으로서 보다 효율적인 성능관리가 이루어질 수 있는 체계가 확립되는 것은 중요하다. 이와 같은 싸이클은 끊이지 않고 계속적으로 연결되는 하나의 고리로서 연속적인 활동이 이루어져야 정도관리 목적을 달성할 수 있다.

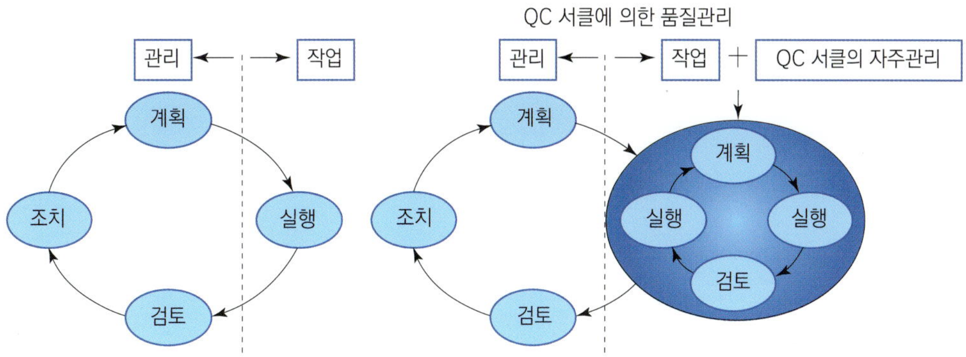

그림 8-1. PDCA 모형

2) 정도관리 검사 구분

정도관리 검사는 절차의 복잡성과 침습성, 그리고 검사 장비의 조건에 의하여 표 8-1과 같이 3단계로 구분할 수 있다.

1단계 수준의 검사들은 간단하고 경비가 저렴한 검사 장비를 사용하는 방사선사와 관련 종사자에 의해 수행되는 비 침습적 검사들이 포함된다. 여기에는 광조사야와 X선 조사야 차이 시험, 필름-스크린 밀착도 시험 등이 속한다.

2단계 수준의 검사들은 보다 복잡하고 정교한 검사 장비를 이용하는 비 침습적 검사로 kVp meter, digital meter, NERO 등과 같은 정도관리용 장비를 이용하는 검사들이 포함되며 이 검사는 주로 정도관리에 대하여 전문적인 교육 및 훈련을 받은 방사선사에 의해 수행된다.

3단계 수준의 검사들은 매우 복잡하고 침습형 검사 장비를 사용하여 성능 평가를 하는 것들이 포함된다.

따라서 전문적 교육과 훈련을 통해 전문 지식과 기술을 습득한 방사선사, 방사선 관련 공학 기술자, 제조업소나 수입업체의 정도관리 담당자에 의해 검사들이 수행된다.

표 8-1. 정도관리 검사 구분

구 분	검사 방법	사용 검사 장비	정도관리 책임자
1단계 수준 검사	단순	- 광조사야와 X선조사야 일치 시험기구 - 필름-스크린 및 시험기구 - Penetrometer	방사선사
2단계 수준 검사	복잡	- kVp meter - ionization chamber - NERO 등	정도관리 교육 및 훈련 받은 방사선사
3단계 수준 검사	매우 복잡	- Dynalyzer	- 정도관리 교육 및 훈련 받은 전문 방사선사 - 방사선 관련 기술자 - 제조업소(수입업체) 정도관리 담당자

4. 진단용 X선 발생장치의 정도관리 시 필요조건

진단용 X선 발생장치의 정도관리는 의료봉사의 차원에서 양질의 진료혜택을 환자에게 제공하고 진단의 효과를 증진시킴과 동시에 방사선 이용의 적정화를 기하고자 하는 일종의 감시(monitoring)활동이다. 이러한 활동의 목적을 달성하기 위해서는 사람(man), 장비(instument), 자료(materials), 검사방법(measurement) 등 4가지를 고려하여야 한다.

첫째, 사람(Man)은 정도관리에 있어서 어느 한 개인에 의해서 수행하는 것이 아니라 전 사원이 참가하는 방사선전문의, 방사선사, 의학 물리사, 방사선 관련 공학 기술자, 사무원, 간호사(간호조무사 포함) 등의 팀워크에 의한 활동으로 수행되어야 한다. 따라서 진단방사선 시설 내의 모든 직원들은 품질보증 개념 하에 인간 존중의 이념으로서 모두가 협력해서 수행하는 전 사원적인 정도관리(TQC)가 필요하다.

둘째, 정도관리 시 사용하는 장비(instrument)의 선택은 진단 방사선 시설의 규모, 검사항목의 종류와 범위, 검사요원의 숙련도 등에 따라 달라지고 있다. 검사장비의 조건으로는 성능 검사목적과 일치하는 기술적 사양의 특성을 가지고 있고, 사용상 조작이 간단하고, 정확도가 높고, 가격이 저렴한 것을 선택하여야 한다.

그러나 법적으로 규정된 규정치를 검정하기 위해서는 계측기들의 정밀도와 표준치가 국가기관에서 인정받은 계측기 필요로 한다. 따라서 제조회사는 높은 정밀도와 표준 정확도가 있는 장비를 설치하여야 하고 이 장비들은 인정기관에서 주기적으로 교정을 할 필요가 있다. 그러므로 검사장비 사용자들은 장비 교정 인증서를 보유하고 사용기간에 걸쳐서 정기적으로 교정을 실시하여야 한다.

셋째, 정도관리 시 필요한 자료(materials)로서는 검사대상 장치와 관련된 부하 정격표(rating charts), 기술적 사양, 사용설명서, A/S기록일지, 그리고 정도관리 검사 시 적용할 기준 및 시험방법과 검사 시 작성되는 표준 성적일지 등이 있어야 하며 실제 검사에 있어서 이들의 자료를 충분히 검토하여 적용할 필요가 있다. 그리고 적절한 검사용 팬텀을 확보하는 것도 필요하다.

넷째, 정도관리 검사방법(measurement)은 국제적 또는 국가적 차원에서 제정되어 있는 기준 및 시험 방법에 관한 고시 또는 자가 기준 및 시험방법에 의하여 검사를 실시하여야 한다. 그리고 정도관리의 신뢰도를 위하여 제조업체나 수입업체의 협조 없이는 침습적 검사는 수행하지 않는 것이 좋으며, 가능한 성능 검사 시는 측정기를 X선관 장치의 회로에 접속 시키지 않고 X선관에서 발생되는 X선을 검출하여 측정 할 수 있는 비접속형 측정기에 의한 측정 방법이 적절하다.

진단용 X선 발생장치의 성능검사 결과는 특히 시험 환경 영향을 많이 받고 있기 때문에 환경조건, 전원조건, 전원설비 및 안전장치가 기준과 일치되고 있는가를 우선 확인할 필요가 있다. 그리고 검사방법은 간단, 신속, 정확하면서 재현성이 있고 이익(benefit)과 비용(cost)을 고려하여 선택하여야 할 것이다.

1) 성능 검사항목 및 검사주기

X선 발생장치의 성능검사 항목과 검사 주기에 대한 설정은 국제기구나 관련 단체별로 약간의 차이가 있지만 본 교재에서는 보건학적 측면을 고려한 성능 검사 항목에 대해서만 기술하고자 한다(국립보건원). 다만, 최소 검사 주기에 대한 검사 시기는 장치의 고장발견유무에 따라 좌우되기 때문에 이는 수시로 조정될 수 있으며 이밖에도 신규설치, 이전설치, 장치의 고장 수리 후와 X선관구의 교환 후에도 검사 주기와는 별도로 성능 검사를 실시하여야 한다.

표 8-2. 성능검사항목 및 검사주기(국립보건원)

성능검사항목	최소 검사 주기		검사에 필요한 최소시간(시간)
	DHHS. pub.	NCRP. Re.	
초점 수상면간 거리 표시기의 정확도	수시	1년	0.5
X선 조사야 제한기구	2개월	6개월	1
타이머의 정확도와 재현성	6개월	1년	0.75
관전압의 정확도와 재현성	3개월	1년	0.75
관전류의 정확도와 재현성	3개월	6개월	0.75
X선 출력의 재현성과 직선성	3개월	1년	1.5
선질(반가층)	3개월	1년	0.5
초점 크기의 일관성	3개월	수납검사 시	0.5
입사피부선량	3개월	6개월	1
자동 노출제어기의 성능	6개월	6개월	1.5
X선관 보호회로	6개월	1년	1

2) 성능검사용 측정기기

성능 검사용 측정기는 X선 발생장치의 전기적인 회로에 직접 접속해서 사용할 수 있는 접속형과 X선관에서 방사되는 X선의 량을 검출하여 측정하는 비접속형 기기로 구분된다. 이들의 측정기는 관전압, 관전류, 조사시간, 조사선량, 1차 전압, 조사선량률 등의 여러 가지 측정항목을 1회의 X선 조사에 의해 동시에 측정할 수 있는 동시 측정용과 측정항목을 개개의 항목으로 측정 할 수 있는 분리 측정용으로 구분 할 수 있다.

제조공장에서 제품의 제조공정에 대한 품질관리나 장치의 보수 또는 X선장치의 설치 후 검사 시는 접속형측정기의 사용을 필요로 하고 있지만 진단용 X선 발생장치의 성능관리 시에는 전기적인 위험이 없고 신속하게 검사할 수 있는 비접속형측정기를 사용하는 것을 원칙으로 하고 있다.

5. 정도관리 관련용어

① 품질(quality)

- 고객 및 이해관계자의 요구사항을 충족시키기 위한 제품, 시스템 또는 프로세스의 고유특성 집합의 능력

② 품질방침(quality policy)

- 최고경영자에 의해 공식적으로 표명된 품질과 관련된 조직의 전반적인 의도 및 방향
- 품질방침은 조직의 전반적인 방침과 일관성이 있어야 하며 품질목표를 설정하기 위한 틀을 제공하여야 한다. 이 국제규격의 품질경영 원칙은 품질방침의 수립을 위한 토대가 될 수 있다.

③ 품질보증(quality assurance)

- 어떤 구조나 계통 혹은 구성요소들이 적절한 신뢰도를 가지고 만족한 서비스를 제공하기위한 계획적이고 체계적인 수단
- 환자와 종사자간에 대하여 최소한의 경비와 최소한의 피폭선량으로서 시종일관하여 진단에 적합한 양질의 정보를 생상하기 위한 체계적이고 유기적인 수단.
- 제품 또는 서비스가 주어진 품질요구를 만족하고 있다는 타당한 신뢰감을 주는데 필요한 모든 계획적이고 체계적인 활동

④ 품질관리(quality control)

- 어떤 제품의 품질을 유지하거나 개선하기 위한 계획, 조정, 수행과 같은 일련의 활동
- 제품의 질 또는 기술의 질을 초기에 설정한 수준으로 유지시켜 환자에게는 무리한 방사선이나 고통을 주지 않고, 효율적으로 목적을 달성하기 위한 조직적이고 계획적인 수단의 체계
- 진단용 방사선 설비의 성능에 관계되는 모든 특성을 검사, 평가 및 유지하기 위한 독특한 일련의 기술적 절차

⑤ 품질경영(quality management)

- 품질과 관련하여 조직을 지휘하고 관리하는 조정 활동, 품질과 관련하여 지휘 및 관리하는 일반적으로 품질방침 및 품질목표 수립, 품질기획, 품질관리, 품질보증과 품질개선을 포함한다.

⑥ 품질심사(quality audit)

- 심사 기준이 충족되는 정도를 결정하기 위하여 증거를 수집하고 객관적으로 평가하기 위한 체계적이고, 독립적이며 문서화된 프로세스

⑦ 품질계획서(quality plan)

- 특정한 경우에 적용되는 하는 품질경영 시스템 요소와 자원을 규정한 문서
- 품질경영시스템 요소는 일반적으로 품질관행, 책임부여 및 활동의 순서를 포함한다.
- 특정한 경우의 보기로 특별한 제품, 프로세스, 프로젝트 또는 계약을 포함한다.
- 품질계획서는 때때로 품질매뉴얼의 일부 또는 문서화된 절차를 참고한다.
- 품질계획서는 품질기획과 구별되어야 한다.

⑧ 시방서(specification)

- 요구사항을 명시한 문서

⑨ 예방조치(preventive action)

- 잠재적인 부적합 또는 기타 잠재적으로 바라지 않는 상황의 원인을 제거하기 위해 취하는 조치

⑩ 추적성(traceability)

- 고려대상의 이력, 적용 또는 위치를 추적하는 능력
- 서비스의 완성도를 추적하기 위하여 서비스상황에서도 사용될 수 있다.

⑪ 호출 보수(on-call service)

- 사용자의 필요에 따라서, 또는 장치의 고장 발생 후에 제조·서비스 업체에 수리를 의뢰하는 것

⑫ 공칭값(nominal value)

- 표준기 또는 측정기에 명시된 각 눈금상의 값(예, 공칭초점)

제9장

진단용방사선발생장치의 안전관리에 관한 규칙

CHAPTER 09

진단용방사선발생장치의 안전관리에 관한 규칙

보건복지부령 제3호 (1995.1.6. 제정)
보건복지부령 제25호 (1996.5.18. 개정)
보건복지부령 제86호 (2001.1.13. 개정)
보건복지부령 제234호 (2003.1.14. 개정)
보건복지부령 제349호 (2006.2.10. 개정)
보건복지부령 제421호 (2007.11.16. 개정)
보건복지가족부령 제1호 (2008.3.3. 개정)
보건복지가족부령 제156호 (2010.1.22. 개정)
보건복지부령 제64호 (2011.6.27. 개정)
보건복지부령 제66호 (2011.6.27. 개정)
보건복지부령 제85호 (2011.11.25. 개정)
보건복지부령 제168호 (2012.11.15. 개정)
보건복지부령 제291호 (2015.1.8. 개정)
보건복지부령 제304호 (2015.2.26. 개정)
보건복지부령 제338호 (2015.7.24. 개정)
보건복지부령 제528호 (2017. 9. 29. 개정)
보건복지부령 제749호 (2020. 9. 11. 개정)
보건복지부령 제777호 (2021. 1. 5. 개정)
보건복지부령 제802호 (2021. 6. 30. 개정)

제1조(목적) 이 규칙은 「의료법」 제37조에 따라 의료기관에서 설치·운영하는 진단용 방사선 발생장치를 안전하게 관리함으로써 환자 및 방사선 관계 종사자가 방사선으로 인하여 위해(危害)를 입는 것을 방지하고 진료의 적정을 도모하기 위하여 필요한 사항을 규정함을 목적으로 한다.

제2조(정의) 이 규칙에서 사용하는 용어의 뜻은 다음과 같다. 〈개정 2011.6.27.〉

1. "진단용 방사선 발생장치"란 방사선을 이용하여 질병을 진단하는 데에 사용하는 기기(器機) 로서 다음 각 목의 어느 하나에 해당하는 장치를 말한다.
   가. 진단용 엑스선 장치
   나. 진단용 엑스선 발생기
   다. 치과진단용 엑스선 발생장치
   라. 전산화 단층 촬영장치(치과용 전산화 단층 촬영장치, 이비인후과용 전산화 단층 촬영장치 및 양전자방출 전산화 단층 촬영장치를 포함한다)
   마. 유방촬영용 장치 등 방사선을 발생시켜 질병의 진단에 사용하는 기기
2. "방사선 방어시설"이란 방사선의 피폭(피폭 : 인체가 방사선에 노출되는 것)을 방지하기 위하여 진단용 방사선 발생장치를 설치한 장소에 있는 방사선 차폐시설과 방사선 장해 방어용기구를 말한다.
3. "방사선 관계 종사자"란 진단용 방사선 발생장치를 설치한 곳을 주된 근무지로 하는 자로서 진단용 방사선 발생장치의 관리 · 운영 · 조작 등 방사선 관련 업무에 종사하는 자를 말한다.

4. "안전관리"란 진단용 방사선 발생장치, 방사선 방어시설 및 암실, 현상기, 방사선 필름 카세트, 산란엑스선 제거용 그리드, 엑스선사진 관찰대 등 진단 영상정보에 관한 설비의 관리와 방사선 관계 종사자에 대한 피폭관리를 말한다.
5. "방사선구역"이란 진단용 방사선 발생장치를 설치한 장소 중 외부방사선량이 주당(週當) 0.3mSv(30mrem) 이상인 곳으로서 벽, 방어칸막이 등의 구획물로 구획되어진 곳을 말한다.

제3조(신고) ① 「의료법」(이하 "법"이라 한다) 제37조제1항에 따라 의료기관(「지역보건법」 제10조·제12조 및 제13조에 따른 보건소·보건의료원·보건지소, 「병역법」 제11조에 따라 징병검사를 실시하는 지방병무청, 「국군의무사령부령」 제6조에 따른 군 병원과 각 군 및 직할기관의 모든 의료시설, 「학교보건법」 제3조에 따른 보건실, 「형의 집행 및 수용자의 처우에 관한 법률」 제2조제4호에 따른 교정시설을 포함한다. 이하 같다)의 개설자 또는 관리자는 진단용 방사선 발생장치를 설치하는 경우에는 사용일 3일 전까지, 사용을 중지한 경우에는 사용 중지일부터 3일 이내에, 사용 중지 후 다시 사용하려는 경우에는 사용일 3일 전까지, 양도·폐기 또는 이전[의료기관 소재지 시·군·구(자치구를 말한다)의 관할구역(이하 "관할구역"이라 한다) 안에서 의료기관을 이전함에 따른 이전의 경우는 제외한다]한 경우에는 그 사유가 발생한 날부터 45일 이내에 각각 별지 제1호서식 또는 별지 제2호서식에 따른 신고서에 다음 각 호의 구분에 따른 서류를 첨부하여 해당 의료기관의 소재지를 관할하는 시장·군수·구청장(자치구의 구청장을 말한다. 이하 같다)에게 제출하여야 한다. 〈개정 2010.1.22., 2011.6.27., 2012.11.15., 2015.7.24., 2015.11.18.〉

1. 별지 제1호서식에 첨부하여야 하는 서류
   가. 진단용 방사선 발생장치 검사성적서 사본 1부
   나. 방사선 방어시설 검사성적서 사본 1부
   다. 별지 제6호서식에 따른 방사선 관계 종사자 신고서 1부
   라. 양도 또는 이전한 자의 별지 제3호서식에 따른 양도신고증명서 또는 이전신고증명서 원본 1부(양도받거나 이전하여 설치하는 경우에만 첨부한다)
   마. 특수의료장비 등록증명서 사본 1부(특수의료장비를 설치하는 경우에만 첨부한다)
   바. 별지 제3호서식에 따른 진단용 방사선 발생장치의 사용중지 신고증명서 원본(사용 중지 후 다시 사용하는 경우에만 첨부한다)
   사. 의료기기 제조허가증 또는 수입허가증 사본 1부
   아. 세금계산서, 계약서 등 구입 또는 임차 사실 증명자료 사본 1부

2. 별지 제2호서식에 첨부하여야 하는 서류
   가. 별지 제3호서식에 따른 신고증명서 원본
   나. 양도·양수를 확인할 수 있는 서류 사본 1부(양도신고를 하는 경우에만 첨부한다)
   다. 폐기를 확인할 수 있는 서류 사본 1부(폐기신고를 하는 경우에만 첨부한다)
   라. 이전을 확인할 수 있는 서류 사본 1부(이전신고를 하는 경우에만 첨부한다)

② 제1항에 따라 신고받은 시장·군수·구청장은 별지 제3호서식에 따른 신고증명서를 발급하여야 한다.

③ 시장·군수·구청장은 제2항에 따라 신고증명서를 발급받은 자가 신고증명서의 훼손 또는 분실 등의 사유로 별지 제4호서식에 따라 재발급을 신청하면 그 증명서를 재발급하여야 한다.

④ 진단용 방사선 발생장치를 설치·운영하는 의료기관의 개설자 또는 관리자는 의료기관의 개설자 또는 의료기관의 명칭을 변경하려는 경우에는 미리, 관할구역 안에서 의료기관을 이전한 경우에는 진단용 방사선 발생장치의 사용일 3일 전까지 각각 별지 제5호서식에 따른 변경신고서에 다음 각 호의 서류를 첨부하여 시장·군수·구청장에게 제출하여야 한다. 〈개정 2011.6.27., 2015.7.24.〉

1. 별지 제3호서식에 따른 신고증명서 원본
2. 삭제 〈2015.1.8.〉
3. 진단용 방사선 발생장치 검사 성적서 사본 1부(관할구역 안에서 의료기관을 이전한 경우만 해당한다)
4. 방사선 방어시설 검사 성적서 사본 1부(관할구역 안에서 의료기관을 이전한 경우만 해당한다)
5. 이전을 확인할 수 있는 서류 사본 1부(관할구역 안에서 의료기관을 이전한 경우만 해당한다)

⑤ 제4항에 따라 변경신고를 받은 시장·군수·구청장은 신고증명서의 해당 사항을 수정하거나 그 증명서를 재발급하여야 한다.

⑥ 의료기관의 개설자 또는 관리자는 소속 방사선 관계 종사자의 변동이 있으면 그 사유가 발생한 날부터 3개월 이내에 별지 제6호서식에 따른 신고서에 제13조에 따른 건강진단 결과서 사본(「원자력안전법」 제2조제21호에 따른 방사선작업종사자가 소속의 변동으로 진단용 방사선 관련 업무에 종사하게 되어 신고하는 경우에는 방사선종사자정보 중앙등록센터에서 발행하는 피폭기록확인서 사본을 포함한다)을 첨부하여 의료기관의 소재지를 관할하는 시장·군수·구청장에게 제출하여야 한다. 〈개정 2010.1.22., 2012.11.15.〉

⑦ 시장·군수·구청장은 제6항에 따라 피폭기록확인서를 제출받은 경우에는 15일 이내에 질병관리청장에게 그 사실을 통지하여야 한다. 〈신설 2010.1.22., 2013.3.23.〉

⑧ 시장·군수·구청장은 별지 제7호서식의 진단용 방사선 관리대장을 작성하여 갖추어 두고 제1항·제4항·제6항 및 제10조제2항의 신고 사항을 적어야 한다. 〈개정 2010.1.22.〉

제3조의2(보건의료자원 통합신고포털을 통한 신고 등) ① 시장·군수·구청장은 「국민건강보험법 시행규칙」 제12조의2제1항에 따른 전자민원창구(이하 "보건의료자원 통합신고포털"이라 한다)를 통하여 제3조제1항·제4항 및 제6항에 따른 신고에 관한 사무를 처리할 수 있다.

② 시장·군수·구청장은 제1항에 따라 처리한 사항(서면으로 신고 받아 처리한 사항을 포함한다)을 「국민건강보험법」 제62조에 따른 건강보험심사평가원(이하 "심사평가원"이라 한다)에 「국민건강보험법 시행규칙」 제12조의2제3항에 따른 방법으로 통보하여야 한다.

③ 의료기관의 개설자 또는 관리자가 보건의료자원 통합신고포털을 통하여 제1항에 따른 신고를 하는 경우에는 제3조제1항 및 제4항에도 불구하고 다음 각 호의 구분에 따라 서류를 사본으로 제출하거나 서류의 제출을 생략할 수 있다.

1. 사본으로 제출할 수 있는 서류: 제3조제1항제1호다목에 따른 방사선 관계 종사자 신고서
2. 제출을 생략할 수 있는 다음 각 목에 따른 서류
   가. 제3조제1항제1호라목에 따른 양도신고증명서 또는 이전신고증명서 원본
   나. 제3조제1항제1호마목에 따른 특수의료장비 등록증명서 사본
   다. 제3조제1항제1호바목에 따른 진단용 방사선 발생장치의 사용중지 신고증명서 원본
   라. 제3조제1항제1호사목에 따른 의료기기 제조허가증 또는 수입허가증 사본
   마. 제3조제1항제2호가목에 따른 신고증명서 원본
   바. 제3조제4항제1호에 따른 신고증명서 원본

④ 시장·군수·구청장 및 심사평가원은 제1항부터 제3항까지의 규정에 따른 업무를 위하여 불가피한 경우 「개인정보 보호법 시행령」 제19조제1호 또는 제4호에 따른 주민등록번호 또는 외국인등록번호가 포함된 자료를 처리할 수 있다.

[본조신설 2015.7.24.]

제4조(검사 및 측정) ① 의료기관의 개설자 또는 관리자는 다음 각 호의 어느 하나에 해당하는 사유가 있으면 법 제37조제2항에 따라 해당 진단용 방사선 발생장치를 사용

하기 전에 그 진단용 방사선 발생장치에 대하여 별표 1의 검사기준에 따라 제6조에 따른 검사기관의 검사를 받아야 한다. 다만, 「의료기기법 시행규칙」 제5조제1항 및 제18조제1항에 따라 의료기기 제조허가 또는 수입허가를 받을 때에 「의료기기법」 제27조에 따른 시험검사기관에서 별표 1의 검사항목이 포함된 시험검사를 받아 해당 시험성적서를 제출하는 경우에는 본문에 따른 검사를 받지 아니하고 사용할 수 있다. 〈개정 2009.5.29., 2010.1.22., 2011.11.25., 2012.11.15.〉

1. 진단용 방사선 발생장치를 설치하거나 이전하여 설치하는 경우
2. 진단용 방사선 발생장치의 전원시설을 변경하는 경우
3. 제3조제1항에 따라 사용중지신고를 한 진단용 방사선 발생장치를 다시 사용하려는 경우
4. 진단용 방사선 발생장치의 안전에 영향을 줄 수 있는 고전압발생장치, X-선관 또는 제어장치를 수리하거나 X-선관을 교체하는 경우

② 의료기관의 개설자 또는 관리자는 제1항에 따라 검사받은 진단용 방사선 발생장치에 대하여는 검사를(제1항 단서의 경우에는 시험검사기관의 검사를 말한다) 받은 날부터 3년마다 제6조에 따른 검사기관의 검사를 받아야 한다. 이 경우 검사기간은 기간 만료일 전후 각각 31일로 한다. 〈개정 2011.6.27.〉

③ 의료기관의 개설자 또는 관리자는 법 제37조제2항에 따라 방사선 방어시설에 대하여 별표 2의 방사선 방어시설 검사기준에 따라 해당 진단용 방사선 발생장치를 사용하기 전에 제6조에 따른 검사기관의 검사를 받아야 한다.

④ 의료기관의 개설자 또는 관리자는 제3항에 따라 검사받은 방사선 방어시설 중 방사선 차폐시설을 변경설치하거나 방사선 차폐시설을 설계할 때에 설정한 주당 최대 동작부하(動作負荷)를 초과한 경우에는 지체 없이 그 방사선 방어시설에 대하여 제6조에 따른 검사기관의 검사를 받아야 한다.

⑤ 의료기관의 개설자 또는 관리자는 법 제37조제2항에 따라 방사선 관계 종사자에게 티·엘배지를 사용하게 하는 경우에는 3개월마다 1회 이상 방사선 피폭선량(被曝線量) 측정을 받도록 하여야 하며, 필름배지를 사용하게 하는 경우에는 1개월마다 1회 이상 방사선 피폭선량 측정을 받도록 하여야 한다.

⑥ 제5항에 따른 방사선 관계 종사자의 방사선 피폭선량 측정에서 그 선량한도는 별표 3과 같다.

⑦ 질병관리청장은 질병관리청에 피폭선량 관리센터를 설치하여 방사선 관계 종사자개인피폭선량의 관리 업무를 하여야 하고, 그 센터의 운영에 필요한 세부 사항을 정하여 고시하여야 한다. 〈개정 2010.1.22., 2013.3.23.〉

⑧ 질병관리청장이 정하여 고시하는 의료방사선시설 품질인증기관의 지정 기준 및

절차에 따라 품질인증기관으로 지정받은 의료기관은 질병관리청장이 정하여 고시하는 바에 따라 제1항부터 제4항까지의 규정에 따른 검사를 면제받을 수 있다. 〈신설 2010.1.22., 2012.11.15., 2013.3.23.〉

제5조(검사 등의 시험방법) ① 제4조에 따른 검사 또는 측정(이하 "검사등"이라 한다)의 시험방법은 질병관리청장의 승인을 받아 제6조에 따른 검사기관 또는 측정기관의 장이 정한다. 이 경우 승인절차 등 세부 사항에 대하여는 질병관리청장이 따로 정하여 고시하는 바에 따른다. 〈개정 2010.1.22., 2012.11.15., 2013.3.23.〉

② 검사등의 재검사를 할 때에는 제1항에서 정한 시험방법 외에 다음 각 호의 어느 하나에 해당하는 방법으로 시험할 수 있다. 〈개정 2010.1.22., 2012.11.15., 2013.3.23.〉

1. 질병관리청장이 고시한 시험방법
2. 제조업소에서 정한 시험방법
3. 국제전기기술위원회가 권고하는 시험방법(제1호나 제2호의 시험방법이 없는 경우에만 해당한다)

제6조(검사 · 측정기관) ① 제4조에 따른 진단용 방사선 발생장치 및 방사선 방어시설을 검사하는 업무 및 방사선 관계 종사자의 피폭선량을 측정하는 업무를 하려는 자는 질병관리청장이 정하는 바에 따라 질병관리청장에게 등록하여야 한다. 〈개정 2011.6.27., 2012.11.15., 2013.3.23.〉

② 제1항에 따라 진단용 방사선 발생장치 및 방사선 방어시설을 검사하는 기관 또는 방사선 관계 종사자의 피폭선량을 측정하는 기관(이하 "검사 · 측정기관"이라 한다)으로 등록하려는 자는 별표 4의 기준에 적합하여야 한다. 〈신설 2011.6.27.〉

③ 제1항에 따른 등록의 유효기간은 등록한 날부터 4년간으로 한다. 〈신설 2010.1.22., 2011.6.27.〉

④ 제3항에 따른 유효기간이 만료되는 검사 · 측정기관이 다시 등록을 하려는 경우에는 유효기간이 만료되는 날부터 6개월 전에 재등록 신청을 하여야 한다. 다만, 질병관리청장은 재등록 신청을 시작하는 날부터 2개월 전까지 검사 · 측정기관의 장에게 재등록절차 등을 휴대폰에 의한 문자전송, 전자메일, 팩스, 전화, 문서 등으로 미리 알려야 한다. 〈신설 2010.1.22., 2011.6.27., 2012.11.15., 2013.3.23.〉

⑤ 질병관리청장은 검사 · 측정기관이 다음 각 호의 어느 하나에 해당하는 경우에는 등록을 취소하거나 6개월 이내의 기간을 정하여 업무정지를 명하거나 시정명령 등 필요한 조치를 할 수 있다. 다만, 제1호부터 제3호까지의 어느 하나에 해

당하는 경우에는 그 등록을 취소하여야 한다. 〈신설 2010.1.22., 2011.6.27., 2012.11.15., 2013.3.23.〉

1. 거짓이나 그 밖의 부정한 방법으로 등록을 한 경우
2. 고의 또는 중대한 과실로 거짓의 진단용 방사선발생장치 등의 검사에 관한 성적서를 발급한 경우
3. 업무정지 처분기간 중에 검사·측정업무를 행하는 경우
4. 별표 4에 따른 검사·측정기관의 등록기준에 미달하는 경우
5. 질병관리청장이 정하여 고시하는 검사·측정 업무에 관한 규정을 위반한 경우

⑥ 제1항에 따른 검사·측정기관의 등록절차 및 등록제도의 운영 등에 필요한 사항과 제5항에 따른 행정처분의 세부기준 등에 필요한 사항은 질병관리청장이 따로 정하여 고시한다. 〈개정 2010.1.22., 2011.6.27., 2012.11.15., 2013.3.23.〉

제7조(검사등의 신청 및 사전통보) ①검사등을 받으려는 자는 별지 제8호서식에 따른 진단용 방사선 발생장치 검사신청서, 별지 제9호서식에 따른 방사선 방어시설 검사신청서 또는 별지 제10호서식에 따른 방사선 관계 종사자 피폭선량 측정신청서를 검사·측정기관의 장에게 제출하여야 한다. 제8조제4항에 따른 재검사의 경우에도 또한 같다. 〈개정 2010.1.22.〉

② 시장· 군수·구청장은 제4조제2항에 따라 진단용 방사선 발생장치에 대한 검사를 받아야 하는 관할 의료기관의 개설자 또는 관리자에 대하여는 검사일 2개월 전까지 검사를 받도록 알려야 한다. 〈신설 2010.1.22.〉

[제목개정 2010.1.22.]

제8조(검사 결과의 통지 등) ① 제7조에 따라 검사·측정기관의 장이 의료기관의 개설자 또는 관리자로부터 검사등의 신청을 받으면 검사등을 한 후 별지 제11호서식에 따른 진단용 방사선 발생장치 검사성적서, 별지 제12호서식에 따른 방사선 방어시설 검사성적서 또는 별지 제13호서식에따른 방사선 관계 종사자 피폭선량 측정성적서를 신청인에게 발급하여야 하며, 검사 또는 측정한 날부터 1개월 이내에 별지 제14호서식에 따른 검사 결과 또는 별지 제15호서식에 따른 측정 결과를 질병관리청장에게 제출하여야 한다. 〈개정 2010.1.22., 2013.3.23.〉

② 검사·측정기관의 장은 검사등의 결과가 별표 1, 별표 2 또는 별표 3의 기준에 적합한 것으로 판정되면 검사 또는 측정한 날부터 1개월 이내에 해당 의료기관의 소재지를 관할하는 시장·군수·구청장에게 통지하고, 부적합 한 것으로 판정되거나 재검사 후 적합한 것으로 판정되면 검사성적서 사본을 해당 의료기관의 소재지를 관할하는 시장·군수·구청장, 질병관리청장, 건강보험심사평가원

장 및 국민건강보험공단이사장에게 지체 없이 통지하며, 선량한도가 초과한 것으로 판정되면 측정성적서 사본을 지체 없이 질병관리청장과 해당 의료기관의 소재지를 관할하는 시장 · 군수 · 구청장에게 통지하여야 한다. 〈개정 2010.1.22., 2013.3.23.〉

③ 시장 · 군수 · 구청장은 제2항에 따라 부적합하거나 선량한도가 초과한 것으로 판정된 검사등의 결과를 통지받으면 통지를 받은 날부터 3일 이내에 법 제63조에 따라 의료기관의 개설자 또는 관리자에게 다음 각 호의 어느 하나의 명령을 하고, 그 사실을 질병관리청장에게 통지하여야 한다. 〈개정 2010.1.22., 2013.3.23.〉

1. 부적합 진단용 방사선 발생장치 또는 방사선 방어시설에 대한 사용 금지 및 수리 · 교정 후 재검사
2. 선량한도 초과자에 대한 건강진단 및 필요 시 안전조치(근무지의 변경 또는 근무시간의 단축 등을 말한다. 이하 같다)

④ 의료기관의 개설자 또는 관리자는 제3항에 따른 명령을 받으면 진단용 방사선 발생장치 또는 방사선 방어시설을 수리 · 교정하고 재검사를 신청하여야 하며, 선량한도 초과자에 대하여는 즉시 제13조에 따른 건강진단을 실시하고, 그 결과 이상징후가 있는 경우에는 안전조치를 취하여야 한다. 이 경우 안전조치를 실시한 후 6개월이 지나 실시하는 건강진단의 결과 이상징후가 나타나지 아니하면 해당 선량한도 초과자의 동의를 받아 관할 시장 · 군수 · 구청장에게 안전조치의 해제를 요구할 수 있다.

⑤ 시장 · 군수 · 구청장은 제2항에 따라 재검사 후 적합 판정 결과를 통보받거나 제4항에 따라 의료기관의 개설자 또는 관리자로부터 선량한도 초과자에 대하여 안전조치의 해제를 요구받으면 사용 금지 명령 또는 안전조치 명령을 해제하고 그 사실을 질병관리청장에게 통지하여야 한다. 〈개정 2010.1.22., 2013.3.23.〉

⑥ 검사등의 성적서를 재발급받으려는 자는 별지 제16호서식에 따른 검사등성적서 재발급신청서를 검사 · 측정기관의 장에게 제출하여야 한다.

제9조(방사선구역) ① 의료기관의 개설자 또는 관리자는 법 제37조제1항에 따라 진단용 방사선 발생장치를 설치하면 진단용 방사선의 안전관리를 위하여 방사선구역을 설정하고 일반인의 출입을 제한하는 등의 조치를 취하여야 한다.

② 방사선구역에는 별표 5의 방사선구역표시를 하여야 한다.

제10조(진단용 방사선의 안전관리책임자) ① 의료기관의 개설자 또는 관리자는 법 제37조제2항에 따라 진단용 방사선 발생장치의 안전관리와 적정한 사용을 위하여 별표 6의 진단용 방사선 안전관리책임자 자격기준에 따라 해당 의료기관 소속 방사선 관

계 종사자 중에서 진단용 방사선 안전관리책임자(이하 "안전관리책임자"라 한다)를 임명하여 진단용 방사선 안전관리업무(이하 "안전관리업무"라 한다)를 수행하도록 하여야 한다. 이 경우 같은 시 · 군 · 구에 있는 분원(分院) 또는 분소(分所)에 설치하는 진단용 방사선 발생장치의 안전관리업무는 해당 의료기관의 안전관리책임자에게 겸임하도록 할 수 있다.

② 의료기관의 개설자 또는 관리자는 안전관리책임자를 선임 · 해임하거나 겸임시키는 경우에는 1개월 이내에 별지 제6호서식에 따른 신고서에 안전관리책임자에 대한 다음 각 호의 서류를 첨부하여 해당 의료기관의 소재지를 관할하는 시장 · 군수 · 구청장에게 제출하여야 한다. 〈개정 2012.11.15.〉

1. 최종 학교 졸업증명서(이공계 석사학위소지자만 제출한다) 또는 경력증명서 1부
2. 제13조에 따른 건강진단 결과서 사본 1부

③ 제2항에 따라 신고서를 제출받은 시장 · 군수 · 구청장은 신고 대상 안전관리책임자가 의료인인 경우 「전자정부법」 제36조제1항에 따른 행정정보의 공동이용을 통하여 안전관리책임자의 의료면허증을 확인하여야 한다. 다만, 의료인인 종사자가 이에 동의하지 아니하는 경우에는 그 사본을 첨부하도록 하여야 한다. 〈신설 2012.11.15.〉

제11조(안전관리책임자의 직무) 제10조에 따른 안전관리책임자의 직무는 나음과 같다.

1. 안전관리업무의 계획 · 점검 및 평가
2. 소속 방사선 관계 종사자에 대한 자체교육훈련의 실시
3. 환자 및 방사선 관계 종사자에 대한 방사선피해로부터의 방어조치
4. 진단 영상정보 관련 설비의 안전관리
5. 피폭선량 측정에 영향을 미치는 방사선 관계 종사자의 소속 변동사실의 측정기관에의 통보
6. 방사선 관계 종사자의 피폭선량 측정에 영향을 미치는 피폭선량계의 파손 및 분실사실의 측정기관에의 통보
7. 제3조제1항 및 제4항에 따른 신고와 제4조에 따른 검사 또는 측정에 관한 사항
8. 제14조에 따른 진단용 방사선 발생장치, 방사선 관계 종사자 및 방사선 방어시설(이하 "진단용 방사선 발생장치등"이라 한다)에 관한 서류의 작성 · 비치 및 보존에 관한 사항

제12조(의료기관의 개설자 또는 관리자의 준수 사항) 법 제37조제1항에 따라 의료기관의 개설자 또는 관리자는 다음 각 호의 사항을 지켜야 한다. 〈개정 2010.1.22.〉

1. 안전관리책임자가 그 직무수행에 필요한 사항을 요청하면 지체 없이 조치하고, 정당한 사유 없이 거부하지 아니할 것

2. 안전관리책임자가 안전관리업무를 성실히 수행하지 아니하면 지체 없이 그 직으로부터 해임하고 다른 직원을 안전관리책임자로 선임할 것
3. 진단용 방사선 발생장치에 대하여는 검사유효기간이 끝나기 전에 검사를 완료하고, 검사기관이 검사를 할 때에는 안전관리책임자를 참여시킬 것
4. 방사선 관계 종사자가 진단용 방사선 발생장치의 운영·조작·관리·점검 및 검사 등 방사선피폭 우려가 있는 업무를 할 때에는 필름배지 또는 티·엘배지 등 피폭선량계를 착용하게 하고, 방사선 관계 종사자의 피폭선량 측정을 신청할 때에는 측정 대상에 해당하는 자를 누락하지 아니할 것
5. 제8조제3항에 따라 시장·군수·구청장으로부터 진단용 방사선 발생장치 또는 방사선 방어시설의 사용 금지와 수리·교정 및 재검사명령을 받으면 지체 없이 이행할 것
6. 방사선 관계 종사자에 대한 피폭선량을 측정한 결과 별표 3의 방사선 관계 종사자의 선량한도를 초과한 자에 대하여는 지체 없이 건강진단 등 필요한 조치를 할 것
7. 방사선 관계 종사자 외에 방사선구역에 출입하는 자에 대한 방사선 피폭을 방지하기 위한 조치를 할 것
8. 적정한 진단 영상정보를 얻을 수 있도록 그 설비의 안전관리에 필요한 조치를 할 것

제13조(방사선 관계 종사자에 대한 건강진단) ① 법 제37조제2항에 따라 의료기관의 개설자 또는 관리자는 방사선 관계 종사자에 대하여 2년마다 별지 제19호서식의 건강진단표에 따라 건강진단을 실시하여야 한다. 다만, 방사선 관련업무에 처음 종사하는 방사선 관계 종사자에 대하여는 업무종사 전에 별지 제19호서식의 건강진단표에 따라 건강진단을 실시하여야 한다. 〈개정 2010.1.22.〉

② 제1항에 따른 건강진단의 문진 사항 및 검사 항목은 다음 각 호와 같다.

1. 문진 사항
   가. 방사선 피폭 증상의 유무
   나. 방사선 피폭 증상이 있는 자는 그의 작업 장소, 작업 내용, 작업 기간, 피폭선량 및 방사선 장해 유무
   다. 그 밖에 방사선에 의한 피폭 증상
2. 검사 항목
   가. 말초혈액 중의 혈색소 양, 적혈구 수 및 백혈구 수
   나. 그 밖에 의사가 필요하다고 인정하는 검사

③ 제1항에도 불구하고 「산업안전보건법」 제130조제1항 또는 제2항에 따라 방사선에 노출되는 업무에 종사하는 방사선 관계 종사자에 대한 특수건강진단 또는 배치전건강진단을 실시한 경우 그 사람에 대해서는 제1항 본문 또는 단서에 따른 건강진단을 실시한 것으로 본다. 〈신설 2015.2.26.〉

제14조(서류의 작성 · 비치 및 보존) 법 제37조제4항에 따라 의료기관의 개설자 또는 관리자, 검사 · 측정기관의 장 및 시장 · 군수 · 구청장은 별표 7의 진단용 방사선 발생장치등에 관한 서류를 작성 · 비치 및 보존해야 한다.

제15조 삭제 〈2021. 6. 30.〉

제16조(지도 · 감독) ① 법 제37조제1항에 따라 시장 · 군수 · 구청장은 의료기관의 진단용 방사선 안전관리상태를 지도 · 점검하고 필요하면 의료기관의 개설자 또는 관리자에게 그 시정을 명할 수 있다.

② 질병관리청장은 검사등의 공정성과 효율성을 확보하기 위하여 검사 · 측정기관에 대하여 필요한 지도와 감독을 할 수 있다. 〈개정 2010.1.22., 2012.11.15., 2013.3.23.〉

③ 질병관리청장 또는 시장 · 군수 · 구청장은 안전관리를 위하여 필요하면 의료기관의 개설자 또는 관리자나 검사 · 측정기관의 장에게 필요한 사항을 보고하게 하거나 자료를 제출하게 할 수 있다. 〈개정 2010.1.22., 2012.11.15., 2013.3.23.〉

④ 시장 · 군수 · 구청장은 매년 3월 31일 현재의 진단용 방사선 발생장치 안전관리 현황 및 방사선 관계 종사자 관리 현황을 별지 제17호서식 및 별지 제18호서식에 따라 5월 31일까지 특별시장 · 광역시장 · 도지사 또는 특별자치도지사를 거쳐 질병관리청장에게 제출하여야 한다. 〈개정 2010.1.22., 2013.3.23.〉

제17조(수수료) ① 법 제85조제1항에 따라 진단용 방사선 발생장치의 검사를 받으려는 자는 제6조에 따른 검사기관의 장이 정한 수수료를 검사기관에 내야 한다. 이 경우 제6조에 따른 검사기관의 장은 수수료의 금액 및 납부방법 등을 해당 기관의 인터넷 홈페이지 등에 게시해야 한다.

② 법 제85조제1항에 따라 진단용 방사선 발생장치의 안전관리책임자 교육을 받으려는 사람은 법 제37조제3항에 따른 안전관리책임자 교육기관(이하 이 항에서 "안전관리책임자교육기관"이라 한다)의 장이 정한 수수료를 안전관리책임자교육기관에 내야 한다. 이 경우 안전관리책임자교육기관의 장은 수수료의 금액 및 납부방법 등을 해당 기관의 인터넷 홈페이지 등에 게시해야 한다.

[본조신설 2021. 6. 30.]

[종전 제17조는 제18조로 이동 〈2021. 6. 30.〉]

제18조(적용의 배제) 진단용 방사선 발생장치 중 진단용 엑스선 발생기 또는 치과진단용 엑스선 발생장치(파노라마 및 세파로 촬영장치는 제외한다)만을 사용하면서 주당 최대 동작부하의 총량이 10밀리암페어 · 분 이하인 의료기관에 대하여는 제4조 제5항, 제9조, 제10조 및 제13조를 적용하지 아니한다.
[제17조에서 이동 〈2021. 6. 30.〉]

부칙 〈보건복지부령 제802호, 2021. 6. 30.〉

이 규칙은 2021년 6월 30일부터 시행한다.

[별표 1] 〈개정 2012.11.15〉

진단용 방사선 발생장치의 검사기준(제4조제1항 관련)

장치의 종류	시험항목	기 준
1. 진단용 방사선 발생장치 (진단용 엑스선 장치, 진단용 엑스선 발생기, 유방촬영용 장치)	가. 접지설비확인 시험	접지설비의 접지단자는 지식경제부장관이 따로 정하는 전기설비의 기술기준에 따라 제3종접지공사에 의한 접지선에 접지되어 있는가를 확인하여야 한다.
	나. 외장누설전류시험	진단용 방사선 발생장치 또는 진단용 방사선 발생장치를 구성하는 각 단위기기 및 부품 중 사람이 접촉할 우려가 있는 도전성 부분으로부터 인체를 통하여 지면 또는 다른 접촉가능 도전성 부분에 흐르는 외장누설전류는 확실하게 접지한 상태에서 0.1mA 이하이어야 한다. 다만, 거치형장치 외의 장치는 접지선을 뺀 상태에서 외장누설전류가 0.5mA 이하이어야 한다.
	다. 조사선량의 재현성시험(자동노출제어기 포함)	진단용 방사선 발생장치의 성능 및 신뢰성을 평가하는 것으로서 조사선량에 대한 변동계수는 0.05 이하이어야 한다. 변동계수란 측정한 조사선량의 평균치에 대한 표준 편차를 말하며, 다음의 식으로 산정한다. $CV = \frac{S}{\overline{X}} = \frac{1}{\overline{X}}\left[\sum_{i=1}^{n}\frac{(X_i-\overline{X})^2}{n-1}\right]^{\frac{1}{2}}$ 비고: CV=변동계수 S = 조사선량 측정치 모집단에 대한 표준편차 $\overline{X}$ = 측정지의 평균지 X_i = i번째의 조사선량 측정치 n = 측정횟수(측정횟수는 5회 이상이어야 한다)
	라. 관전압시험	관전압의 백분율평균오차(PAE)는 설정치(지시치)에 대하여 ±10% 이내이어야 한다. 이는 다음의 식으로 산정한다. $PAE = \frac{(Xp-\overline{X})}{Xp} \times 100\%$ 비고: PAE=백분율평균오차 Xp = 설정치(지시치) $\overline{X}$ = 조사선량 측정치의 평균치
	마. 관전류시험	단시간 정격에서는 백분율평균오차가 지시치에 대하여 ±15% 이내이어야 한다.
	바. 엑스선조사야시험 1) 조도시험 2) 엑스선조사야와 광조사야의 차이시험	조사야조절기구로부터 투광되는 광조사야의 조도는 엑스선관의 초점에서 수상면까지의 거리(이하 "SID"라 한다) 100㎝에서 평균조도가 100Lux 이상이어야 한다. 엑스선조사야의 중심과 광조사야 중심의 차이 및 각 주변의 차이는 이용선의 중심이 수직으로 입사하였을 때 SID의 ±2% 이내이어야 한다. 다만, 엑스선 조사방향이 일정할 때에는 SID의 ±1% 이내이어야 한다.

<table>
<tr><td></td><td>사. 그 밖에 필요한 시험</td><td>표시된 눈금에 대한 허용치는 ±1㎜ 이내이어야 한다.</td></tr>
<tr><td></td><td>1) 단층깊이표시시험(단층촬영용만 해당한다)</td><td>(1) 변압기식인 경우: 통전시간이 0.1초 이상일 때에는 지시치에 대한 백분율평균오차는 ±20%, 0.1초 미만일 때에는 지시치에 대한 백분율평균오차는 ±20% 이내로 한다.</td></tr>
<tr><td></td><td>2) mAs시험</td><td>(2) 콘덴서식 엑스선 장치인 경우: 10mAs 미만의 경우에는 지시치에 대한 오차는 ±2mAs, 10mAs 이상인 경우에는 지시치에 대한 백분율평균오차가 ±20% 이내이어야 한다.</td></tr>
<tr><td></td><td>3) 조사야일치시험(투시장치만 해당한다)</td><td>(1) SID를 최대로 할 때 최소 조사야는 5㎝×5㎝ 이하로 조절될 수 있어야 한다.
(2) 엑스선조사야는 투시 중 수상면의 유효면적을 넘어서는 아니 된다.
(3) 수상면의 중심과 엑스선조사야의 중심의 오차는 SID의 ±2% 이내이어야 한다.</td></tr>
<tr><td></td><td>4) 흉벽측에서의 엑스선조사야시험(유방촬영용 장치만 해당한다)</td><td>엑스선조사야는 수상면의 전체를 포함하여야 하되, SID의 2%를 초과하여 흉벽쪽으로 엑스선조사야가 연장되어서는 아니 된다.</td></tr>
<tr><td></td><td>5) 압박대크기시험(유방촬영용 장치만 해당한다)</td><td>압박대의 흉벽방향의 길이는 유방지지대의 4.2cm 높이에서 수상면의 흉벽방향의 길이보다 SID의 1%를 초과하여서는 아니 된다.</td></tr>
<tr><td></td><td>6) 입사조사선량률시험(투시장치만 해당한다)</td><td>피검자에 입사하는 이용선의 중심점에서 입사조사선량률은 자동노출제어기가 있는 경우 10R/min(2.58×10^{-3}C/kg·min), 자동노출제어기가 없는 경우 5R/min(1.29×10^{-3}C/kg·min) 이상으로 가져올 수 있는 관전압과 관전류의 어떠한 조합에서도 작동되지 아니하여야 한다.</td></tr>
<tr><td></td><td>7) 암류엑스선시험(콘덴서식 엑스선 장치만 해당한다)</td><td>사람이 접촉할 수 있는 표면으로부터 5cm거리에서 선량(률)계로 측정하여 2mR/hr(5.16×10^{-7}C/kg·hr)를 초과하여서는 아니 된다.</td></tr>
<tr><td></td><td>8) 타이머시험(촬영용 장치만 해당한다)</td><td>타이머조정에 의한 조사시간의 지시치에 대한 허용치는 다음 표에 나타난 값 이하이어야 한다.
<table>
<tr><th>정류방식</th><th>표시치</th><th>허용치</th></tr>
<tr><td>단상장치</td><td>T<10펄스
10펄스≤T</td><td>±0펄스(2)
±10%</td></tr>
<tr><td>다상정류장치
(1), (3)</td><td>T<0.01초
0.01초≤T<0.04초
0.04초≤T</td><td>-1.5msec~+6msec
±20%
±10%</td></tr>
<tr><td>인버터식장치</td><td>T<0.01초
0.01초≤T</td><td>±1msec
±10%</td></tr>
</table></td></tr>
</table>

<table>
<tr><td></td><td></td><td>(1) 각 장치의 투입방법에 따라 투입시기에서 정규운전에 이르기까지의 초기투입부분이 있는 장치의 경우에는 그 초기부분을 촬영시간에 포함하지 아니한다.
(2) 1펄스는 전원주파수의 1사이클의 1/2에 해당하는 시간을 말한다. 단상장치에 있어서는 유효펄스 전기각에서 45°~135°의 기간을 말한다. 최초의 1펄스 또는 최후의 1펄스에서 그 전기각 이상의 범위를 가진 것도 정규펄스로 본다.
투입시기에 있어서 -45°~0° 이내의 초기투입부분 및 종료 시 0°~45° 이내의 후속부분은 촬영시간에 포함하지 아니한다.
(3) 다상정류장치에서는 고압파형의 상승부 및 소정관전압치에 대한 각각의 87%시기를 투사시점 및 차단점으로 하여 그 사이의 시간을 가지고 촬영시간으로 한다.</td></tr>
<tr><td></td><td>9) 평균유선선량시험(유방촬영용 장치만 해당한다)</td><td>압박된 4.2 cm 두께의 표준유방팬톰(표준유방 인체모형)을 촬영할 때의 조사조건에서 상하측 촬영법으로 표준유방팬톰을 촬영한 때의 평균유선선량은 3 mGy(0.3 rad) 이하이어야 한다.</td></tr>
<tr><td></td><td>10) 팬톰영상평가시험(유방촬영용 장치만 해당한다)</td><td>표준유방팬톰 영상에서 모조병소(模造病巢) 16개 중 섬유소 4개 이상, 반점 3개 이상, 종괴(腫塊) 3개 이상이 관찰되어야 한다.</td></tr>
<tr><td></td><td>11) 반가층시험</td><td><table>
<tr><th>구분</th><th>측정관전압(㎸)</th><th>최소 반가층(㎜ Al)</th></tr>
<tr><td>진단용 엑스선 장치</td><td>60(최고 관전압이 70 ㎸ 이하인 장치)</td><td>1.3</td></tr>
<tr><td>진단용 엑스선 발생기</td><td>80(최고 관전압이 70 ㎸를 초과하는 장치)</td><td>2.3</td></tr>
<tr><td rowspan="3">유방촬영용 장치</td><td>20</td><td>0.20</td></tr>
<tr><td>25</td><td>0.25</td></tr>
<tr><td>30</td><td>0.30</td></tr>
</table>
측정관전압은 관전압시험 후 오차를 보정하여 시험한다.</td></tr>
<tr><td rowspan="6">2. 치과진단용 엑스선 발생장치(파노라마와 세파로를 포함한다)</td><td>가. 외장누설전류시험</td><td>진단용 방사선 발생장치의 시험 항목 “나”(외장누설전류시험)와 같다.</td></tr>
<tr><td>나. 조사선량의 재현성시험</td><td>진단용 방사선 발생장치의 시험 항목 “다”(조사선량의 재현성시험)와 같다.</td></tr>
<tr><td>다. 관전압시험</td><td>진단용 방사선 발생장치의 시험 항목 “라”(관전압시험)와 같다.</td></tr>
<tr><td>라. 관전류시험</td><td>진단용 방사선 발생장치의 시험 항목 “마”(관전류시험)와 같다.</td></tr>
<tr><td>마. 조사야시험</td><td>1) 치과진단용 엑스선 발생장치는 조사통선단에서 조사야의 지름이 7cm 이하이어야 한다.
2) 파노라마촬영용인 치과진단용 엑스선 발생장치는 이용선의 중심이 필름쪽 슬릿 중심에 일치되도록 하여야 하며, 엑스선조사야에 대하여 슬릿 폭의 차이가 ±2% 이내가 되어야 한다.</td></tr>
<tr><td>바. 타이머시험</td><td>타이머의 지시치에 대한 허용치는 백분율평균오차가 ±10% 이내이어야 한다. 다만, 반파정류장치에서의 조사시간이 0.5초 미만, 단상전파정류장치에서의 0.2초 미만은 ±2펄스 이내이어야 한다.</td></tr>
</table>

<table>
<tr><td></td><td>사. 반가층시험</td><td><table><tr><td>측정관전압 (㎸)</td><td>최소 반가층 (㎜ Al)</td></tr><tr><td>60
(최고 관전압이 70 ㎸ 이하인 장치)</td><td>1.5</td></tr><tr><td>80
(최고 관전압이 70 ㎸를 초과하는 장치)</td><td>2.3</td></tr></table>측정관전압은 관전압시험 후 오차를 보정하여 시험한다.</td></tr>
<tr><td>3. 전산화 단층 촬영장치</td><td>가. Artifacts시험</td><td>Artifacts화상이 눈에 띄게 나타나서는 아니 되며, 중심선 정렬이 잘 되어 있는가를 육안으로 확인한다.</td></tr>
<tr><td></td><td>나. 슬라이스두께시험</td><td>슬라이스두께 설정치와 측정치 간의 허용오차는 ±1mm 이내이어야 한다.</td></tr>
<tr><td></td><td>다. 관전압시험</td><td>관전압의 백분율평균오차는 지시치의 ±7% 이내이어야 한다.</td></tr>
<tr><td></td><td>라. 환자피폭선량 측정시험</td><td>제조업소 자가기준에 따른다.</td></tr>
<tr><td></td><td>마. mAs시험</td><td>1) 변압기식 및 인버터식 엑스선 장치: 지시치에 대한 오차는 ±(10% + 0.2mAs) 이내이어야 한다.
2) 콘덴서식 엑스선 장치
가) 10mAs 미만: 지시치에 대한 오차는 ±2mAs 이내이어야 한다.
나) 10mAs 이상: 지시치에 대한 백분율평균오차는 ±20% 이내이어야 한다.</td></tr>
<tr><td></td><td>바. CT Number의 직선성시험</td><td>제조업소 자가기준에 따른다.</td></tr>
<tr><td></td><td>사. 잡음시험</td><td>제조업소 자가기준에 따른다.</td></tr>
<tr><td></td><td>아. 고대조도 공간 분해능시험</td><td>제조업소 자가기준에 따른다.</td></tr>
<tr><td></td><td>자. 분해능시험(PET에 한함)</td><td>제조업소 자가기준의 +20% 이하이어야 한다.</td></tr>
<tr><td></td><td>차. 감도시험(PET에 한함)</td><td>제조업소 자가기준의 −20% 이상이어야 한다.</td></tr>
<tr><td>4. 그 밖의 기기</td><td>식품의약품안전평가원장이 정하는 시험</td><td>식품의약품안전평가원장이 정하는 기준, 제조업소에서 정한 기준 또는 국제적으로 권고하는 기준을 적용한다.</td></tr>
</table>

비고

1. 「의료법」 제3조에 따른 의료기관(치과병원 · 치과의원은 제외한다), 「지역보건법」 제7조 · 제8조 및 제10조에 따른 보건소 · 보건의료원 · 보건지소에 설치된 전산화 단층 촬영장치 및 유방촬영용 장치에 대하여는 제1호사목10), 제3호가목 · 나목 · 사목 · 아목을 적용하지 아니한다. 다만, 양전자 방출 전산화 단층촬영장치에 대하여는 제3호가목부터 차목까지의 규정을 적용한다.
2. 다른 법령에서 제3호 자목 및 차목에 대한 검사기준을 규정하고 있는 경우에는 그 항목에 대하여는 이 표에 따른 기준을 적용하지 아니할 수 있다.

[별표 2] <개정 2021. 1. 5.>

방사선 방어시설 검사기준(제4조제3항 관련)

1. 방사선 방어시설

가. 촬영실의 방사선 방어시설

1) 진단용 방사선 발생장치를 설치하여 진단을 목적으로 촬영을 하는 곳(이하 "촬영실"이라 한다)의 천장·바닥 및 벽에는 도구를 사용하지 아니하고서는 이동 또는 제거할 수 없는 방사선 차폐시설(이하 "방어벽"이라 한다)을 설치하여야 하고, 방어벽의 바깥쪽에서 측정한 방사선 누설선량 및 산란선량의 합계는 주당 2.58×10^{-5}/kg(주당 100mR) 이하이어야 한다. 다만, 사람이 통행 또는 거주하지 아니하는 방향에는 방어벽을 설치하지 아니하여도 되고, 방사선 관계자 외의 자가 거주하는 방향에 설치된 방어벽의 바깥쪽에서 측정한 방사선 누설선량 및 산란선량의 합계는 주당 2.58×10^{-6}C/kg(주당 10mR) 이하이어야 한다.

2) 1)에도 불구하고 치과진단용 엑스선 발생장치(파노라마 및 세파로는 제외한다) 또는 진단용 엑스선 발생기만을 설치한 촬영실은 다음의 요건을 갖춘 경우에는 진료용 엑스선 방어칸막이로 방어벽의 설치를 갈음할 수 있다.

가) 치과진단용 엑스선 발생장치(파노라마 및 세파로는 제외한다) 또는 진단용 엑스선 발생기는 주당 최대 동작부하가 10mA·min 이하이어야 한다.

나) 진료용 엑스선 방어칸막이 바깥쪽에서의 누설선량은 2.58×10^{-5}C/kg(주당 100mR) 이하이어야 한다.

다) 진료용 엑스선 방어칸막이의 크기는 가로 0.8m×세로 1.8m 이상이어야 한다.

3) 촬영실의 1차선 방어벽이 아닌 모든 벽과 천장 및 바닥에는 2차선 방어벽을 설치하여야 한다. 이 경우 방어벽의 높이는 2m 이상이어야 한다.

4) 방어벽의 차폐물질이 연판으로 된 경우에는 다음의 요건을 갖추어야 한다.

가) 연판 자체의 하중으로 주름이 잡히거나 휘어지지 아니하도록 하여야 하고, 물리적 충격을 직접 받지 아니하도록 하여야 한다.

나) 연판과 연판이 이어지는 부분은 폭 1.5cm 이상의 연판으로 중첩되도록 하여야 하고, 연판 외의 차폐물질과 이어지는 부분은 폭 2.5cm 이상의 연판으로 중첩되게 하여야 한다.

5) 필름출입구의 문은 1mm연당량 이상이어야 한다.

나. 제어실의 방사선 방어시설

제어실은 촬영실과 구획되어 진단용 방사선을 제어하는 제어장치가 설치된 장소로서 환자의 움직임을 볼 수 있는 환자보기창 등이 설치되어야 한다.

다. 제어소의 방사선 방어시설

1) 제어소는 촬영실과 일부 개방된 방어벽으로 구분된 상태에서 진단용 방사선을 제어하는 제어장치가 설치된 곳이어야 한다.

2) 제어장치가 엑스선 고전압 발생장치에 부착되어 있지 아니한 제어소의 바닥면적은 1.5㎡ 이상이어야 하고, 방어벽과 검사테이블 간의 거리는 2m이상이어야 하며, 진단용 방사선 발생장치의 최고 관전압에 따른 방어벽 및 환자보기창의 구조는 다음과 같다.

가) 최고 관전압이 100KV를 초과하는 경우

· 방어벽은 1.5mm연당량 이상이어야 하고, 그 배치구조는 별표 9와 같다.

· 환자보기창은 1.5mm연당량 이상이어야 하고, 환자보기창에는 100KV에서의 연당량이 지워지지 아니하도록 표시하여야 한다.

나) 최고 관전압이 100KV 이하인 경우

· 방어벽은 1mm연당량 이상이어야 하고, 그 크기는 가로 1m×세로 2m 이상이어야 한다.

· 환자보기창은 1mm연당량 이상이어야 한다.

3) 제어장치가 엑스선 고전압 발생장치에 부착되어 있는 제어소의 경우에는 2)의 기준 중 환자보기창에 관한 기준만을 적용하고, 조사용 스위치를 촬영실 외부에 설치하여 조작할 수 있도록 하여야 한다.

라. 진단용 방사선 발생장치를 의료기관 외부로 이동하여 사용하는 경우의 방사선 방어시설

1) 이동검진차량의 통행이 가능한 지역에서 사용하는 경우

진단용 방사선 발생장치는 이동검진차량에 장착하여야 하고, 방사선 관계 종사자가 그 장치를 조작하는 장소에는 방어벽을 설치하되, 방어벽 바깥쪽과 차량의 바깥쪽에서의 방사선 누설선량은 주당 2.58×10^{-5}C/kg(주당 100mR) 이하이어야 한다.

2) 도서 벽지 등 이동검진차량의 통행이 불가능한 지역에서 사용하는 경우 진단용 방사선 발생장치는 이동검진차량에 장착할 필요가 없으며, 방사선 관계 종사자가 그 장치를 조작하는 장소에는 진단용 엑스선 방어칸막이를 설치하되, 진단용 엑스선 방어칸막이 바깥쪽에서의 방사선 누설선량은 주당 2.58×10^{-5}C/kg(주당 100mR) 이하이어야 한다.

마. 이동형 진단용 방사선 발생장치(Mobile Unit, C-Arm, Portable Unit, 치과용 이동형 장치 및 이동형으로 제작된 엑스선 골밀도 측정기와 전산화 단층 촬영장치)의 방사선 방어시설

1) 방사선 방어시설은 필요하지 않지만, 제3호나목의 진료용 엑스선 방어앞치마(치과병원·치과의원의 경우는 치과진료용 엑스선 방어앞치마를 말한다)를 갖추어야 한다.

2) 수술실·응급실 또는 중환자실 이외의 장소에서 촬영할 때에는 이동형 진료용 엑스선 방어칸막이를 갖추어야 한다.

3) 이동형으로 제작된 전산화 단층 촬영장치는 수술실, 중환자실 및 「감염병의 예방 및 관리에 관한 법률」 제41조제1항·제2항에 따른 입원치료 병상에서만 사용할 수 있다. 이 경우 이동형 진료용 엑스선 방어칸막이를 갖추어야 하고, 해당 방어칸막이 바

깥쪽에서의 방사선 누설선량은 주당 2.58×10^{-6}C/kg(주당 10mR) 이하여야 한다.

4) 1)에도 불구하고 이동형 진단용 방사선 발생장치를 단일(單一) 촬영실에서 사용하는 경우에는 가목부터 다목까지의 기준에 따른 방사선 방어시설을 갖추어야 한다.

바. 유방촬영용 장치의 방사선 방어시설: 유방촬영용 장치는 가목1)에 따른 방어벽이 설치된 촬영실에 설치해야 하고, 방사선 제어장치를 촬영실 내부에 설치하는 경우에는 가목2)나) 및 다)에 따른 진료용 엑스선 방어칸막이로 방어벽의 설치를 갈음할 수 있다. 다만, 유방촬영용 장치에 부착되어 있는 방어칸막이는 바닥으로부터 15cm 이상 떨어지지 않아야 하고, 크기는 가로 0.6m 이상, 세로 1.8m 이상이어야 한다.

2. 진단용 방사선 발생장치의 촬영실 설치 기준

가. 촬영실 1실에 1대를 설치해야 한다.

나. 가목에도 불구하고 촬영실 1실에 2대 이상을 설치하는 경우에는 변환 스위치 등 동시 동작 방지장치를 활용하여 동시에 2대가 가동되지 않도록 해야 한다.

다. 진단용 방사선 발생장치 중 전신화 단층 촬영장치(치과용 전산화 단층 촬영장치 및 이비인후과용 전산화 단층 촬영장치는 제외한다)는 전용 촬영실에 설치해야 한다. 다만, 이동형으로 제작되어 수술실, 중환자실 및 「감염병 예방 및 관리에 관한 법률」 제41조제1항·제2항에 따른 입원치료 병상에서 사용하는 전산화 단층 촬영장치는 제외한다.

3. 방사선 장해방어용 기구

진단용 방사선 발생장치를 사용할 때 방사선으로부터 환자 및 방사선 관계 종사자를 방어하기 위한 기구(이하 "방사선 장해방어용 기구"라 한다)는 식품의약품안전처장이 정하여 고시하는 기준 또는 「산업표준화법」에 따른 한국산업표준(KS)에 맞아야 한다. 이 경우 의료기관당 진료용 엑스선 방어앞치마(치과병원·치과의원의 경우에는 치과진료용 엑스선 방어앞치마를 말한다) 1개를 포함하여 다음 각 목에 따른 방사선 장해방어용 기구 중 2개 이상을 갖추어야 한다.

가. 진료용 엑스선 방어칸막이

나. 진료용 엑스선 방어앞치마

다. 치과진료용 엑스선 방어앞치마

라. 환자생식기 방어용 기구

마. 그 밖의 방사선 장해방어용 기구

[별표 3] <개정 2010.1.22>

방사선 관계 종사자의 선량한도(제4조제6항 관련)

피폭구분	선량한도
유효선량	연간 50mSv(5rem) 이하이어야 하며, 5년간 누적선량은 100mSv(10rem) 이하이어야 한다.
등가선량(수정체)	연간 150mSv(15rem) 이하이어야 한다.
등가선량 (피부·손 및 발)	연간 500mSv(50rem) 이하이어야 한다.

1. 유효선량이란 인체 내 조직 간 선량분포에 따른 위험정도를 하나의 양으로 나타내기 위하여 방사능에 노출된 인체의 모든 조직에 대하여 각 조직의 등가선량에 해당 조직의 조직가중치를 곱한 결과를 합산한 양을 말한다. 이 경우 전신피폭된 조직가중치의 합은 1로 한다.

2. 등가선량이란 인체의 피폭선량을 나타내기 위하여 흡수선량에 해당 방사선의 방사선 가중치를 곱한 양을 말한다. 이 경우 진단용 엑스선의 방사선가중치는 1로 한다.

3. 방사선 관계 종사자의 선량한도 측정방법 등 측정에 필요한 세부 사항은 식품의약품안전평가원장의 승인을 받아 측정기관의 장이 정한다.

4. 연간 선량한도는 연도 중 처음 피폭선량을 측정한 시기와 관계없이 매 연도 12월 말일을 기준으로 하되, 티·엘배지를 사용하는 방사선 관계 종사자의 선량한도는 매 분기 말일마다 측정한 양을 합산한 것으로 한다.

5. 5년간 누적 선량한도는 처음 피폭선량을 측정한 시기와 관계없이 2008년 1월 1일을 기준으로 매 5년간의 누적선량으로 한다.

[별표 4] <개정 2020. 9. 11.>

검사기관 및 측정기관의 등록기준(제6조제1항 관련)

1. 검사기관(진단용 방사선 발생장치 및 방사선 방어시설을 검사하는 기관)은 진단용 방사선 발생장치의 품질관리와 관련이 있는 법인, 기관 또는 단체, 자체 기관의 검사를 위하여 일정한 검사능력을 갖춘 기관(이하 "자체검사기관"이라 한다)으로서 다음 각 목의 기준에 맞아야 한다. 다만, 자체검사기관의 경우에는 질병관리청장이 정하는 바에 따라 다음 각 목의 기준 중 일부기준을 면제할 수 있다.

가. 검사기관은 진단용 방사선 발생장치의 제조, 수입 또는 수리 업소와 이해관계가 없는 독립된 기관일 것

나. 국제적 기준에 맞는 품질보증시스템을 구축 · 유지할 것

다. 검사업무에 필요한 시설, 검사장비 보관시설 및 비교측정 시설을 갖출 것

라. 별표 1의 진단용 방사선 발생장치의 검사기준의 시험항목 및 별표 2의 방사선 방어시설 검사기준의 방사선 차폐시설과 방사선 장해방어용 기구를 측정 · 검사할 수 있는 장비를 갖출 것

마. 검사장비는 표준물질 또는 교정을 통하여 정확 · 정밀도가 국가측정표준 또는 국제측정표준과 일치되도록 연관성이 유지될 것

바. 다음의 어느 하나에 해당하는 자격을 가진 기술책임자를 둘 것

1) 방사선과전문의 또는 4년제 대학의 물리학 · 전기 · 전자 · 기계공학 · 방사선학 · 의공학과 · 원자력공학과 또는 관련 이공계학과를 졸업한 사람(법령에 따라 이와 같은 수준의 학력이 있다고 인정되는 사람을 포함한다)으로서 4년 이상 진단용 방사선 발생장치 검사와 유관한 기술업무에 종사한 사람

2) 전문대학의 1)에 규정된 학과를 졸업한 사람(법령에 따라 이와 같은 수준의 학력이 있다고 인정되는 사람을 포함한다)으로서 6년 이상 진단용 방사선 발생장치 검사와 유관한 기술업무에 종사한 사람

3) 방사선사로서 진단용 방사선 발생장치 검사와 유관한 기술업무에 4년 이상 종사한 사람

사. 1년 이상 실무분야에 종사한 경험이 있는 2명 이상의 검사요원으로 구성된 검사팀을 둘 것

아. 기술책임자와 팀장급 검사요원은 다음 분야의 기술능력과 관계 법령에 대한 지식을 갖출 것

1) 방사선 물리

2) 방사선 안전

3) 진단용 방사선 발생장치의 검사

자. 그 밖에 질병관리청장이 정하여 고시하는 기준에 맞을 것

2. 측정기관(방사선 관계 종사자의 피폭선량을 측정하는 기관)은 「국가표준기본법」 제14조에 따라 국가교정기관(방사선 분야)으로 지정된 기관 또는 「원자력안전법」 제78조에 따라 판독업무의 등록을 한 기관, 자체 기관의 측정을 위하여 일정한 측정능력을 갖춘 기관(이하 "자체측정기관"이라 한다)으로서 다음 각 목의 기준에 맞아야 한다. 다만, 자체측정기관의 경우에는 질병관리청장이 정하는 바에 따라 다음 각 목의 기준 중 일부기준을 면제할 수 있다.
가. 국제적 기준에 맞는 품질보증시스템을 구축 · 유지할 것
나. 측정업무에 필요한 시설을 갖출 것
다. 개인의 피폭선량 측정기 및 판독장치를 구비하여 측정 결과를 종합 · 분석 및 처리할 수 있는 기기를 구비하되, 고장 등으로 측정업무가 중지되지 않도록 대체 기기를 보유할 것
라. 검사장비는 표준물질 또는 교정을 통하여 정확 · 정밀도가 국가측정표준 또는 국제측정표준과 일치되도록 연관성이 유지될 것
마. 다음의 어느 하나에 해당하는 자격을 가진 기술책임자를 둘 것
1)방사선과전문의 또는 4년제 대학의 물리학 · 전기 · 전자 · 기계공학 · 방사선학 · 의공학과 · 원자력공학과 또는 관련 이공계학과를 졸업한 사람(법령에 따라 이와 같은 수준의 학력이 있다고 인정되는 사람을 포함한다)으로서 4년 이상 진단용 방사선 발생장치 검사와 유관한 기술업무에 종사한 사람
2)전문대학의 1)에 규정된 학과를 졸업한 사람(법령에 따라 이와 같은 수준의 학력이 있다고 인정되는 사람을 포함한다)으로서 6년 이상 진단용 방사선 발생장치 검사와 유관한 기술업무에 종사한 사람
3)방사선사로서 진단용 방사선 발생장치 검사와 유관한 기술업무에 4년 이상 종사한 사람
바. 2명 이상의 측정인력을 상용종사자로 확보할 것
사. 그 밖에 질병관리본부장이 정하여 고시하는 기준에 맞을 것

[별표 5]

방사선구역표시(제9조제2항 관련)

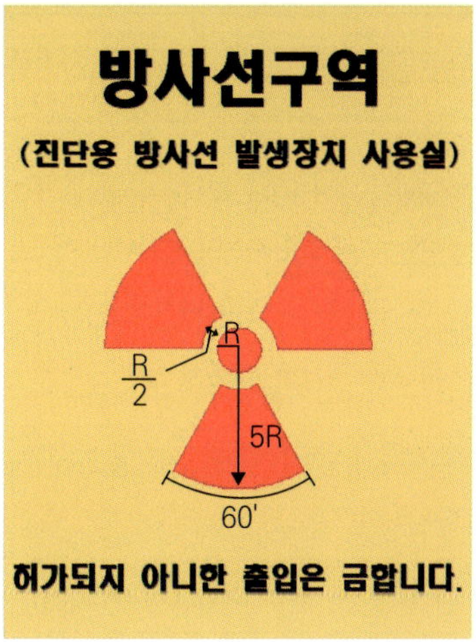

R=2.5cm 이상

[별표 6] <개정 2022.12.19>

진단용 방사선 안전관리책임자의 자격기준(제10조 관련)

의료기관의 종류	선임기준
종합병원 병원 치과병원 한방병원 (법 제43조제2항에 따라 관련 의과과목을 추가로 설치한 경우만 해당한다) 영상의학과 전문의원	· 영상의학과 전문의, 의사 또는 치과의사(치과병원만 해당한다) · 이공계(물리, 의공, 전기, 전자, 방사선) 석사학위를 소지한 사람으로서 진단용 방사선 분야의 실무경력(학위 취득 전의 경력을 포함한다)이 1년 이상인 사람 · 방사선사로서 진단용 방사선 분야의 실무경력이 3년 이상인 자
치과의원	· 치과의사 · 방사선사 · 치과위생사로서 진단용 방사선 분야의 실무경력이 3년 이상인 자(파노라마 및 세파로를 설치한 치과의원은 제외한다)
의원 보건소 보건지소 그 밖의 기관	의사, 치과의사 또는 방사선사

[별표 7]

진단용 방사선 발생장치등에 관한 서류(제14조 관련)

작성기관	기록사항	보존기간
1. 시장·군수·구청장	진단용 방사선 관리대장(별지 제7호서식)	해당 장치 폐기 후 1년
2. 검사·측정기관의 장	가. 제8조제1항에 따른 각종 성적서	
	1) 방사선 관계 종사자의 피폭선량 측정서	30년
	2) 방사선 방어시설의 검사에 관한 서류	10년
	3) 진단용 방사선 발생장치의 검사에 관한 서류	5년
	나. 검사 및 측정에 필요한 기기의 품질관리에 관한 서류	해당 장치 폐기 후 1년
3. 의료기관의 개설자 또는 관리자	가. 진단용 방사선 발생장치 사용기록(환자의 성명, 성별, 연령, 촬영부위 또는 촬영명칭)	5년
	나. 제4조 및 제8조에 따른 방사선 관계 종사자의 피폭선량 측정과 제13조에 따른 방사선 관계 종사자에 대한 건강진단에 관한 사항	해당 종사자 퇴직 때까지(퇴직 시 당사자에게 발급한다)
	다. 진단용 방사선 발생장치 검사성적서 및 장치 점검기록(수리명세서 및 관련 자료를 포함한다)	해당 장치의 철거 후 1년
	라. 방사선 방어시설 검사성적서(차폐벽 두께 및 재료명을 표시한 설계도를 포함한다)	해당 시설의 철거 후 1년
	마. 방사선 관계 종사자 현황(성명, 성별, 연령 및 의료인 등 종별)	5년
	바. 진단용 방사선 발생장치의 설치 및 사용신고증명서	해당 장치 및 시설 철거 후 1년

[별표 8] 삭제 <2009.4.29>

[별표 9]

제어소 방어벽의 배치구조(별표 2의 제1호다목2)가) 관련)

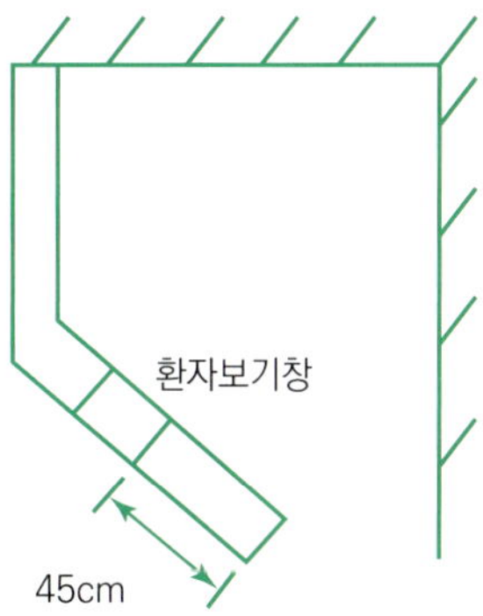

(환자보기창이 꺾여진 면에 있는 경우)

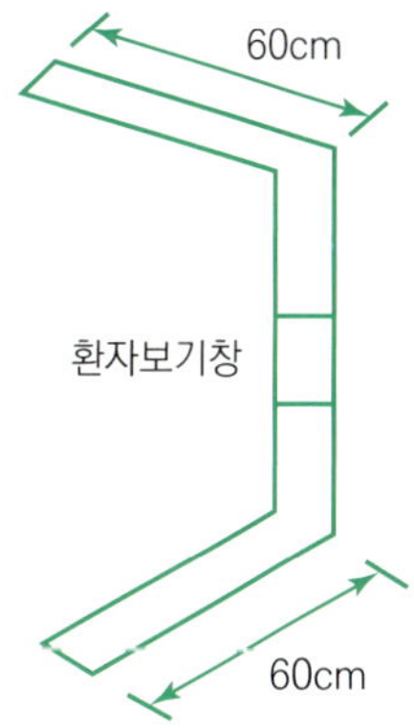

(환자보기창이 정면에 있는 경우)

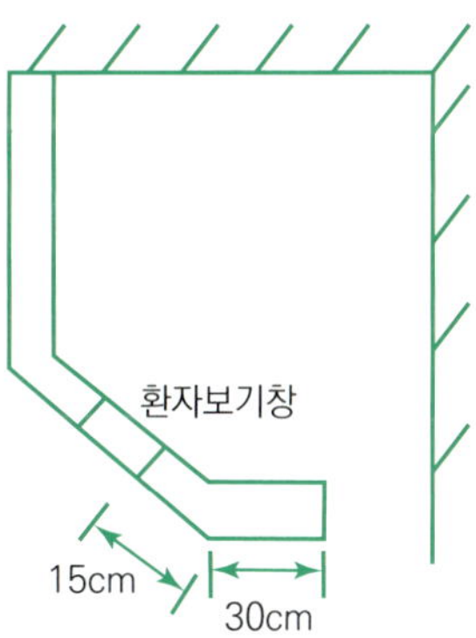

(환자보기창이 꺾여진 면에 있는 경우)

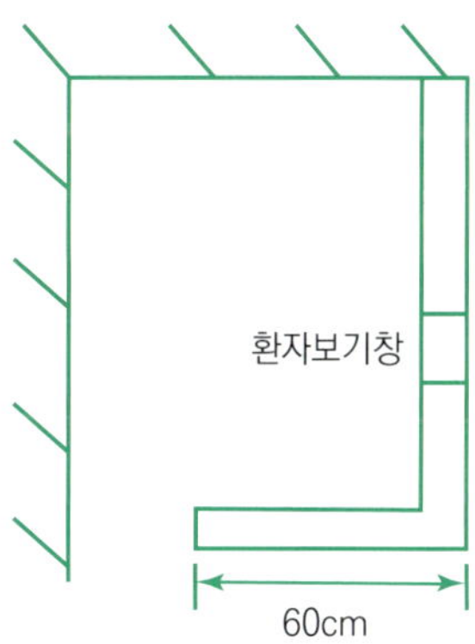

(환자보기창이 정면에 있는 경우)

■ 진단용 방사선 발생장치의 안전관리에 관한 규칙[별지 제1호서식] <개정 2015.7.24>

진단용 방사선 발생장치의 [ ] 설치 및 사용 [ ] 재사용 신고서

(앞쪽)

접수번호	접수일	발급일	처리기간 3 일

신고인	의료기관 명칭	요양기관기호
	소 재 지 (전화번호/팩스번호:)	
	개 설 자 성 명	개설자 생년월일
	안전관리책임자 성 명	안전관리책임자 생년월일
설치인	설치자 성명	회사명
	설치일자	전화번호
신고 대상 장치 내용	용도	상태 [ ] 신품 [ ] 중고품
	형태 [ ] 이동형 [ ] 거치형	판매회사 및 판매자 (판매회사 및 판매자는 중고품인 경우에만 작성합니다)
	적용배제 여부 [ ] 해당 [ ] 해당 없음	

장비 명칭	형식 및 모델			검사 연월일	검사회사 및 검사자	제조번호	제조 연월일	제조사	제조국	장비번호	허가(신고) 번호	도입 형태	구입일	구입 금액	의료장비 바코드
	X-선 튜브	제어 장치	고전압 발생장치												

1. 장비번호: 「의료장비현황 신고대상 및 식별부호화에 관한 기준」 별표1의 장비번호를 적습니다.
2. 허가(신고)번호: 식품의약품안전처 의료기기 제조(수입) 허가번호를 적습니다.
3. 도입 형태는 1. 구입, 2. 임차(리스), 3. 기증 중 선택하여 작성합니다.
4. 구입금액은 구입 당시의 금액으로, 대한민국 통화단위(원, ₩)를 사용하여 작성합니다(외국에서 구입 시 당시 환율로 환산).
5. 의료장비 바코드: 「의료장비현황 신고대상 및 식별부호화에 관한 기준」에 따라 건강보험심사평가원장이 부여한 고유 식별 번호(31자리)를 적습니다.

「진단용 방사선 발생장치의 안전관리에 관한 규칙」 제3조제1항에 따라 위와 같이 신고합니다.

년 월 일

신 고 인 : (서명 또는 인)

시장・군수・구청장 귀하

첨부서류		수수료
첨부서류	1. 진단용 방사선 발생장치 검사성적서 사본 1부 2. 방사선 방어시설 검사성적서 사본 1부 3. 별지 제6호서식에 따른 방사선 관계 종사자 신고서 1부(추가 설치인 경우 또는 종사자 변동이 없는 재사용 신고인 경우에는 제외하며, 보건의료자원 통합신고포털을 통해 신고하는 경우에는 사본으로 제출할 수 있습니다) 4. 양도 또는 이전한 자의 별지 제3호서식에 따른 신고증명서 원본 1부(양도받거나 이전 설치하는 경우에만 제출하며, 보건의료자원 통합신고포털를 통해 신고하는 경우에는 생략할 수 있습니다) 5. 특수의료장비 등록증명서 사본 1부(특수의료장비를 설치하는 경우에만 제출하며, 보건의료자원 통합신고포털을 통해 신고하는 경우에는 사본으로 제출할 수 있습니다) 6. 별지 제3호서식에 따른 진단용 방사선 발생장치의 사용중지 신고증명서 원본(사용중지 후 다시 사용하는 경우에만 제출하며, 보건의료자원 통합신고포털을 통해 신고하는 경우에는 생략할 수 있습니다) 7. 의료기기 제조허가증 또는 수입허가증 사본 1부(보건의료자원 통합신고포털을 통해 신고하는 경우에는 생략할 수 있습니다) 8. 세금계산서, 계약서 등 구입 또는 임차 사실 증명자료 사본 1부	수수료 없 음

210㎜×297㎜[백상지 80g/㎡]

■ 진단용 방사선 발생장치의 안전관리에 관한 규칙[별지 제2호서식] <개정 2015.7.24>

진단용 방사선 발생장치의 [ ] 사용중지 [ ] 양 도 [ ] 이 전 [ ] 폐 기 신고서

접수번호	접수일	발급일	처리기간 3 일

신고인	의료기관 명칭	요양기관기호
	소 재 지	(전화번호/팩스번호:)
	개 설 자 성 명	개설자 생년월일
인수인	기관(업체) 명칭	사업자등록번호
	소재지	(전화번호/팩스번호:)
	대표자 성명	생년월일

(양도, 폐기의 경우만 작성합니다.)

신고 대상 장치의 내용

장비 명칭	형식 및 모델			검사 연월일	제조번호	제조 년월일	제조사	제조국	장비 번호	허가(신고) 번호	의료장비 바코드
	X-선 튜브	제어장치	고전압 발생장치								

1. 장비번호: 「의료장비현황 신고대상 및 식별부호화에 관한 기준」 별표1의 장비번호를 적습니다.
2. 허가(신고)번호: 식품의약품안전처 의료기기 제조(수입) 허가번호를 적습니다.
3. 의료장비 바코드: 「의료장비현황 신고대상 및 식별부호화에 관한 기준」에 따라 건강보험심사평가원장이 부여한 고유 식별번호(31자리)를 적습니다.

「진단용 방사선 발생장치의 안전관리에 관한 규칙」 제3조제1항에 따라 위와 같이 신고합니다.

년 월 일

신 고 인 : (서명 또는 인)

시장 · 군수 · 구청장 귀하

첨부서류	1. 별지 제3호서식에 따른 신고증명서 원본 1부(보건의료자원 통합신고포털을 통해 신고하는 경우에는 생략할 수 있습니다) 2. 양도·양수를 확인할 수 있는 서류 사본 1부(양도신고를 하는 경우에만 제출합니다) 3. 폐기를 확인할 수 있는 서류 사본 1부(폐기신고를 하는 경우에만 제출합니다) 4. 이전을 확인할 수 있는 서류 사본 1부(이전신고를 하는 경우에만 제출합니다)	수수료 없 음

유의사항
진단용 방사선 발생장치의 사용중지, 양도, 이전, 폐기를 시장 · 군수 · 구청장에게 신고한 경우에는 건강보험심사평가원에 신고서를 제출한 것으로 간주됩니다(「국민건강보험법 시행규칙」 제12조제3항).

210mm×297mm[백상지 80g/㎡]

■ 진단용 방사선 발생장치의 안전관리에 관한 규칙[별지 제3호서식] <개정 2015.7.24>

진단용 방사선 발생장치의 [ ] 설치 및 사용 [ ] 양도 [ ] 이전 [ ] 사용 중지 신고증명서

(앞쪽)

신고인	의료기관 명칭	요양기관기호
	소재지 (전화번호/팩스번호:)	
	개설자 성명	개설자 생년월일
	안전관리책임자 성명	안전관리책임자 생년월일
인수인	기관(업체) 명칭	사업자등록번호
	소재지 (전화번호/팩스번호:)	
	대표자 성명	생년월일

신고 대상 장치의 내용

장비 명칭	형식 및 모델			검사 연월일	제조 번호	제조 년월일	제조사	제조국	장비 번호	허가 (신고) 번호	의료장비 바코드
	X-선 튜브	제어장치	고전압 발생장치								

「진단용 방사선 발생장치의 안전관리에 관한 규칙」 제3조제1항에 따라 위와 같이 신고하였음을 증명합니다.

년 월 일

시장·군수·구청장 직인

210mm×297mm[백상지 80g/㎡]

[별지 제4호서식] <개정 2010.1.22>

<table>
<tr><td colspan="4" rowspan="2">진단용 방사선 발생장치 신고증명서 재발급 신청서</td><td>처리기간</td></tr>
<tr><td>즉 시</td></tr>
<tr><td rowspan="3">의료기관</td><td>의료기관의 명칭</td><td></td><td>전화번호</td><td></td></tr>
<tr><td>소 재 지</td><td colspan="3"></td></tr>
<tr><td>개 설 자 성 명</td><td></td><td>생년월일</td><td></td></tr>
<tr><td colspan="2">의료기관 종류</td><td colspan="3">종합병원, 병원, 한방병원, 의원, 치과병원, 치과의원, 기타</td></tr>
<tr><td colspan="2">신고일자</td><td colspan="3"></td></tr>
<tr><td colspan="2">신청사유
(구체적으로 기술)</td><td colspan="3"></td></tr>
<tr><td colspan="5">「진단용 방사선 발생장치의 안전관리에 관한 규칙」 제3조제3항에 따라 위와 같이 신고증명서 재발급을 신청합니다.

년 월 일

신청인: (서명 또는 인)

시장 · 군수 · 구청장 귀하</td></tr>
<tr><td colspan="5">※ 구비서류
파손 또는 헐어서 못 쓰는 경우 그 파손되거나 헐어서 못쓰게 된 신고증명서 원본

비고) 분실된 신고증명서를 발견한 경우에는 지체 없이 관할 시장 · 군수 · 구청장에게 반환하여야 합니다.</td></tr>
</table>

210㎜ × 297㎜[일반용지60g/㎡(재활용품)]

■ 진단용 방사선 발생장치의 안전관리에 관한 규칙 [별지 제5호서식] <개정 2015.7.4.>

진단용 방사선 발생장치의 신고사항 변경신고서

접수번호	접수일	처리기간	즉시 (이전 변경: 3일)

신고인	의료기관의 명칭	전화번호
	요양기관기호	팩스번호
	소재지	
	개설자 성명	생년월일

변경사항	변경 전	변경 후
	(여백부족 시 별지 사용)	(여백부족 시 별지 사용)

「진단용 방사선 발생장치의 안전관리에 관한 규칙」 제3조제4항에 따라 위와 같이 신고합니다.

년 월 일

신고인 (서명 또는 인)

시장·군수·구청장 귀하

첨부서류	1. 별지 제3호서식에 따른 신고증명서 원본 1부(보건의료자원 통합신고포털을 통해 변경신고하는 경우에는 생략할 수 있습니다) 2. 진단용 방사선 발생장치 검사 성적서 사본 1부(관할 구역 내 의료기관 이전의 경우만 해당) 3. 방사선 방어시설 검사 성적서 사본 1부(관할 구역 내 의료기관 이전의 경우만 해당) 4. 이전을 확인할 수 있는 서류 사본 1부(관할 구역 내 의료기관 이전의 경우만 해당)	수수료 없 음

210㎜×297㎜[백상지 80g/㎡(재활용품)]

■ 진단용 방사선 발생장치의 안전관리에 관한 규칙[별지 제6호서식] <개정 2012.11.15>

방사선 관계 종사자 [ ]변동 / 안전관리책임자 [ ]선임 [ ]해임 [ ]겸임 신고서

접수번호	접수일	발급일	처리기간 3 일

신고인	의료기관 명칭	전화번호
	소재지	
	개설자 성명	개설자 생년월일

방사선 관계 종사자의 인적사항

성명	생년월일	근무시작(종료)일	담당업무	의료인 등의 종별 (면허(자격)번호)	신고사유		
					신규	퇴사 또는 정지	기존

안전관리책임자

구분	성명	생년월일	선임·해임 일자	사유	면허(자격)번호	교육일자
선(겸)임						
해임						

「진단용 방사선 발생장치의 안전관리에 관한 규칙」 제3조제6항 및 제10조제2항에 따라 위와 같이 신고합니다.

년 월 일

신고인 (서명 또는 인)

시장·군수·구청장 귀하

신청(신고)인 제출서류	1. 안전관리책임자의 경우 최종 학교 졸업증명서(이공계 석사학위 소지자만 제출합니다) 또는 경력증명서 1부 2. 별지 제19호서식에 따른 건강진단 결과서 사본 1부 3. 방사선종사자정보 중앙등록센터에서 발행한 피폭기록확인서 사본 1부(해당되는 경우에만 제출합니다)	수수료 없 음
담당공무원 확인사항	안전관리책임자의 면허(자격)증 1부	

행정정보 공동이용 동의서

본인은 이 건 업무처리와 관련하여 담당 공무원이 「전자정부법」 제36조제1항에 따른 행정정보의 공동이용을 통하여 담당 공무원이 위의 확인사항을 확인하는 것에 동의합니다.

※ 신청인이 담당 공무원의 확인에 동의하지 아니하거나 전산정보처리조직 및 「전자정부법」 제36조제1항에 따른 행정정보의 공동이용을 통하여 확인할 수 없는 경우에는 해당 서류를 신청인이 직접 제출하여야 합니다.

안전관리책임자 성명 (서명 또는 인)

210mm×297mm[백상지 80g/㎡]

[별지 제7호서식] 〈개정 2010.1.22〉

진단용 방사선 관리대장

<table>
<tr><td rowspan="4">1.의료기관 내용</td><td>기관명</td><td colspan="3"></td><td colspan="10">2. 방사선 관계 종사자 현황(단위: 명)</td></tr>
<tr><td>소재지</td><td colspan="3"></td><td rowspan="2">의사</td><td rowspan="2">영상의학과 전문의</td><td rowspan="2">치과의사</td><td rowspan="2">방사선사</td><td rowspan="2">간호사</td><td rowspan="2">간호조무사</td><td rowspan="2">치과위생사</td><td rowspan="2">업무보조</td><td rowspan="2">기타</td><td rowspan="2">계</td></tr>
<tr><td>개설자 성명</td><td colspan="3"></td></tr>
<tr><td>안전관리책임자 성명</td><td></td><td>면허 및 자격</td><td></td><td></td><td></td><td></td><td></td><td></td><td></td><td></td><td></td><td></td><td></td></tr>
</table>

3. 진단용 방사선 발생장치 설치 현황(총 설치 대수: 대, 총 방어시설 수: 실)

장치명: 신고번호: 제 호 신고일자:
용도: 형태: □ 이동형 □ 거치형 상태: □ 신품 □ 중고품

형식 및 모델			제조 연월일	제조번호	제조국	제조사	설치실명	검사연월일	
X-선튜브	제어장치	고전압 발생장치						적합	부적합

장치명: 신고번호: 제 호 신고일자:
용도: 형태: □ 이동형 □ 거치형 상태: □ 신품 □ 중고품

형식 및 모델			제조 연월일	제조번호	제조국	제조사	설치실명	검사연월일	
X-선튜브	제어장치	고전압 발생장치						적합	부적합

장치명: 신고번호: 제 호 신고일자:
용도: 형태: □ 이동형 □ 거치형 상태: □ 신품 □ 중고품

형식 및 모델			제조 연월일	제조번호	제조국	제조사	설치실명	검사연월일	
X-선튜브	제어장치	고전압 발생장치						적합	부적합

210㎜ × 297㎜[보존용지(2종) 70g/㎡]

[별지 제8호서식] <개정 2010.1.22>

(앞 면)

<table>
<tr><td colspan="8">진단용 방사선 발생장치의 □ 최초설치검사
□ 정기검사
□ 재 검 사 신청서</td></tr>
<tr><td rowspan="4">신
청
인</td><td>의료기관의 명칭</td><td colspan="3"></td><td colspan="2">전화번호</td><td></td></tr>
<tr><td>소 재 지</td><td colspan="6"></td></tr>
<tr><td>개 설 자 성 명</td><td colspan="2"></td><td colspan="2">생년월일</td><td colspan="2"></td></tr>
<tr><td>안전관리책임자 성명</td><td colspan="2"></td><td colspan="2">생년월일</td><td colspan="2"></td></tr>
<tr><td colspan="8">검 사 신 청 내 용</td></tr>
<tr><td colspan="2">장치의 명칭</td><td>형식 및 모델</td><td>최초사용 신고일자</td><td>최종검사 연월일</td><td>제조번호</td><td>세조국 및 제조사</td><td>재검사 사유</td></tr>
<tr><td colspan="2"></td><td></td><td></td><td></td><td></td><td></td><td></td></tr>
<tr><td colspan="8">「진단용 방사선 발생장치의 안전관리에 관한 규칙」 제7조에 따라 위와 같이 신청합니다.

년 월 일

신청인: (서명 또는 인)

귀 하</td></tr>
<tr><td colspan="8">※ 구 비 서 류
정기검사 및 재검사의 경우 진단용 방사선 발생장치의 검사성적서 사본 1부(검사신청일 이전 최근 1회분만 해당하며, 재검사의 경우에는 해당 정기검사 시 불합격 내용이 적힌 검사성적서 사본으로 갈음할 수 있습니다)</td></tr>
</table>

210㎜ × 297㎜[일반용지60g/㎡(재활용품)]

[별지 제9호서식] <개정 2010.1.22>

(앞 면)

방사선 방어시설의 검사신청서

신청인	의료기관의 명칭		전화번호	
	소 재 지			
	개 설 자 성 명		생년월일	
	안전관리책임자 성명		생년월일	
방사선 방어시설 내용				

「진단용 방사선 발생장치의 안전관리에 관한 규칙」 제7조에 따라 위와 같이 방사선 방어시설의 검사를 받기 위하여 신청합니다.

년 월 일

신청인: (서명 또는 인)

귀 하

※ 구 비 서 류

가. 방사선 방어시설의 검사성적서 사본 1부(재검사의 경우에는 불합격 검사성적서 사본, 시설 · 장치변경 및 사용량 확대 시에는 전 검사성적서 사본. 다만, 최초로 하는 검사의 경우에는 이를 첨부하지 않습니다)

나. 방사선 방어시설에 설치한 장치의 최대 정격관전압, 관전류 및 최장 통전시간과 방사선 방어시설의 차폐벽 두께 · 재료명 및 전원시설의 위치를 표시한 설계도 1부

210㎜ × 297㎜[일반용지60g/㎡(재활용품)]

[별지 제10호서식] 〈개정 2010.1.22〉

<table>
<tr><td colspan="8">방사선 관계 종사자의 피폭선량 측정신청서</td></tr>
<tr><td rowspan="4">신청인</td><td>의료기관의명칭</td><td></td><td>의료보험 기관코드</td><td></td><td>전화번호</td><td colspan="2"></td></tr>
<tr><td>소재지</td><td colspan="6"></td></tr>
<tr><td>개설자성명</td><td colspan="2"></td><td colspan="2">생년월일</td><td colspan="2"></td></tr>
<tr><td>안전관리책임자 성명</td><td colspan="2"></td><td colspan="2">생년월일</td><td colspan="2"></td></tr>
<tr><td colspan="2">측정기간</td><td colspan="6">년 월부터 년 월까지(월간)</td></tr>
<tr><td colspan="8">측정 대상자의 인적사항</td></tr>
<tr><td colspan="2">성명</td><td colspan="2">주민등록번호</td><td colspan="2">담당업무</td><td colspan="2">의료인 등 종별(면허번호)</td></tr>
<tr><td colspan="2"></td><td colspan="2"></td><td colspan="2"></td><td colspan="2"></td></tr>
<tr><td colspan="8">「진단용 방사선 발생장치의 안전관리에 관한 규칙」 제7조에 따라 위와 같이 신청합니다.

년 월 일

신청인: (서명 또는 인)

귀하</td></tr>
</table>

210㎜ × 297㎜[일반용지60g/㎡(재활용품)]

[별지 제11호서식] <개정 2010.1.22>

진단용 방사선 발생장치의 □ 최초 설치검사 □ 정기검사 □ 재 검 사 성적서

문서번호:
시행일자:
수 신:
제 목: 검사성적 통보

<table>
<tr><td>의 료 기 관 명</td><td colspan="3"></td><td>소재지</td><td colspan="2"></td></tr>
<tr><td>품 목 명</td><td colspan="3"></td><td>용 도</td><td colspan="2"></td></tr>
<tr><td>형 식 및 모 델</td><td colspan="6"></td></tr>
<tr><td>제조국 및 제조사</td><td colspan="6"></td></tr>
<tr><td>제 조 번 호</td><td colspan="6"></td></tr>
<tr><td>제 조 연 월 일</td><td colspan="6"></td></tr>
<tr><td>최초 사용신고 일자</td><td colspan="6"></td></tr>
<tr><td colspan="7">위의 장치에 대한 검사 결과를 아래와 같이 통보합니다.</td></tr>
<tr><td rowspan="2">장치의 명칭</td><td colspan="3">형식 및 모델</td><td rowspan="2">검 사 항 목</td><td rowspan="2">검 사 결 과</td><td rowspan="2">판 정</td></tr>
<tr><td>X-선 튜브</td><td>제어장치</td><td>고전압 발생 장치</td></tr>
<tr><td rowspan="2"></td><td colspan="3"></td><td rowspan="2"></td><td rowspan="2"></td><td rowspan="2"></td></tr>
<tr><td></td><td></td><td></td></tr>
<tr><td>종 합 판 정</td><td colspan="6"></td></tr>
<tr><td>그 밖 의 의 견</td><td colspan="6"></td></tr>
</table>

기 술 책임자	(서명)
검사자	(서명)

년 월 일

(검사기관명) 장 직인

주소: 전화번호:

210㎜ × 297㎜[일반용지60g/㎡(재활용품)]

[별지 제12호서식] <개정 2010.1.22>

방사선 방어시설의 검사성적서

문서번호:

시행일자:

수　　신:

제　　목: 검사성적 통보

방사선 방어시설에 대한 검사 결과를 아래와 같이 통보합니다.

의료기관명		소재지		
방사신 빙어시설의 검사위치 및 측정위치			검 사 결 과	판 정
전원시설의 정류방식 및 용량				
주당 최대 동작부하	mA · min/week			
종 합 판 정				
그 밖 의 의 견				

기 술 책임자	(서명)
검사자	(서명)

년　　월　　일

(검사기관명) 장　　직인

주소:　　　　　　전화번호:

210㎜ × 297㎜[일반용지60g/㎡(재활용품)]

[별지 제13호서식] <개정 2010.1.22>

방사선 관계 종사자 피폭선량 측정성적서

문서번호:
시행일자:
수 신:
제 목: 측정성적 통보

방사선 관계 종사자의 피폭선량 측정결과를 아래와 같이 통보합니다.

종사자 성명	주민등록번호	피 폭 기 간	측정결과 (심부선량: mSv)

기 술 책임자	(서명)
측정자	(서명)

년 월 일

(측정기관명) 장 직인

주소: 전화번호:

210㎜ × 297㎜[일반용지60g/㎡(재활용품)]

[별지 제14호서식] <개정 2010.1.22>

□ 진단용 방사선 발생장치
□ 방사선 방어시설 의 검사 결과

검사연도 및 검사일: 년 월 일부터 월 일

의료기관							진단용 방사선 발생장치										신고 및 검사일자			검사기관	판정	검사자	
문서번호	시행일자	검사구분	요양기관코드	기관명	기관주소	우편번호	촬영실명	장치명	용도	제조국	제조사	모델명	제조번호	제조년도	장치형식	수정형식	신고일자	최근검사일	검사일			검사자1	검사자2

210㎜ × 297㎜[일반용지60g/㎡(재활용품)]

[별지 제15호서식] <개정 2010.1.22>

방사선 관계 종사자의 개인피폭선량 측정 결과

측정연도 및 분기:

방사선관계 종사자			의 료 기 관				측정 및 착용 일 자			피 폭 선 량 (mSv)			측 정
성명	주민등록번호	면허구분	기관기호	기관이름	기관주소	우편번호	측정일자	착용시작일자	착용종료일자	표층선량	심부선량	수정체선량	기관명

210㎜ × 297㎜[일반용지60g/㎡(재활용품)]

[별지 제16호서식] <개정 2010.1.22>

□ 진단용방사선발생장치
□ 방 사 선 방 어 시 설
□ 방사선 관계 종사자 피폭선량 측정

검사 등 성적서의 재발급신청서

신청인	성 명		생년월일	
	주 소			
의료기관의 명칭				
소 재 지				
검사(측정)연월일				
검사(측정)한 내용				
신 청 통 수		통		

「진단용 방사선 발생장치의 안전관리에 관한 규칙」 제8조제6항에 따라 위와 같이 신청합니다.

년 월 일

신청인: (서명 또는 인)

귀하

210㎜ × 297㎜[일반용지60g/㎡(재활용품)]

[별지 제17호서식] <개정 2010.1.22>

진단용 방사선 발생장치 안전관리 현황

지 역		방사선 방어시설						진단용 방사선 발생장치											
시·도	시·군·구	종류	의료기관명	시설명	검사일자	조치사항	판정결과	장치명	용도	형식	모델명	제조일	제조번호	제조국	제조사	검사일자	판정결과	검사대상여부	조치사항
계																			

210㎜ × 297㎜[일반용지60g/㎡(재활용품)]

[별지 제18호서식] <개정 2010.1.22>

방사선 관계 종사자 관리 현황

시·도	시·군·구	의료기관 종류	의료기관 명	적용대상 여부	방사선 관계 종사자											계
					의사	영상의학과 전문의	치과의사	방사선사	간호사	간호조무사	치과위생사	업무보조	기타	초과피폭자	조치	
계																

210㎜ × 297㎜[일반용지60g/㎡(재활용품)]

[별지 제19호서식] <신설 2010.1.22>

방사선 관계 종사자 건강진단표

소　속		면허종별	
성　명		근무시작일	
검사일자			

문진 사항	
방사선 피폭 증상의 유무	유　무
방사선 피폭 증상이 있는 자는 그의 작업 장소 · 작업 내용 · 작업 기간 · 피폭선량 및 방사선 장해 유무	유　무
그 밖에 방사선에 의한 피폭 증상	

검사항목	
말초혈액 중의 혈색소 양(Hb)	
말초혈액 중의 적혈구 수(RBC)	
말초혈액 중의 백혈구 수(WBC)	
그 밖에 의사가 필요하다고 인정하는 검사	

「의료법」 제37조제2항 및 「진단용 방사선 발생장치의 안전관리에 관한 규칙」 제13조에 따라 방사선 관계 종사자에 대한 건강진단을 실시함.

년　　월　　일

담당의사명

면 허 번 호

(의료기관명) 장　[직인]

210㎜ × 297㎜[일반용지60g/㎡(재활용품)]

찾아보기

INDEX

ㅇ

ㅈ

ㅊ

ㅋ

ㅌ

ㅍ

ㅎ

INDEX
찾아보기

저자소개(가나다 순)

강세식(前부산가톨릭대학교)
고재성(광양보건대학교)
구은회(청주대학교)
김갑중(송호대학교)
김경근(前수성대학교)
김기연(광주보건대학교)
김기홍(춘해보건대학교)
김낙상(송호대학교)
김상우(대원대학교)
김창규(김천대학교)
김형균(김천대학교)
김호성(신한대학교)
나길주(목포과학대학교)
류영환(동강대학교)
박지군(한국국제대학교)
서정민(부산가톨릭대학교)
선종률(대전보건대학교)
송재흥(前마산대학교)
이기백(충북보건과학대학교)
이상훈(가야대학교)
이성길(前광주보건대학교)
이송재(전주비전대학교)
이종석(前원광보건대학교)
이효영(동의대학교)
이후민(동남보건대학교)
장경환(극동대학교)
전병규(대구보건대학교)
제재용(동의과학대학교)
조광호(백석문화대학교)
조무성(前호산대학교)
조재환(안산대학교)
조정근(전주대학교)
진계환(남부대학교)
천권수(대구가톨릭대학교)
천종규(신경주대학교)
최진영(선린대학교)

최신 방사선기기학

2008년 8월 10일 초판 발행
2011년 2월 20일 제2판 발행
2015년 8월 20일 제3판 발행
2017년 9월 10일 제4판 발행
2019년 10월 10일 제4판2쇄 발행
2022년 8월 30일 제5판 발행
2024년 8월 30일 제5판2쇄 발행

지은이 : 방사선기기학연구회
펴낸이 : 이상태
펴낸곳 : 청구문화사
주 소 : (03706) 서울특별시 서대문구 성산로11길 15
전 화 : 02-332-0541(代)
팩 스 : 02-337-9577
등 록 : 1990년 11월 2일 제9-247호

가격 40,000원
ISBN 978-89-5616-884-5 93510